睡眠解析

THE INTERPRETATION OF SLEEP

郭全红 ◎ 著

中国出版集团公司

世界图书出版公司

广州·上海·西安·北京

图书在版编目（CIP）数据

睡眠解析/郭全红著. —广州：世界图书出版广东
有限公司, 2018.6
ISBN 978-7-5192-4695-2

Ⅰ.①睡… Ⅱ.①郭… Ⅲ.①睡眠—基本知识 Ⅳ.
①R338.63

中国版本图书馆CIP数据核字（2018）第109061号

书　　名　睡眠解析
　　　　　SHUIMIAN JIEXI
著　　者　郭全红
策划编辑　刘婕妤
责任编辑　康琬娟　武　菱
装帧设计　黑眼圈工作室
出版发行　世界图书出版广东有限公司
地　　址　广州市新港西路大江冲 25 号
邮　　编　510300
电　　话　020-84460408
网　　址　http:// www.gdst.com.cn
邮　　箱　wpc_gdst@163.com
经　　销　新华书店
印　　刷　北京市金星印务有限公司
开　　本　710 mm × 1000 mm　1/16
印　　张　16
字　　数　271 千
版　　次　2018 年 6 月第 1 版　2018 年 6 月第 1 次印刷
国际书号　ISBN　978-7-5192-4695-2
定　　价　58.00 元

前　言

小时候的我虽然内向腼腆，但却隐藏不住喜欢玩耍的天性，总是希望天不要黑，幻想着自己不用睡觉该多好；中学时代校园生活的每个早晨我几乎都是被铃声和教导主任的哨声惊醒的，不得不带着疲倦冒着寒暑去上早操，真的希望能够有一个没人吵的地方让我一觉睡到自然醒！上大学后自己开始对心理学产生浓厚的兴趣，时常会思考人为什么要睡觉等一些看起来有些无聊的问题。大学毕业工作后开始频繁接触各种心理障碍患者，其中睡眠问题无疑是他们常遭遇的困扰之一。在工作的需要和个人兴趣的驱使之下，我也逐渐对睡眠开始有了更为深入的思考。

从大学毕业参加工作至今，已经有 16 个年头，在心理门诊的长期临床工作中我深切体会到病患者的痛苦、挣扎与无奈，病痛对他们及其家庭产生严重而深远的影响。睡眠问题则是其中常见的主诉之一。逐渐地，我开始尝试着思考有关睡眠的一些问题。想要透彻地理解睡眠，就有必要先去透彻地理解生命与意识，而这却是一件非常困难的事情。因受临床工作客观条件局限，我很难有条件去研究睡眠的生物学机制，但对于睡眠问题也逐渐有了一些我个人的理解与看法。2006 年我就已经开始做睡眠的调查研究，收集相关案例；2010 年正式开始执笔写作，对于睡眠现象以及临床遇到的各种睡眠障碍，一直在不断地思考，不断地总结临床经验，抽丝剥茧，终于得偿所愿，形成了现在的这本关于睡眠的著作，但愿能起到抛砖引玉的作用。鉴于我的学识经验所限，理论架构仍不完整，有待进一步完善。我想我的一些有关睡眠的思考和总结是值得大家参考的，所以希望读者能通过本书有所收获从而改善你们的睡眠或者通过你们进一步理解睡眠去帮助更多的人，倘若如此，那将是我的无上荣幸。在此祝愿每一个人健康快乐！

　　在此我要感谢生命中的每一个人！感谢我的父母，他们给予我生命，养育我成人；感谢我所有亲人、同学和朋友，尤其是我的爱人、孩子，他们给了我莫大的动力与支持；感谢医院和同事，是他们给我搭建了这样一个很好的平台，才能有这个"孩子"的出生！感谢我接触到的所有患者，是他们给予我的信任使我有机会探索本书涉及的专业领域，给了我宝贵的经验！感谢出版社的大力协助支持！最后我要感谢我自己，克服惰性，汇集点滴，勤于思考，方成于此！

郭全红

2017 年 9 月 27 日

目　　录

第一章　睡眠概述

第一节　生命与意识

一、生　命

花草树木不断地随着季节或地域的不同而生长变化，鸟兽虫鱼也因不同的时间和生存环境而呈现出迥异的形态与活动，无论何种生命都各有各的生存之道。遗传物质催使着每一个物种运行各自独特的生命轨迹，气候环境等多方面的影响同时使生命的遗传物质缓慢地发生变化，从而使生命不断地进化。生命是最伟大的奇迹，生存繁衍，生生不息，地球因纷繁复杂的生命物种而变得异常美丽。

在理解意识之前，我们必须首先思考一下生命。什么是生命呢？很难定义。我们不妨看看生命有些什么基本特征。第一，谈起生命，那就意味着一定是存活的。存活是一个难以界定的概念，通常我们判断某种动物是否存活的简单方法就是看其对于刺激是否有反应是否有活动，判断某种植物是否存活的方法则是观察其生长变化，而从根本上而言存活就意味着生命体会继续完成其生命历程。第二，生命过程是以个体生存及物种繁衍为目的的过程。个体生存是种系繁衍的基础，生存是生命个体的基本目标，种系繁衍则是生命个体的更高目标，以此来尽可能达成永恒。当生存与繁衍出现冲突时有些动物会以繁衍为重，冒死交配，动物界的黑寡妇蜘蛛和螳螂是典型的例子，雄性完成交配最后成为雌性的食物。第三，生存是需要物质和能量作为基础的，不同生命物种都拥有主动适应环境、主动从生存环境中获取物质能量的能力以利于自身生存繁衍。生命相对稳定地与环境保持着某种物质能量交换的平衡，生命适应环境的同时也在改造着环境。第四，每一种生命在一定时期内都有着相对固定的自身构造和生活习性。

人是哺乳动物，是一种高级的生命体。人在不断地与环境产生互动，人在适应环境，也在不断地改造环境。如果把人看作是一个独立的系统，这个系统借助意识在物质、能量两个方面与环境产生交换。如果把人分解为躯体、意识两部分，躯体在环境中摄入物质构建自身，与环境保持物质与能量的交换，物质是构建身体的基本元素；意识对躯体进行调控，完成必要活动，满足自身需要。躯体与意识协调同步互动才能使人更好地适应与改造环境，从而更好地生存与繁衍。

二、意　识

"我看到了苹果""我感觉到雨水落在我的身上""我听到了声音""我闻到了花香""我触摸到棉花与石头的感觉是不同的""我想念我的亲人""我知道我此时此刻在思考什么""我正在思考如何帮助我的患者摆脱痛苦与烦扰""我正在为家庭和事业而打算着什么做着什么"……对于大多数人而言，这一切都再寻常不过但却又是那么神奇！我们有感觉的能力、思维的能力，有感情，有不竭的驱动力，这些意识在我们觉醒时持续不断，即使在我们睡眠时也未曾停止。曾经有一次笔者做了一个梦，梦中自己似乎是在被追捕，诚惶诚恐东躲西藏，在梦中笔者突然能够意识到自己是在做梦，很想让自己的这个梦停下来，以便自己再不用那么慌张害怕，可却无法控制自己的梦，大脑像是上了发条一样，继续跟随梦境，想停停不下来，想醒醒不来，第二天醒来笔者知道自己睡了觉做了梦。上述的这些其实就是我们所说的意识（consciousness）。

意识到底是什么？哲学、文学、科学等都对其有着各自的理解，生物学、心理学、医学对其也有着不同的认识和定义，迄今为止都还没有一个清晰统一的定义。其实在很多学科中总有一些最为基本的概念很难定义，例如物理学中的"物质""能量"，很难用简单的定义描述清楚，但这似乎也能够理解，因为我们的所有复杂概念都是基于最基本的概念做出的，所以对于这些最基本的概念也就很难找到更基础更浅显更明晰更科学的描述语言了。但我们仍然需要对一些基本概念做出一些归纳概括。

意识与脑之间的联系历来是很多争论的主题。公元前 4 世纪柏拉图说物质的肉体中存在一个非物质的灵魂。1641 年法国哲学家、数学家笛卡儿提出"二元论"观点，认为意识是与大脑完全分离的，这引发了意识与大脑的辩论。当然，至今科学已经全面否定了"二元论"。意识与躯体基础无法分离，神经系统是意识的物质基础。

那什么是意识呢？首先，意识必须基于一种生命存活状态；其次，意识更着重于神经系统的状态；最后，意识属于一种功能过程而非结构状态。所以，我们可以这样理解意识：意识是神经系统对动物生存繁衍的运行调控过程。动物的神经系统受到营养物质、能量、内分泌及相关血液循环等多种因素影响，所以意识与躯体无法分离，必须是一个整体。

动物尤其是人类拥有复杂的意识已经非常明确，这几乎没有争议。越高等的动物其神经系统分化程度也越高，意识也就越复杂。人的所感所想所言所行是意识的表现，动物的行为动作也是意识的表现，意识调控着动物的躯体生理活动，也调控着动物的行为活动，这也有别于其他物种。可以想象，随着生物进化，在身体构造上功能分化越来越明显，原本或许只需要一个细胞就可以解决吃喝拉撒，后来变得需要多个器官才能完成吃喝拉撒，这种结构功能的进一步分化就逐渐需要调控中心统一管理以避免出现混乱，所以在生物进化过程中神经系统便逐渐分化出来，至今分化出了如同人脑一样的复杂神经网络，并且还与复杂的内分泌系统相互协调共同管理驱动整个躯体的运转。

那么植物和微生物有意识吗？这看起来很难回答。所谓的神经系统并非一开始或任何一个物种都有的，但遗传物质却是任何一种生命都必有的。对于没有分化出独立神经系统的植物、微生物而言，其生存繁衍的调控可能都是由遗传物质上的遗传信息来控制的。所以我们可以大胆地将遗传物质上的遗传信息理解为最原始的意识。从进化的角度来理解，意识最初始的存在形态可能就是遗传物质上的遗传信息，遗传信息不但决定了生命的身体构造，还决定了生命未来的最基本的需要程序。所以如果将意识的概念再进一步外延，意识还可以理解为"生命生存繁衍的运行调控过程"。

事实上，我们大多数人所理解的意识其实只是动物神经系统的功能状态及过程，并且还仅仅是个体能够觉察到的那部分意识而已。下面我们尝试详细讨论一下意识水平，这里的意识特指的是我们的神经系统的所有功能活动。

第二节　意识水平

中医理论中将意识水平分为寤、寐，相应地指代觉醒与睡眠。中国古代医学典籍《类证治裁·不寐论治》这样论述："阳气自动而之静，则寐，阴气自静而之动，则寤。"在本书中我们主要讨论的就是寐，即睡眠。

觉醒和睡眠是人类两个基本且常见的生理性意识水平。除此以外还有另外一些难以区分，一部分属于病理性呈现，例如嗜睡、昏迷、晕厥等；另一部分属于人为诱导出来的，例如催眠状态等。

人类的意识水平是一个连续的谱，从兴奋到抑制，可以简单地以外显行为表现划分为觉醒与睡眠两种意识水平。觉醒是神经系统的兴奋状态，这时的意识水平偏高，觉醒时有专注紧张状态，也有休闲放松状态，更多的是活动状态，但也有安静状态。睡眠是神经系统的抑制状态，这时的意识水平偏低，睡眠时人脑既有慢波睡眠也有快波睡眠，呈现一种明显的放松状态，更多的是安静状态，但有时也有动作行为。还有觉醒与睡眠之间的朦胧恍惚状态，这时是神经系统兴奋与抑制转向的过渡阶段，通常出现在入睡或苏醒阶段。觉醒状态的重要性无可置疑，人类的大部分活动都是在觉醒状态下完成的，学习、工作、生产、社交、饮食、排泄、装扮、购物等一般都在觉醒状态下完成；而另一种意识状态睡眠平均要占据人生的近 1/3 时间，从这个比重来看，也可以显示出睡眠的重要性。但现实是更多的人认为觉醒状态更为重要，在此状态下可以做更多的事情，而睡眠似乎是在虚度光阴。在这里笔者要强调一点，那就是睡眠与觉醒是相伴而生的，睡眠是为了更好地觉醒，更好地觉醒也利于更好地睡眠，两者同等重要。良好的睡眠才会有良好的觉醒，良好的觉醒才能更好地完成各种所需活动，各种需要的满足才能使我们的睡眠更好。相反，睡眠不好会影响觉醒状态，而觉醒状态不良也会影响睡眠状态，两者互相影响，一荣俱荣，一损俱损。

第三节　睡眠的概念

每一个人对于睡眠都司空见惯，似乎我们每个人都知道什么是睡眠。因为我们每一天都要睡觉，所以睡眠是我们每一个人每一天都必然要面对的事情，所有人都习以为常，正因为习以为常，所以没有多少人会认真深究睡眠。就如同苹果会从苹果树上掉下来一样，因为习以为常所以很少有人会去深究为什么，直到牛顿开始认真思考才得以发现相关的真理。由此看来，司空见惯习以为常的东西不见得我们对其都已了解清楚。因此我们有必要尝试着深究一下到底什么是睡眠。

以每天 6—8 小时睡眠计算，在我们的一生当中有 1/4—1/3 的时间是在睡眠中度过的，睡眠的普遍性和重要性不言而喻。人类或许在存在之初就开始好奇睡眠的意义，开始思考睡眠到底是什么。而睡眠的科学研究历史也已经非常久远。中国汉语工具书《辞海》（第六版）中对睡眠是这样解释的：人和恒温脊椎动物大脑各中枢在自然条件下逐渐普遍进入抑制状态的生理现象，给予适当刺激又可使之达到完全清醒的状态。所以，睡眠现象绝非人类所独有。

睡眠医学权威著作《睡眠医学理论与实践》指出，根据简单的行为学定义，睡眠是指机体失去对周围环境知觉和反应的一种可逆行为。[1] 这个定义仔细推敲仍然存在不足，因为很显然，事实表明很多人在睡眠中会对外界刺激产生反应，例如睡眠者受到瘙痒刺激而产生挠痒动作却并不会即刻醒来，由此看来"失去"有些绝对，对周围环境知觉和反应降低应该是更为准确的。临床还会见到有一些人晕厥而短暂失去知觉，但仍然可以自己醒转，很显然这并非睡眠。

睡眠是动物的一种静息状态，具有周期性、自发性、可逆性和生理性等特点。正常人脑的活动始终处在觉醒和睡眠两者交替出现的状态，这种交替是生物节律现象之一，睡眠表现为机体对外界刺激的反应性降低和意识活动的减弱，机体对刺激的敏感性降低，肌张力下降，反射阈值增高，个体对于睡眠的感受是积极的

---

[1]　Meir H Kryger 等 . 睡眠医学理论与实践 [M]. 4 版 . 北京：人民卫生出版社，2010：13.

或者至少不是消极的，这是睡眠的周期性表现。可逆性指睡眠状态能被外界或体内的一定强度的刺激所唤醒而中断。自发性则是指睡眠的发生是内源性的。生理性则是指睡眠的产生是正常生理机能导致的。

随着科学进步，人类对睡眠的认识也在不断发展变化，对睡眠的定义也经历了数次演变，经过近些年的研究，现代医学大致认为：睡眠是一种周期性、可逆性、自发性和生理性的静息状态，表现为机体对外界刺激的反应性降低和意识活动的减弱，中枢神经系统在自然生理条件下逐渐普遍进入抑制状态，这使动物的能量得到贮存，有利于精神和体力的恢复。

第四节　睡眠状态

睡与醒是相对的，既可以理解为两种状态，也可以理解为两种过程。人存在两个基本的意识水平，一个是相对高的觉醒状态，另一个是相对低的睡眠状态。睡眠就是一种静息状态，那睡眠时我们的身心到底是处于怎样一种状态呢？每个人心中都有类似但可能不完全相同的答案，下面，我们试着梳理一下！

一、我们观察到的睡眠状态

睡眠时人通常都是双眼闭合的。中国汉字中的"睡"字是由"目"和"垂"两个字构成的，"目"意指眼睛，"垂"意指下垂，言下之意就是说睡眠时眼睛是闭着的。这也许反映出古代人对于睡眠状态的最基本的理解。我们看到一个人睁着眼睛，通常不会认为他（她）在睡觉，虽然他（她）的确有可能在睡觉，这或许只存在少数的几种可能，例如眼睑闭合不全或重度眼突导致眼睑无法闭合等。《三国演义》里的张飞被描述为"每睡不合眼"，传说张飞睡觉时眼睛是睁开的，这到底是真是假已经无从考证，但事实上确有可能，也因此周围人总认为张飞没睡着。由此可见，我们已经习以为常地将闭眼作为了睡眠的基本特征之一了。闭眼阻断了视觉信息的传入，有利于降低大脑的兴奋水平，还同时湿润眼球起到保护眼睛的作用，这和眨眼的作用是同样的。

一只螳螂趴着一动不动，你知道它是何种状态吗？在思考？在等待？在睡觉？大多数人的答案可能是"不知道"，因为螳螂不会闭眼（或者是我们不知道它是否闭眼），所以我们很难判断它是否在睡觉；一只小狗趴着一动不动，眼睛闭着，我们可能就会很容易认为小狗在睡觉！闭眼静卧是睡眠状态基本的标志之一。

睡眠时人通常是静止不动的。无论任何睡眠姿势，在睡眠期间一般是静止不动的，肢体动作行为会变得很少，静多动少，这也是睡眠区别于觉醒（动多静少）的明显标志之一。睡眠时人的全身肌肉几乎完全放松，而最省力的姿势就是卧位，因为卧位时人体可以将自身对重力的抵抗减到最低，所以睡觉通常是躺着的，也就是说卧位是睡眠最为基本最为常见的姿势。由于个体状况及环境状况的限制，人类可能的睡眠的姿势也是多种多样的，有的半卧位睡，有的坐靠着睡，有的坐趴着睡，有的侧靠坐着睡，也有的端坐着睡，但无论如何，只要条件允许，卧位一定是最优选的。不管何种姿势的睡眠，都有个共同的表现，即绝大部分人睡眠时其颈部肌肉通常处于放松状态而难以抵抗重力维持姿势。一旦进入深睡眠，几乎全身肌肉都会变得松弛，因而最常见最佳的睡眠姿势当然是卧位了。也正是由于睡眠时人全身肌肉几乎完全放松，动作行为也就变得很少，故睡眠的大部分时间里整个躯体是静止不动的。

大多数情况下人睡眠时是安静无声的。一般睡眠期间人的语言功能会暂时丧失，人们不会在睡眠期间说话或唱歌，其他发声也会明显减少。

因为睡眠时闭眼而且静止不动，所以有人说睡眠是临近死亡的一种状态，不同之处在于人在睡眠时内脏功能活动并未停止，并还能重新被唤醒。所以在影视作品中，如果表现一个人睡觉的话，演员通常需要闭上眼睛而且躯体静止不动。卧位、闭眼、无声无语且静止不动是睡眠基本的表面特征，这是客观上观察到的睡眠状态。这种客观上的表现其实我们很容易做到，可未必是在睡眠，很显然，睡眠时内在主观的变化同样重要，下面我们来谈一谈我们感受到的睡眠状态是怎样的。

二、我们感受到的睡眠状态

我们每个人都有睡眠的自身感受。我们睡眠时闭上眼睛后什么都看不到，各种感觉变得明显迟钝，听觉、嗅觉、触觉、味觉等各种感觉器官功能明显减退，整体反应性明显减低，感官功能的减退使得个体对周围环境的注意力丧失，也使得我们对于时间的感受有所变化，例如"睡眠时时间过得挺快或慢"。所以我们大多数人睡眠的感受是"不知不觉"，"我完全不知道睡眠时我的周围发生了什么"，"我根本不知道也不记得睡眠时我做了什么说了什么"。

虽然睡眠时感觉功能明显减退，但并不意味着我们会丧失对环境刺激的感受反应能力。睡眠时不太强烈的感官刺激一般不会引起我们的注意，但可能会有所反应，只有较强烈的感官刺激或者对我们有意义的感官刺激才能使我们感知或觉醒。例如睡眠时当皮肤受到某些刺激时个体会做出抓挠动作而自己主观可能并未察觉何种刺激，也未必会醒来，觉醒后也可能没有相关的清晰记忆，但强烈的刺激则会使个体从睡眠中立刻醒来。

我们睡眠时不会主动有意识地思考问题，大脑的主动思维活动停止。所以我们的睡眠感受是"我的大脑像是停了下来，无法清晰地支配自己的肢体活动，无法思考，无法表达"。

我们睡眠时无须活动，无须思考，无须表达，睡眠时的感受是非常放松的，非常舒服的，通常睡眠感受都是积极的。

由于睡眠时个体感觉认知功能明显减退甚至停滞，因此很难即时表述，上述的感受都是基于醒后对于刚刚经历的睡眠的回忆性体验。

三、我们监测到的睡眠状态

现代科学对于人类睡眠时躯体各项物理指标的监测研究还发现以下情况：睡眠时人包括躯干四肢的整个运动系统的骨骼肌都是非常松弛的，肌张力明显降低甚至消失；心跳减慢，血压下降，血液流速变缓；呼吸频率降低，呼吸变得深而慢；胃肠蠕动也减慢；中枢神经系统普遍抑制，脑电波频率降低，波幅升高，机体细胞兴奋性普遍降低，感官功能减退，体温也有所下降。这是通过现代科学技术手段可以监测到的睡眠中的躯体变化。

四、小　结

现在我们梳理一下上述的睡眠状态到底有什么本质上的共同点。

人在睡眠时，闭合眼睑的主要作用在于可以阻断视觉信息的传入（同时还可以保护眼睛，避免干涩），听觉、嗅觉、味觉、触觉等其他感觉功能也明显减退，感官的信息摄入功能减退；全身骨骼肌松弛，躯体活动减少或停止，多数情况下会处于卧位、自然放松状态；呼吸系统、循环系统、泌尿系统、消化系统及神经系统等各个系统功能水平均有所下降，大脑的主动思维活动基本中断。通过综合分析不难看出，上述的所有状态表现提示睡眠时人的躯体活动基本停止，全身大部分组织器官的生理功能活动水平下降，自身能量消耗降至最低。

第五节　睡眠的功能

一、为什么需要睡眠 —— 能量的线索

"知其然"，更要"知其所以然"。

人的觉醒和睡眠两个意识水平周期性地不断转换。为什么我们不能一直持续觉醒呢？为什么我们需要睡眠？

我们先来思考一个问题，什么情况下我们特别需要睡眠呢？答案各有不同，很多人说"累了、困了、疲惫了就需要睡觉"，有人说"打哈欠了就需要睡觉"，有人说"天黑了就需要睡觉"。劳累、疲惫、困倦等一些词语的核心含义都在提示能量缺乏，在很多人看来打哈欠似乎也是困倦的征兆。睡前大部分人描述的主观感受都似乎指向了一个核心点，那就是能量缺乏。好好睡一觉后会有什么感觉呢？精神焕发、精力恢复、神清气爽等，睡眠充足的大多数感受似乎也在指向一个核心点，那就是能量恢复。

结合第一章节对于睡眠状态的论述，我们不难发现，睡眠时的躯体变化有一个共性就是机体在尽可能减少行为活动、降低自身的功能活动水平，降低能量消耗，使身体能耗降到最低。

于是我们可以归纳得出这样一条关于能量的线索，个体在睡眠时趋向于最大限度地降低自身能量消耗。换句话说，睡眠最为原始最为基本的目的在于保存能量以便使个体在必要时有充分的能量可以被高效使用。

"为什么我们需要睡眠？"再换一种提问，"为什么我们需要周期性地降低自身能量消耗呢？"

我们尝试着顺藤摸瓜看能否找到最终的答案。回答这个问题之前首先必须明确

一点，我们是生命，我们是动物，我们是脊椎动物，我们是哺乳动物，我们是具有高智能的哺乳动物。

我们可以先尝试着尽可能去理解生命的过程。

生命到底是怎样出现的？这个问题至今仍无定论，也许是因为偶然，多种物质的偶然结合诞生出了一种奇迹，这种结合体竟然可以主动从环境中摄取物质能量进行生物转化为己所用，用于生存并可以繁殖后代。生命在适应环境的同时也在不断地优化自身，也同时在尽可能地改变环境以便符合自身需要。生命的任务就是延续自我，生命个体的生存是不能永恒的，所以生命试图通过繁殖来使自己间接尽量达到永恒。生存与繁殖是所有生命的永恒主题。

动物是生物中的最为庞大的一界，动物是依靠消化食物来获取能量的多细胞生物，大多数的动物都能通过移动身体来改变自身所处的位置，因而不会完全被环境所制约，会根据自身所需及环境状况来做出选择，动物的迁徙就是典型的例子之一，漫长的进化过程中高等动物逐渐分化出现的各种感觉器官及发达的神经系统也使得生命力更加强大。动物通过进食摄入物质，再进行生物转化使其成为自身所需的物质能量而存储，而这些物质能量则用于动物机体的运转和行为活动，从而形成一系列的循环过程。对食物的吸收代谢、生物转化是需要一定时间的。

任何一种动物都需要储存能量以用于自身活动，当然也都需要休息。不同进化水平的动物对于静息状态的需要表现是不同的。脊椎动物进化出了独立的神经系统。越高等的动物机体结构分化程度越高，基础生理需要的能量也越多，越高等的动物行为活动也越复杂，活动范围也更大，能量需求也越多，对于能量的保存与分配就显得非常重要。而睡眠时能够在停止躯体活动的基础上进一步降低自身生理活动水平，使得储存能量更为高效。能量的高效存储也是为了能量可以被高效利用，这样动物个体能够更好地生存及适应环境。

从能量的角度来看，生命体存在这样三个基本的过程，包括吸收能量、储存能量和消耗能量。我们如果把人体看作一个能量体，那么存在摄入、存储、消耗三个环节，三个环节相互渗透，并不能完全独立。进食后摄入的物质会通过复杂的生化反应转变成能够直接可被利用的能量物质，以备身体所需，但进食同样也是一种活动，需要消耗能量。存储的过程也会损耗能量，摄入大于消耗利于存储，消耗大于摄入则不利于存储。严格地讲，动物个体的能量消耗无处不在无时不在，动物自身维持生理活动及躯体活动必须要消耗能量，移动身体时消耗的能量则会更多，吸收能量、储存能量与消耗能量的过程保持一种动态平衡，储存的能量可以用于应对基本需要或不时之需以便动物能够更好地适应环境生存下去。如果把能量比作金钱的话，或许更容易理解，赚钱省钱才能花钱，没有省钱没有积蓄就难以应对不时之需，则会非常危险，积蓄越多相对会越安全。骆驼被称为沙漠之舟，能够适应沙漠干燥的环境是因为其有异常强大的贮存水和能量的能力，以便应对经常出现的食物与水的短缺。

生物体自身的基本运转本身就需要物质和能量消耗。动物在安静休息时减少了行为活动的能量消耗，如果能在某一时间段不但减少行为活动，还同时降低自身消耗，这就可以更好地存储物质能量以满足必要时所需。睡眠时个体不但停止了躯体活动，还同时减低或关闭了大部分生理功能，脑活动水平也明显降低，使个体能耗减至最低，从而使能量保存更为高效，以利用于觉醒活动，同时利于生长发育或修复自身，更利于物种生存繁衍。这样看来，睡眠就像是一个省钱的过程，在这个过程中通过减少自身能量消耗来更好地储存能量。

我们如果把动物比作水库，水库里的水就相当于动物摄入的物质能量，水库水量的流入就相当于饮食，水库水量的流出就相当于行为活动，水库水量的自身消耗就相当于动物的自身生理消耗。水库干涸就如同动物死亡，故水库中必须保持一定的水量，水库中的储水消耗到一定程度，必须打开入水口（饮食），适当关闭出水口（休息），或适当减少出水量（躯体活动减少），从而使水库的水量恢复到一定水平。睡眠就像是周期性的关闭出水口并同时减少自身渗漏一样，"减少支出"以利于"可持续发展"。这种能量流在觉醒和睡眠时的变化如图 1-1 和图 1-2 所示。

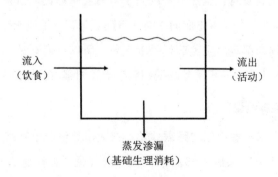

图 1-1　动物的能量流

注：本书图全为作者自制。

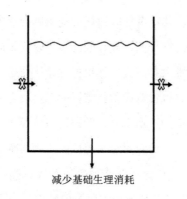

减少基础生理消耗

图 1-2　睡眠时的能量流

综上所述，睡眠的基本意义在于为个体更好地保存能量。睡眠是一种极为高效的休息方式。所以由此看来，睡眠其实非常简单，仅仅是动物生命过程动静两种状态中的静态而已，只不过这种静态并不仅仅是"不动"而是"不动且更静"。

二、睡眠的功能

关于睡眠功能的理论很多。恢复理论认为睡眠是为了恢复觉醒活动时的体力和脑力消耗。固定理论认为睡眠的功能相当于适应性无反应，即当活动变得危险或效率低下时，睡眠可以阻止这些活动，填补空闲时间也被看作是睡眠的功能之一，但难以验证。节省能量理论认为睡眠是为了将能量消耗减少到单纯休息所能达到的水平之下，而另一些人认为睡眠的主要作用是强迫休息，以便限制活动和能量消耗，这方面的理论可以解释为何所有哺乳动物在成熟早期都需要大量的睡眠，是因为需要节省能量用以生长发育。虽然笔者倾向于节省能量理论，但其实需要明确一点，睡眠的作用绝不是单一的，多方面的功能使得睡眠与其他生理或行为活动紧密关联。目前的任何一种理论都难以完美解释睡眠现象，所以我们不必一定要发展出某种大统一的理论，而是更需要梳理清楚睡眠到底带给我们哪些益处。

（一）节省保存能量

我们大多数人都有着相似的睡眠体验，在大多数情况下睡眠不足会出现疲倦、乏力、体力精力下降、头脑不够清晰、容易出现睡意、注意力难以集中等表现，人们也经常有一个观念就是越累越容易睡着，睡眠充足时人身心轻松，体力充足，精力充沛。这些感受中我们可以大体分为两大类，一类是体力，可理解为躯体力量，主要表现在骨骼肌方面，睡眠充足时会感到躯体轻松，充满力量，睡眠缺乏会感到躯体沉重，疲乏无力；另一类是精力，可理解为精神力量，睡眠充足时会感到精力充沛，神清气爽，睡眠缺乏时会感到无精打采，头脑昏沉。睡眠的基本功能就是在现有的基础上最大限度地降低能量的消耗。

我们的生存离不开物质与能量，我们的任何生理活动和躯体活动都需要消耗能量，除非生命终结否则对能量的需要不会停止，能量的多少决定了活动的多少，能量的多少又取决于能量的摄入和消耗。饮食的基本功能是摄入所需物质，经过生物转化变为个体能够利用的能量形式。机体适时自动发出的进食信号就是出现饥饿感，食物的摄取消化吸收是能量的基本来源。疲倦感是机体能量相对不足的一个信号，疲劳时身体缺乏足够的能量维持机体的高水平活动，所以首先出现的就是骨骼肌的无力或放松，提示机体需要休息减少活动以节省能量。从中也可以推断出睡眠的基本功能，睡眠时我们的躯体活动停止，基础生理功能活动水平也下降，有助于体力恢复，大脑意识活动减少，感知思维明显减少，意识水平下降，这有助于精力恢复。因此进食就相当于赚钱，睡眠则相当于省钱，包括进食在内的所有活动都需要花钱，有积蓄才能使觉醒期的行为活动更有效。

人体的基本生理机能运转都需要能量，人的躯体活动和意识活动更加需要能量，如何将有限的能量高效的利用则是至关重要的。节省保存能量，恢复体力与精力，使躯体的各项生理功能重整是睡眠的最基本的功能，对于任何人的重要性都毋庸置疑。睡眠会为正常的觉醒活动打下良好的基础。一般而言，身体能量消耗越大，睡眠也就更加重要，健康成年人的睡眠需要都基本维持在一个稳定水平。

（二）生长发育与修复痊愈

生长是机体器官系统增大的动态过程，属于量的改变，发育是细胞组织器官的分化完善与功能成熟的动态过程，属于质的改变。我们从一个受精卵开始，到发育成胎儿，再到出生，从婴儿生长至青春期直至成人的生长发育过程中，体形变化巨大，器官功能逐渐成熟，身体适应性上也进一步完善，生长发育是此期的重要内容。婴儿睡眠时间每天长达 16—20 小时，随着年龄增长睡眠逐渐减少，成年人睡眠需要基本会维持在 6—8 小时的稳定水平，而老年人睡眠时间往往进一步减少。对于未成年人群体而言，除了最基本的觉醒活动之外，机体的生长发育是这个阶段的重要任务。生长发育不但需要足够多样的营养物质，也需要更多的能量消耗来支撑。所以在人生命的某一阶段，生长发育的任务越重，额外能量需求也更多，睡眠的需求就会越多，所以可以看到年龄越小生长发育的任务比重就越大，故而睡眠也就相对越多。可能任何时间机体都在不断地加工处理吸取的物质能量以转成自身的组织细胞，使个体形态和功能逐渐强大完善趋于成熟，但在睡眠时无疑是最高效的。睡眠时并非人体的所有生理活动都会降低，临床研究发现某些内分泌功能在睡眠时反而是偏向旺盛的，例如生长激素、催乳素等在睡眠期的分泌显著增高，而相反从睡眠中醒来会抑制夜间生长激素、催乳素等的分泌，并伴有皮质醇和促甲状腺激素的浓度增加，70% 的生长激素都是在慢波睡眠分泌的。[1] 这些可能在提示机体在睡眠时关于身体发育或修复的活动是比较活跃的。

对于亚健康人群而言，身体已经出现了一些机体损伤或身心功能失调的迹象，疾病患者更加出现了明显的不适症状或体征，生理心理功能或躯体明显受损，这时机体的修复痊愈非常必要而且重要。修复是机体细胞组织器官受到损伤或功能异常后自动自我复原的动态过程，修复痊愈过程中躯体的物质能量需求会相对增大。所以在人生命的某一阶段，人体修复痊愈的任务比重越大，额外能量需求也更多，睡眠的需要也会相对增加。保证身心充足的休息或睡眠可以提供更为高效的平台，让我们的身体更好更快地自我修复或治疗痊愈。所以对于病患而言，睡眠更为需要和重要，良好充足的睡眠可以促进自我修复，促进躯体或心理疾病的痊愈，加快患者的康复。睡眠时机体的大部分功能活动停止或水平下降，与其他活动没有矛盾冲突，人体的生长发育及修复痊愈在这时会显得更为高效。

（三）其　　他

除了以上讨论的睡眠生理功能以外，其实还有其他一些功能常被各个专家学者阐述，其中包括增强学习认知和记忆、增强免疫功能、促进代谢产物排出等。

上述的各种睡眠的功能理解都是有一定理论实践基础的，但笔者认为节省保存能量应该是最直接最基础的功能。任何生命活动都需要能量，睡眠使身体得到

---

[1]　Meir H Kryger 等 . 睡眠医学理论与实践 [M]. 4 版 . 北京：人民卫生出版社，2010：263-265.

休息、能量得到保存，同时为觉醒活动打下良好的基础，通过睡眠恢复体力与精力，使躯体的各项生理功能重整，这是睡眠的最基本功能。而其他的生理功能都是基于节省保存能量而产生的影响。例如促进机体的生长发育，促进机体对于损伤、疾患或功能异常的自我修复恢复，促进学习记忆认知，改善免疫等。在此需要强调的是，睡眠作为最基础的生理现象，对于躯体与心理的影响是全面的。

第二章 睡眠的影响因素

第一节 睡眠影响因素概述

人睡眠与觉醒的两种意识水平周期性转换，而睡眠占了其中将近 1/3 的比例，可见其重要性。所以我们总是竭尽所能地让我们的睡眠变得更好。想要良好的睡眠，我们就需要尽可能理清睡眠到底有哪些影响因素。

人是一个整体，心身合一。没有躯体，意识就不复存在。而没有了意识，躯体的存在也就失去了意义。心理是脑的功能，而躯体是心理意识活动的载体。人体在医学上以功能区分为诸多系统，包括神经系统、消化系统、呼吸系统、循环系统、血液系统、泌尿系统、生殖系统、运动系统、内分泌系统、感觉感官系统、免疫系统等，各个系统之间相互关联，相互接续，相互影响，没有哪个系统独立于其他系统之外。人体在神经系统的协调控制之下，产生了诸如摄食、运动、交往、生育等各种复杂行为，周而复始，直至身体衰老，直至不足以维持基本生命而死亡。

睡眠是人的基本生理现象之一。谈到对于睡眠的影响，几乎任何一个方面都可能影响到睡眠，加以严格区分是不现实的。但鉴于剖析问题的需要，我们必须大致地将睡眠影响因素加以归纳分类，以便我们看得更清楚，且有助于我们进一步认识睡眠以及指导睡眠。例如生理状态、心理状态、环境刺激与感觉都会影响睡眠，饮食、行为习惯也会影响睡眠。

所有干扰睡眠的因素如果尽可能知晓并排除，那么我们也就知道了所有促成睡眠的因素，控制了干扰因素，就成了促进因素；破坏了促进因素，就转变为干扰因素。

所以干扰因素与促成因素是相对应的,这共同组成了本篇所论述的睡眠影响因素。

那么影响睡眠的主要因素有哪些呢?经过反复归纳总结,认真思考,笔者将睡眠的影响因素归纳为以下五类:躯体、环境刺激与感觉、心理、摄入物、行为习惯。下面我们逐一论述。

第二节　躯体及相关病理状态

一、意识的物质基础

睡眠是一种意识状态,与觉醒的意识状态相对应,是一种基础的生理性意识水平。想要理解睡眠的躯体影响因素,就需要首先理解清楚意识的物质基础。理解意识的第一个角度是意识的物质基础,这样考虑问题很显然是基于唯物主义的哲学思路来论述的,当然也符合目前的基本科学判断。古语云"皮之不存,毛将焉附",所以意识必须有一个客观的物质载体,即意识必须在物质基础上存在。物质可以脱离意识而独立存在,而意识却不能脱离物质而独立存在,所以可以将意识看作是更为高级的存在。如果将物质与意识的关系以电脑来做一个类比,那么物质就对应于电脑的硬件系统,而意识则可以对应于电脑的软件系统,二者的重要性不言而喻,难分伯仲。

支配调控动物行为的因素有很多,其中有两方面影响巨大,其一就是遗传物质上的遗传信息表达,正所谓"龙生龙,凤生凤,老鼠儿子会打洞";其二是中枢神经系统调控,这很容易理解,也即"想法决定做法"。通常而言,越低等的动物,遗传物质对其行为调控的参与度就越大,越高等的动物,神经系统对其行为调控的参与度越大。对于动物而言,意识的物质基础就是神经系统。相对于遗传物质,神经系统的调控具有更强的机动性和及时性,也因此人的适应性变得更强。

从生理解剖学的角度而言,人的神经系统包括中枢神经系统和外周神经系统,中枢神经系统包括脑和脊髓两部分,外周神经系统则联络于中枢神经系统和其他各系统组织器官之间。人类意识的生物学基础通常被认为就是脑,是意识的发源地,是人接收存储加工信息的地方,脑包括端脑、间脑、小脑、中脑、脑桥、延髓六个部分。脑中的垂体等部位具有内分泌功能，分泌重要激素并调控重要内分泌组织，因此神经系统也与内分泌系统紧密关联，两者偶联在一起共同调控影响着我们的身心活动。

二、睡眠的躯体基础

前篇所述，意识的物质基础是躯体，尤其是中枢神经系统，而睡眠只是意识的一种状态水平，所以睡眠的躯体基础重要性也就不言而喻了。躯体的状态对于无论是觉醒还是睡眠的影响都是非常重要和关键的。睡眠是人类的基本生理现象之一，良好的睡眠当然离不开基础的健康的生理状态。完整的躯体结构、完好的生理功能是健康的前提，也是良好睡眠的前提。当身体出现病理状态时，我们的睡眠很容易被干扰。

每一个生命个体都是由不同的结构组成的，人当然也是如此，因此，不同的解剖结构相互之间必然存在着相互联系，绝不可能孤立地存在；每一段生命历程都是由不同的生理功能协同完成的，因此，不同的生理功能相互之间也一定存在着千丝万缕的联系。如同中国汉语所云"牵一发而动全身"，系统内的任何一部分或任何一种功能与其他都是相互关联的。所以，单纯地论述睡眠其实是不可能的，论述睡眠必然需要了解其他生理结构或现象。

（一）睡眠的躯体解剖基础

高等脊椎动物的意识行为都由中枢神经系统控制，而脑是中枢神经系统最重要的解剖结构。其实因为睡眠与觉醒是相对应互补的，所以影响觉醒的因素会影响睡眠，影响睡眠的因素也会影响觉醒。据研究，脑部的上行投射系统、丘脑网状核、下丘脑、杏仁核群等结构都与觉醒睡眠有着密切关系。

上行投射系统可以分为特异性上行投射系统和非特异性上行投射系统。特异性上行投射系统是各种感觉传导路的总称，主要的传导束包括内侧丘系（深感觉）、外侧丘系（听觉）、脊髓丘系（浅感觉）、三叉丘系（面部感觉）及传导视觉和内脏感觉的传导束。各束在脑干中上行，终止于丘脑的特异性核团，换神经元后经过内囊投射到大脑皮层感觉区，产生特定的感觉，并且对于皮质有一定的激醒作用。非特异性上行投射系统是脑干网状结构的重要组成部分，其在脑干网状结构内经过多次突触联络后到达底丘脑，然后向大脑皮层做弥散性投射，维持和影响大脑皮层的兴奋状态。

科学研究已经揭示，下丘脑的视上核对于睡眠与体温的昼夜节律起着主要的控制作用。但目前为止并没有发现有哪一个特定脑区专门调控睡眠。因此，睡眠觉醒现象是由多个脑区相互协调相互影响进而调控的，并不存在所谓的睡眠中枢。人类对于脑机制的了解还是非常少的。

（二）睡眠的躯体生化基础

从微观的角度来看，生命现象可以看作是一系列纷繁复杂连续周而复始的生化过程。在中枢神经系统中，相关解剖结构是解剖生理学基础，而具体作用的发挥则需要相关的中枢结构释放的神经递质来完成。与觉醒有关的神经递质确切机制仍不清楚，目前已知多巴胺（DA）、去甲肾上腺素（NE）、乙酰胆碱（ACh）等神经递质参与觉醒的调节过程，其中多巴胺与行为觉醒有关，而去甲肾上腺素和乙酰胆碱则与脑电觉醒有关。五羟色胺（5-HT）、去甲肾上腺素、乙酰胆碱等神经递质都直接或间接地参与了睡眠的生理调节过程，五羟色胺与慢波睡眠的关系较为密切，去甲肾上腺素主要与快波睡眠及觉醒的维持有关，乙酰胆碱则与快波睡眠的维持有关。因此，某些药物可以通过调整神经递质的水平来干预睡眠及情绪。[1]

很早以前部分学者注意到啮齿动物在冬眠时，被鼠疫菌侵入体内却不发生疾病，等到春天动物醒来后就发病。如蛇在冬眠时已经感染了西方马脑炎病毒，但血液循环中找不到病毒，苏醒后病毒血液浓度明显飙升。[2] 这在提示，睡眠过程中免疫功能会有相应规律性的变化。所以也有部分免疫物质或免疫增强剂会对睡眠产生影响，其中白细胞介素1(IL-1)、白细胞介素2(IL-2)、白细胞介素6(IL-6)、肿瘤坏死因子（TNF）、干扰素（IFN）等都不同程度地参与睡眠的调节。睡眠调控系统和免疫系统共享一些调控分子，最具特征性的就是IL-1和TNF。这些物质与慢波睡眠的生理性调节有关，在由病原体诱导的急性期反应发展中也起着关键作用。在对感染激发应答的初始阶段，致炎细胞因子的含量上调，从而扩大睡眠生理机制的效应以启动机体的急性期睡眠。[3]其具体机制和因果联系仍不清楚。

越来越多的证据表明，体内很多激素也会参与或影响睡眠的调节，其中褪黑素

---

[1]　赵忠新．睡眠医学 [M]．北京：人民卫生出版社，2016：19-25.

[2]　赵忠新．临床睡眠障碍学 [M]．上海：第二军医大学出版社，2003：41-42.

[3]　Meir H Kryger 等．睡眠医学理论与实践 [M]．4 版．北京：人民卫生出版社，2010：260.

是最为人熟知的。视上核通过控制包括松果体在内的多个脑区来调节睡眠与觉醒，松果体分泌的褪黑素可以影响昼夜节律，人类的松果体在晚间分泌褪黑素，使得人们产生睡意。其他还包括生长激素、催乳素、前列腺素、甲状腺素等，都会对睡眠产生不同程度的影响。[1]

除了上述的神经递质、免疫物质和激素以外，还有其他的很多生化物质也会直接或间接地影响睡眠，例如电解质离子、血红蛋白等。

人体内的生化物质纷繁复杂，相互间的联系也非常复杂。人体作为一个系统，其中的任何一部分任何一环都可能通过影响局部而进一步影响整个系统，对睡眠的影响也就不可避免，不同的也许只是影响是直接的还是间接的，以及影响的大与小而已。

（三）睡眠的躯体遗传基础

从时间点来讨论，个体的生命现象受先天和后天两方面因素的影响。先天因素指的是胚胎诞生前就已经存在获得的。其中遗传因素影响较大，这从精卵结合开始便已经注定，我们从父母那里得到的各方一半的遗传信息组合成我们自己独有的遗传信息，引导个体按照既定的方向发育成长。还有孕期母体受到的各种干扰引起的某些变化也属于先天因素。后天因素指的是从个体诞生后开始获得的，包括养育、教育、环境等多种因素。

一些睡眠问题与先天遗传因素有关。有一种罕见病叫作致死性家族性失眠症（Fatal Familial Insomnia，FFI），其临床表现多种多样，主要表现为睡眠障碍、自主神经障碍、内分泌改变、运动障碍和认知功能障碍。脑电图检查可见癫痫样放电，周期性尖波及非特异性慢波，具有重要诊断意义的神经病理性检查可以发现丘脑神经细胞大量脱失和胶质细胞增生，丘脑的背内核、腹前核尤为突出。至今全球仅报道80余例，其病因为朊蛋白基因C178和C129突变，为常染色体显性遗传性朊蛋白疾病，属于进行性的致死性的中枢神经系统变性疾病。虽然病因很明确，但具体机制不明，单从基因遗传的角度很难解释为何此病多在中年后发病，至于治疗干预措施则基本束手无策，只能静观其变。但是也需要提醒大家，无须恐慌害怕，因为其发生的概率是非常低的。

---

[1] 赵忠新.睡眠医学[M].北京：人民卫生出版社，2016：26-30.

临床中遇到很多患者向笔者提出一个问题，失眠会遗传吗？这让很多人感到困扰，也让一些人更为担心。首先，笔者没有做过调查研究，并没有发言权。但是既有疾病的遗传因素能否解决干预呢？笔者想至少目前的答案是否定的。如今当我们把某种现象归结为遗传时意味着我们无能为力，是有些让人无奈的，因为遗传基因目前无法控制性地改变，出生之前的非遗传的其他因素我们的可操控性也比较低。所以我们将关注点置于后天因素之上，因为在这方面我们有一定的主动性，可以通过一定的干预使某些负面影响减少甚至消失。我们的睡眠或许存在着一定的遗传因素，这也许可以解释睡眠的某些个体差异，但即使明确了这一点我们有时也无能为力或者能做的非常有限。如何发现并解决后天的某些不良影响因素就显得至关重要。

简而言之，中枢神经系统是意识同时也是睡眠的解剖结构基础，神经递质及各种激素等微观物质是睡眠的生化基础，这些是躯体因素中较为直接的影响因素。躯体的其他因素也会对睡眠造成影响，例如血压、呼吸、消化、代谢、排泄等，这些影响理解为间接的影响因素。

所以严格地说，基本的完整的协调的躯体状态是产生睡眠现象的基础。上述罗列的种种仍不能涵盖全部，并且上述的所有解剖生理生化的影响机制并不完全明了。笔者并未深入研究，部分内容参考了其他学者的著作，在此仅仅做个引子，希望有更多的学者继续更加深入地研究。

三、躯体疾病与睡眠

躯体疾病是躯体功能或结构的病理状态。疾病与健康本来并没有严格清晰的界限，所谓的界限都是人为制定的。疾病的分类复杂多样，在此我们着重讨论的是躯体疾病对于睡眠的影响。

中枢神经系统疾病种类繁多，包括外伤、肿瘤、感染、脑血管疾病、癫痫、免疫损伤、脑组织变性、萎缩、衰老等疾病。神经中枢脑器质性病变可能影响睡眠的有关生物学解剖或生化基础，从而对睡眠造成不同程度不同形式的干扰。

内分泌系统的疾病也容易影响睡眠。甲状腺激素是影响人体代谢水平的一种内分泌激素，由甲状腺分泌，当激素分泌过多时则会呈现甲状腺功能亢进状态，典型病患会表现为怕热、多汗、低热、多食、消瘦、乏力、腹泻等高代谢表现，心血管系统受累表现为胸闷、气短、心慌、心率加快、血压升高、心律失常等，神经精神系统症状较为常见，敏感、言语动作增多、紧张多虑、焦虑、烦躁、易怒、情绪不稳、记忆力下降、失眠，严重者可出现幻觉、躁狂等状态，体征还包括甲状腺肿大、突眼、胫前黏液性水肿、指端粗厚、肢体震颤、腱反射亢进等。高代谢意味着高消耗，这种高耗能与睡眠状态的低消耗正好相反，容易造成失眠，对于睡眠的影响是逆势的。而甲状腺激素分泌过低时则称为甲状腺功能低下，会出现一系列机体低代谢的表现，包括懒动、抑郁、怕冷少汗、厌食、情感淡漠、多睡等，低代谢当然意味着低耗能，对于睡眠的影响则是顺势的。糖尿病是一组以血糖升高为主要特征的内分泌代谢疾病，主要临床表现包括多饮、多食、多尿、体重减轻等，其对于身体及精神的影响是全身性的，对于睡眠的影响也不例外，具体机制并不清楚。

泌尿系统是人体最重要的排泄器官，肾脏是泌尿系统最重要的器官，人体新陈代谢产生的诸多毒素废物都会通过循环系统集中在血液当中，最终通过肾排出毒素。当肾脏功能出现障碍时会造成身体毒素蓄积，进而多方面地影响躯体生理状态，包括睡眠。

很多全身性的疾病都能影响睡眠，例如全身感染、水电解质紊乱、营养失衡等，这些病理状态下，通过干扰睡眠的机制运行过程而进一步影响睡眠。谵妄是急性脑功能障碍，发病机制复杂，影响意识状态而进一步影响觉醒与睡眠。

基础的生理解剖状态决定睡眠，那么生理解剖的病理状态当然会干扰睡眠。人体是一个完整的系统，其中的任何一环出现问题，如未及时解决，都可能导致其他诸多环节出现链式反应，所以不良影响自然是多方面的，对于睡眠的影响也是多维的，很难准确定位因果关系。躯体疾病可能通过神经内分泌机制影响睡眠，但由于睡眠的生物学机制仍不清楚，所以如何影响仍有待进一步研究。但从生物学机制层面而言，神经系统与内分泌系统相对更容易影响睡眠。

虽然躯体疾病很容易影响睡眠，有可能造成睡眠紊乱，但是其实在疾病状态下睡眠可能显得更加需要。充足的睡眠更利于合成代谢、伤口愈合及生理复原，促进机体的康复。所以睡眠对于疾病状态的人群更为重要。所以无论躯体疾病还是睡眠，任何一方面出现问题，都需要及时积极适度地处理。

人体的功能结构非常复杂，睡眠的生物学机制还不完全清楚，可能影响睡眠的相关疾病种类繁多，在此仅仅列举少数类别的躯体疾病做一个讨论的引子，仅作抛砖引玉，期望更多的临床专业人士做出更加深入的研究。

第三节　环境刺激与感觉

一、环境刺激与感觉对睡眠的影响概述

睡眠是意识水平低下的一种意识状态，睡眠时感觉器官或感受器的感受性相对下降，与周围环境的联系明显减少，与周围环境的互动几乎停止，但一定强度的环境刺激却又可以把我们从睡眠中唤醒。有一些经历，几乎所有人都曾经感受过，例如睡前环境的吵闹让人难以入睡、睡觉的时候被户外的汽车警报声吵醒、半夜被尿憋醒、早晨被闹铃叫醒等。这就是笔者在本章将要讲述的睡眠影响因素之一 —— 环境刺激。由于环境刺激被我们感受产生感觉后才更容易对我们产生影响，所以本章论述的内容其实也是感觉对睡眠的影响。上述的声音、膀胱充盈都是特定的一种客观的环境刺激形式，而听觉、尿意则是刺激作用于人体相应产生的一种感觉形式，两者基本上是相对应的。

我们大脑与环境的联系是通过机体的感觉功能实现的，而感觉功能是从属于感觉器官的。环境刺激形成感觉，刺激减少意味着感觉也会减少，也就意味着进入大脑的信息减少，这样会逐渐地使大脑兴奋降低而容易进入睡眠状态，当人脑处于睡眠状态时也可以通过环境刺激来使其转入觉醒状态。环境刺激对于睡眠的影响包含两方面因素：一是刺激因素，包括刺激形式、刺激强度、刺激频率或维持时间；二是感官因素，包括感官开放状态及感受性水平。感官感受性多与心理因素有关，所以将放在下一节详细讨论。环境刺激对于睡眠本身的影响在大多数时候是消极的，对于觉醒而言则可能是积极的。例如睡前的不适感或噪音会让我们难以入睡，睡眠期间的尿意可能使我们的睡眠中断，闹钟可以将我们从睡眠中唤醒避免迟到误工，觉醒时个体需要不断地感觉刺激来保持大脑清醒，一旦刺激减少个体就容易变得昏昏欲睡。

根据睡眠的过程，我们可以简单地将睡眠分为睡眠诱导、睡眠维持和睡眠苏醒三个阶段。睡眠时人的感觉器官功能是普遍下降或抑制的，然而在睡眠诱导阶段这

种变化并非突然出现，而是需要一定的过渡，环境刺激的降低或消失会诱导感官感受性下降从而为即将到来的睡眠做好准备。环境对睡眠与觉醒的影响是通过感官的感觉功能实现的。所以，在此我们主要讨论环境刺激对睡眠的影响，其实也就是感觉对于睡眠的影响。在睡眠诱导和维持阶段尤其是诱导阶段将环境刺激最大限度降低是十分必要的。

二、意识的输入信息 —— 感觉

人脑相对于计算机而言要复杂得多，但我们可以套用计算机的相关理论概念来理解意识。计算机系统的数据信息可以简单分为输入信息、存储信息和输出信息，相对应于人的意识信息而言，我们也可以将人的意识内容分为三大部分，分别用感觉、记忆和表达相应表示，感觉对应于人脑的输入信息，记忆对应于人脑的存储信息，表达对应于人脑的输出信息。感觉是人的所有意识活动的最初源头，感觉器官或感受器是形成感觉的第一站，感觉器官或感受器将特定的内外环境刺激转化为生物信号经由神经传导通路传至中枢神经系统来感知内部环境和外部环境的变化，这类通路我们称为上行投射系统。在大脑中枢形成感觉，并经过一系列复杂的信息加工处理后表达呈现并可能付诸言行。感觉对于意识的影响是巨大的，无论是觉醒还是睡眠。

感觉是身体感觉器官和感受器的功能，同时感觉也是意识的源头，更是行为的导向。我们讨论感觉就要首先了解感官。感受器是生物体内一些专门感受体内外环境变化的结构或装置，结构种类复杂多样，游离神经末梢是最简单的感受器，一些感受器在结构和功能上高度分化的感受细胞连同它们的附属结构就构成了感觉器官，例如眼、耳、鼻、舌等。感受器在人体中可以说无处不在，而更为微观的生化结构则是受体，某个受体仅仅对某个或某些配体能够结合并发挥效用，这或许是感觉的微观模型之一了。

目前心理学上通常这样来定义感觉：感觉是指客观刺激作用于感觉器官所产生的对事物个别属性的反应。感觉是人基本的生理功能之一，也是最基本的心理现象。感觉是大脑接收的信息，这等同于计算机的输入信息，其重要性不言而喻，感觉也是人类所有活动的指引依靠。我们大脑所有的信息其实根本上都来源于感觉，如果人类没有了感觉，人的意识也就成了无源之水、无本之木，没有感觉功能意识也就丧失。所以感觉是人类其他一切心理现象的基础，也是生存的基础。感觉来源于感官刺激。人体通过自身感觉器官或感受器接收到的所有刺激信息形成感觉。环境刺激信息包括来自于视觉的、听觉的、味觉的、嗅觉的、触觉的、运动觉的、平衡觉的、机体觉的等各类刺激信息，其中既包括来源于身体所处外环境的各种刺激，也包括来源于身体内环境的刺激信息。例如我们看到的人、听到的音乐、尝到的苹果甜味、闻到的花香、感受到的腹痛、坐车时感受到的加减速和转向等。还有一种更高级的感觉是个体对于自己意识活动变化的察觉，是在更高处对于自己意识的察觉。

广义上说，刺激泛指作用于生物体的所有环境变化，刺激作用于机体感官形成感觉，感觉其实来源于客观内外环境刺激。以生物学的躯体作为界限，身体以外的环境称为外部环境，外部环境刺激包括光线、声音、气味、温度、湿度等，外部环境中的客观刺激通常可以与相应感觉对应，例如，"噪声""强光"对应于"听觉""视觉"；身体内部的环境称为内部环境，我们感受到的身体内部环境更加复杂，内部环境中的很多刺激大多数时候难以严格明确地对应，所以内部环境刺激通常就以感觉来指代，例如"饥渴""心悸"。环境刺激无处不在，也不可能消失，这些刺激会使生命个体的细胞、组织、器官和机体发生反应。人类通过感觉与外界环境产生联系形成互动，所以感觉也是躯体与意识联系的纽带。

我们可以根据感觉的内外环境指向将感觉分为外部感觉和内部感觉，外部感觉是由身体外部的环境变化刺激引起的所有感觉，内部感觉则是由身体内部的环境变化刺激引起的所有感觉。表2-1简单归纳罗列了常见的一些感觉类型。

表2-1　感觉分类

	客观刺激	感　觉	主要感官位置
外部环境刺激 （外部感觉）	声音	听觉	耳
	光线	视觉	眼
	气体味道	嗅觉	鼻
	液体味道	味觉	舌
	温度	温觉、冷觉	皮肤
	压力	触觉、痛觉	皮肤

续表

	客观刺激	感 觉	主要感官位置
内部环境刺激 **（内部感觉）**	位置	运动觉	关节、肌肉、韧带等
	加速度、旋转	平衡觉	耳
	生理内环境刺激	机体觉	相应组织感受器

注：本书所有表格均由作者自制。

下面我们简单从外部感觉与内部感觉两个大的方面来详细论述各种感觉对睡眠的影响。

三、外部感觉对睡眠的影响

外部感觉是外界环境刺激作用于感觉器官所引起的，用来监测外部环境变化，外部感觉包括听觉、视觉、嗅觉、味觉、皮肤感觉（触觉、冷觉、温觉、痛觉）。

（一）视　觉

视觉的客观适宜刺激是光刺激。光的来源很多，最基本的来自于光源直接产生的光和其他物体的反射光两大类，其中人眼接收的主要是反射光。太阳是地球最重要的自然光源，太阳对于地球部分区域的照射形成了白昼，同时没有被太阳照射到的区域则变成了黑夜。在人类学会用火之后的漫长历史中，火成为最常见的人工光源，在黑夜里尤其如此。随着社会发展科技进步，在人类学会用电之后，电灯成了最常见的人工光源。在人类社会发展过程中，人工光源的发展极大地扩展了人类的活动时间和空间。

光线以视觉的感觉形式被我们所感知。眼睛是我们的视觉器官，可以感知光线的变化，动物通过眼睛识别物体，引导自身的行为活动。所以视觉对于人类的重要性是毋庸置疑的，在人类大脑获得的外界信息中大约有 80% 来自于视觉。[1]光线是最重要的授时因子，觉醒时需要足够的光照，定时光照可以更好地觉醒，而睡眠时则需要黑暗。眼睛是一个可以主动关闭的感觉器官，眼睑闭合可以屏蔽大部分光线传入眼睛从而阻断接收视觉信息，但也并非绝对，我们即使是紧闭双眼仍

---

[1]　彭聃龄.普通心理学 [M]. 北京：北京师范大学出版社，2004：88.

然有一定光感的，这种光感的传入也会被大脑接受而影响大脑休息影响睡眠。

由于睡眠时个体眼睛闭合，也不再需要活动，所以几乎所有的光对于即将或正在进行的睡眠而言都是多余的而且也是有害的。很多人没有想到这些或强或弱的光线对于即将睡眠的人们其实是一种干扰。现代生活中，来自于室外的光线主要通过房屋的门窗进入室内，所以通常可以用窗帘和门来控制室外光线的进入。窗帘必要时在白天可以遮蔽来自室外的阳光，在夜晚可以遮蔽来自室外的月光和灯光，窗帘不但可以屏蔽光线，还可以保护隐私，对于保持室温都有一定帮助。选择遮光效果好的窗帘可以尽可能地有效屏蔽光线，更利于营造良好的睡眠环境。

来自于室内的光线则主要源于室内的家用电器，包括卧室内的电灯、电视、电脑、手机、各种电器的指示灯等。睡觉关灯是几乎所有人都知晓的睡眠常识，但我们需要清楚应该关闭室内的所有光源，而非仅仅关灯。所以当我们准备睡觉时，应该关闭电灯、电视、手机屏幕等所有发光设备。在集体生活时个别人经常开灯点蜡夜读就很容易影响其他同宿舍人的睡眠，相信有很多人会有同感，夜晚即将睡觉时从某台手机或电脑发出的亮光都可能干扰睡眠。在必要时我们可以用眼罩来进一步辅助屏蔽光线，阻断视觉营造黑暗，对于眼睛的休息和良好的睡眠有很大的帮助。

黑暗是睡眠的环境条件之一，黑暗让我们的眼睛得以休息，闭眼阻断视觉信息输入，这样更容易让我们进入睡眠状态。光线的视觉刺激还会影响脑内褪黑素的分泌而干扰我们的昼夜节律系统，对自身的睡眠产生负面干扰。所以为睡眠营造一个黑暗的环境可以使眼睛受到的视觉刺激减至最少，对于良好的睡眠而言是非常重要的。

每个人睡眠习惯或状况各有不同，有的人可以一觉睡到天亮，有的人需要夜尿，有的人需要照顾孩子、病患或老人，于是对于部分人来说，夜晚卧室里的小夜灯就显得有些必要，主要是为了夜间睡醒起床时方便活动。由于我们的眼睛在闭合后对于微弱的光感受性很差，所以笔者认为基本可以忽略微亮的小夜灯对于睡眠的影响，如有必要，建议尽可能选择亮度偏低的小夜灯作为夜间的灯光指引。

（二）听 觉

声波是听觉的客观适宜刺激。声波是由物体的振动产生的，物体振动时对周围空气产生压力，使空气的分子做疏密相间的运动，由此形成声波。声音的来源很多，自然界中的风雨雷电等自然现象、动物、人类制造的机械电子设备等都会发出各种声波。

声音以听觉的形式被我们感知，耳是主要的听觉器官。动物通过听觉来辨别声音，引导行为活动。其重要性无可置疑。反之我们经常会把所有不需要的声音理解为噪音，噪音对于个体而言是一种负面干扰。

睡眠时人的活动停止，所以相对于睡眠本身而言所有的声音都显得多余而且会成为干扰，所以睡眠时所有的声音其实都会被认为是噪音。入睡前的任何声响会使得我们入睡变慢甚至困难，睡眠期间的各种声音也可能使睡着的人容易觉醒过来，闹铃也主要是通过特定声音来干扰睡眠从而使个体觉醒。因此在我们的睡眠诱导和维持阶段需要尽可能降低或消除环境中的声响。

来源于室外的各种声音，可以通过关门关窗来降低此类噪声。来源于室内的声音则需要我们主动消除或降低，包括停止说话、关闭电视音响等。个体或睡眠伴侣也需要减少各种身体不适所造成的咳嗽等声音干扰。铺上地毯可以降低脚步等声音，高档酒店也将此作为常规优化设置，营造安静的起居环境，这种降低噪音的举措对于睡眠是非常有益的。

有人会以为睡前的音乐对于自己的睡眠有帮助，但其帮助睡眠的根本原因在于心理因素而不是刺激因素。睡前的音乐等有助于打断烦扰的思绪，使人放松身心，对于睡眠的确有时是有帮助的。但不应该将睡前的这些声音作为常规或习惯，而且更需要以更根本的方法去放松身心或解决心理问题。

安静也是睡眠的环境条件之一，任何声音相对于睡眠而言都是不必要的、无益的。为睡眠营造一个安静的环境可以使听觉刺激减至最少，这样更容易让我们进入睡眠状态，对于良好的睡眠而言是非常重要的。

（三）嗅　　觉

嗅觉的客观适宜刺激是气体物质，我们以嗅觉的形式感受气味，鼻是我们的嗅觉器官。我们的生存空间充满了空气，通常是无色无味的，但在某个空间尤其是相对封闭的空间里就可能有一些气味，或让人感觉舒服的香味，或让人感觉不适的臭味霉味。在现代生活中，厨房和卫生间是易产生气味的地方，抽油烟机和排气扇可以排出大部分气味而改善环境。过于潮湿或长期无人居住的房屋还容易滋生霉菌，产生霉味等异味，干爽洁净的环境可以避免产生各种异味，所以无论对于健康生活还是仅对于睡眠，干爽洁净的环境都是需要的。

在睡眠之前，卧室空气的清新无味是必需的。视具体情况睡前开窗通风、及时清理垃圾、清洁关闭厨卫等有助于降低环境中的气味，为良好的睡眠打好基础。

有人认为香薰有助于睡眠，这有待商榷。因为无论如何，当睡前香薰时嗅觉的持续输入会使大脑的某些区域保持活跃，从而有可能使睡眠受到干扰。所以建议不要将香薰作为睡前习惯操作。

（四）味　　觉

味觉的客观适宜刺激是液体物质，舌是我们的味觉器官，我们以味觉的形式感受食物或饮料的味道，味觉引导个体对摄入物做出辨别和选择。

在婴幼儿时期有时会边吸奶边入睡，而其他年龄段则很少见，通常我们准备睡眠时已经停止包括进食在内的其他所有活动。睡前避免饮用味道浓烈的饮料或食物，如有必要以清淡无味者为宜。睡前刷牙漱口对于睡眠而言是一个好习惯，可以最大限度地减少味觉刺激，尤其饮食后更加需要，还能有助于保持口腔卫生和牙齿保健。

（五）皮肤感觉

皮肤的功能既有感觉，还有免疫，更有排泄，功能非常复杂，仅从感觉功能的角度而言，皮肤可以说是人体最大的感觉器官，同时也是最复杂的感觉器官。当不同程度的压力作用于我们的皮肤黏膜时，我们就会感受到压力，根据压力大小的不同，我们感受也不同，压力从小到大，我们会感受到触觉、压觉、痛觉。弥散性的、游走性的轻微触觉会被我们感知为皮肤瘙痒，这时的压力很轻微，可能作用在皮肤，也可能作用在体毛。节律性的压力变化作用于皮肤我们会感知为振动觉。众所周知，唤醒一个人最有效的方式就是推动其身体，可见身体皮肤感觉对于睡眠的影响力。表2-2罗列的是不同压力刺激引起的皮肤感觉。

表2-2　皮肤感受到的压力刺激

皮肤压强相对大小	压力形式	相应的感觉
轻微	游走性	瘙痒
小	可定位	触觉
中	可定位	压觉
大	可定位	痛觉
巨大	造成皮肤切割等损伤	痛觉
轻微至中等	节律性	振动觉

作用于皮肤的压力过大（或压强过大）会产生痛觉，此时这种刺激会被个体理解为伤害性刺激。痛觉是一种与组织损伤有关的消极感觉体验，疼痛是机体遭受危险的警报信号，对机体具有保护意义。它是在提醒个体自身可能在受到某种伤害，疼痛也是最为常见的一种不适主诉。引起疼痛的环境刺激很多，既包括上面所说的物理机械性压力，也包括化学刺激、温度刺激、电刺激等。上述刺激引起疼痛的作用点也并不一定是皮肤，还包括几乎所有黏膜、组织、器官，几乎所有有感觉神经分布的躯体结构部位都能够产生痛觉。各种疾病都可能出现躯体疼痛的症状，外界刺激可以引起疼痛，身体内在的病理性变化也可以引起疼痛，所以疼痛感觉是非常复杂的，既可能是外部感觉，也可能是内部感觉。疼痛对于睡眠有着极大的负面影响。睡眠时需要尽可能地去除疼痛的诱因并在必要时止痛处理，避免其进一步干扰睡眠过程。

瘙痒是另一种复杂的感觉，容易引起抓挠的动作反应，也是人体另一种保护性的信号，表现为游动性的轻微触感，对于睡眠同样具有明显的干扰作用。瘙痒的形成因素有很多，例如游走性的轻微皮肤压力、皮肤损伤恢复时、蚊虫叮咬攀爬、刺激碰触体毛、接触某些植物、某些温度刺激或风吹干燥等物理刺激、一些脏器疾患或身体内环境理化改变，如此种种不胜枚举。皮肤病引起的瘙痒比较常见，在一些以瘙痒为主要表现的皮肤病患者中，继发的睡眠问题是比较常见的。在一些环境欠佳的区域，夏日的蚊虫不但影响卫生，而且受其叮咬攀爬也很容易让我们的皮肤产生瘙痒感继而影响睡眠。随着人们生活水平的提高，卫生环境在逐步改善，灭蚊灭蝇灭除蟑螂都有效地改善了生活环境，蚊帐的使用可以降低或在一定程度上隔绝蚊虫对我们睡眠的影响。

睡眠时我们需要尽量排除身体皮肤可能受到的各种压力刺激，所以睡眠时宽衣解带是有必要的。我们的很多衣饰着装会产生束缚感，在睡眠时是完全不必要的，所以睡觉时脱去袜子、换上宽松的内裤睡衣、女性除去文胸可以尽可能使我们的身体放松，有助于良好的睡眠。

睡眠时需要个体身躯不被打扰，身体最好避免被人触碰。有部分人喜欢抱着人或被人抱着睡觉，在年龄幼小时尚属正常，但成年后就未必是好习惯了，因为双方入睡之后的其中任何一人的动作都有可能干扰对方而影响其睡眠。

（六）温度与湿度

个体对于环境温度的高低变化会产生热、暖、凉、冷等不同感觉。睡眠的环境温度要适宜，不能过冷或过热，18—26 摄氏度的环境温度对于大多数人可能是合适的，厚薄适宜的被褥可以保持身体合适的温度避免感觉过冷或过热。睡眠环境的湿度也要适宜，长居江南的人偶尔北上旅游可能会感受空气的干燥，长居北方的人偶尔南下旅游也可能会感受到空气的潮湿，湿度会影响皮肤黏膜的感觉，过于潮湿或干燥会引起体感不适而可能影响睡眠。所以就需要根据具体情况采取适当的保暖、降温、除湿、保湿等措施，使环境温度湿度适宜而利于睡眠。

（七）感觉适应

由于环境变化对于生物个体更有意义，所以感官更倾向于感受环境的变化，而对于环境的非变化部分会相对忽视，这就是感觉适应现象。感觉适应是指在某种刺激物的持续作用下，人对刺激物的感受性会发生变化，其既可以表现为感受性的降低，也可以表现为感受性的提高。换言之，我们的感官侧重于对刺激的变化识别并做出反应。《后汉书》有云"与善人居，如入芝兰之室，久而不闻其香；与恶人居，如入鲍鱼之肆，久而不闻其臭"，既形象地说明了什么是感觉适应，也道出了感觉适应的利弊。所以我们有时在嘈杂的环境中也可以安然入睡，大白天也可以睡午觉，原因就在于感觉适应。感觉适应对于睡眠的意义在于可以忽略某些相对稳定持续的环境刺激因素，从而更有利于睡眠。

有些环境刺激是无法消除的。例如有些人在侧卧睡姿时会总是听到耳边的脉搏跳动的声音，而还有很多人从没有听到过，这就是感觉适应的结果。如果过分关注耳边脉动声音，这就有可能干扰入睡而使个体心烦难安。如果自然而然没有关注耳边脉动声音，这种声音就不会被我们所感知，个体即可安然入睡。所以对于环境刺激我们需要有适当的宽容度，否则"睡眠问题"就有可能时常跟随并困扰着我们。

四、内部感觉对睡眠的影响

内部感觉是来源于身体内部的刺激所引起的感觉，用来监测身体内部的变化，内部感觉包括运动觉（动觉）、机体觉（内脏感觉）、平衡觉（静觉）等。相应的感觉还包括生理性和病理性两个方面。

（一）运 动 觉

运动觉也称为动觉，它是个体反映各部分的位置、姿势、运动以及肌肉紧张程度的一种内部感觉。动觉感受器分布于肌肉组织、肌腱、韧带和关节中。运动感觉是随意运动的重要基础。我们即使不借助其他感官也能清晰感受到自己肢体的姿势或动作。

睡眠时个体的运动停止，肌肉放松，运动感觉减少，这有助于睡眠。有时会出现肢体虚无的感觉，也就是个体感到自己的某个部位不存在，感觉不到肢体相应的位置，这种感觉尤其在麻醉时或麻醉后会更容易感受到。另外，肌肉紧张的感觉也会降低睡眠质量，有碍于睡眠。

（二）平 衡 觉

平衡觉也称为静觉，是由人体做加速度或减速度直线运动或旋转运动时所引起的。平衡觉的感受器位于内耳的前庭器官，包括半规管和前庭两部分，分别感受方向旋转和加速度。

将平衡觉刺激降到最低对于睡眠当然是有益的。这就需要稳固的睡眠环境（床）。这种感觉对于睡眠的影响比较少见。因为我们大多数人都是在比较平稳的地面固定位置睡觉，平衡觉的影响自然很少。但也有个别特殊情况。例如交通工具上的睡眠，由于速度高度的不断变化，我们的平衡觉会感受到相应变化，这时的睡眠就可能受到平衡觉干扰的影响。还有生活中的个别人的居住条件不好，床可能倚靠或支撑不稳，从而出现摇晃现象，进而影响睡眠的状况。所以睡床的稳固对于睡眠是非常基本且重要的。

（三）机 体 觉

机体觉也叫内脏感觉，是机体内部脏器受到刺激而产生的感觉，由于人体内脏器官众多结构复杂，包括心、肺、肝、胆、脾、胰、胃、肠等，所以机体觉也是最为复杂的感觉，其感觉表现形式复杂多样，既有生理性的，也有病理性的，例如饥饿、口渴、窒息、便意、恶心、腹胀、胸闷等，还有更多的感觉无法用语言形容，更加让人痛苦不安。机体觉在调节内脏器官的活动中起重要作用，它能及时将内部器官的活动及其变化的信息传入中枢，起到预警作用，对个体有一定的保护意义。

机体觉也是常见的影响睡眠因素之一，不同程度不同形式的内脏感觉可能会造成入睡困难或浅睡易醒，影响我们的睡眠质量。

生理性的机体觉包括饥渴感、便意等。饥饿感常常是人体自动发出的需要进食的信号，当人感觉饥饿时躯体已经处于能量匮乏状态，并会产生肠鸣音亢进、虚弱乏力等不适感。渴感常常是人体自动发出的需要补充水分的信号，水对于生命的重要性不言而喻，口渴就说明身体已经缺水。饥饿与口渴对于良好的睡眠都是消极的影响因素，及时补充缓解是非常必要的。当然，饱胀感对于睡眠也是不好的。饱胀感常常是过度进食或饮水的信号，睡前过分饱食饱饮后会即时增加消化系统的负担，并产生饱胀等不适，平卧位更容易感觉不适；睡前过多饮水，会增加循环系统及泌尿系统的负担，并容易引起尿频和夜尿而打断睡眠，从而对睡眠造成一定消极影响。疲倦感可能是唯一对睡眠有正面诱导作用的感觉。疲倦感是身体需要休息的信号。镇静催眠药物可以使人产生疲倦感，进而促进睡眠。生理性的机体觉对睡眠容易产生负面影响，但相对来说影响有限，原因其一是程度有限，其二是因为很容易解决，良好的生活习惯有助于避免相关情况的发生。

不良的内部感觉由于容易被个体注意，是躯体失调的警报信号，更容易使个体警觉性增高，因而内部感觉一般不容易适应。因此非常有必要及时解决处理。

五、躯体不适对睡眠的影响

躯体不适可以泛指个体感受到的所有消极体验。症状是指患者主观感受到不适或痛苦的异样感觉或某些客观病态改变。不同程度的躯体不适都可能会干扰睡眠，造成入睡困难、易醒、睡眠质量下降等各种后果。

生理性的不适与病理性的症状并没有明确的界限，两者之间时常相互交叉转换，具体是哪一种需要医生的专业评判。例如长时间没有进食会出现饥饿感，代谢水平高的情况下也容易出现饥饿感，甲状腺功能亢进或糖尿病患者也容易出现饥饿感，如何分辨饥饿感是生理性或是病理性的，这需要医生进一步判断识别。这类情况需要引起注意。

症状的表现多种多样，包括例如鼻塞、流涕、咳嗽、咳痰、气促、喘息、呼吸困难等呼吸系统不适，心慌、心跳、胸闷、胸前压榨感等心血管系统不适，疼痛、瘙痒、酸胀、发麻、发热感、发冷感、干燥感等皮肤黏膜不适，腹痛、腹胀、反酸、嗳气、食欲减退、吞咽困难、恶心等消化系统不适，还有其他包括头晕、眼花、耳鸣、口干、口苦、困倦、乏力、寒战、发热等。躯体症状种类繁多，大多数不适症状都可能影响睡眠，其中疼痛、瘙痒等更容易影响睡眠。躯体症状通常都是疾病的表现，主观症状的影响尤其显著，对睡眠产生消极影响后睡眠质量下降会进一步使疾病康复延缓，所以一旦出现需要及时就诊治疗，尽快去除上述不适，不但减少了痛苦，还能减少其对于睡眠的负面影响。

六、小 结

综上所述，不难看出环境刺激对于睡眠的影响是很大的。所以理想情况下睡眠时需要将个体所可能接收到的环境刺激降到最少，环境刺激对睡眠是无益的。所以睡眠的环境要求是尽可能将环境刺激减到最低，环境变化减到最小，做到黑暗、安静、无打扰、环境整洁、身体舒适等。

一般而言，完全没有刺激的状况是不可能存在的，也就是说完全做到没有任何环境刺激或变化是不可能的。因此如果将没有环境刺激作为睡眠的先决条件，是不可能实现的。对于睡眠的环境控制是相对的，我们只能做力所能及的事，而且需要适度。我们需要对睡眠环境有一定的宽容度，对于睡眠环境的苛刻要求意味着个体心理的过度敏感与警觉，这对于睡眠是有害的，笔者将在第四节详细讨论。

第四节 心理及相关病理状态

一、意识信息与程序

睡眠的生理基础在于完整的解剖学结构及完善的生理生化机能，但仅仅有这些还远远不够。临床工作中一个常见而普遍的现象就是众多的失眠患者其解剖学生理生化检测并未发现异常，睡眠环境也并没有什么问题，这让我们不得不考虑到，睡眠其实还存在其他影响因素，心理因素就是常见的影响因素之一。

在讨论心理因素之前，我们有必要先梳理清楚心理是什么。心理学的主要研究对象是意识，显然心理和意识一定存在很多的重叠。在大多数人看来，意识的概念要比心理大很多。前文我们已经讨论了意识的躯体基础和意识的输入信息。解读意识的维度很多，在本节我们从程序的角度来理解意识。在计算机科学中，程序是指为实现特定目标或解决特定问题而用计算机语言编写的命令序列的集合，程序和数据信息密不可分。我们在此借用计算机科学中的概念，计算机程序对应的就是意识程序。计算机程序具有目的性，意识程序同样具有目的性，而其目的必然对应于个体的各种不同需要。计算机系统的数据信息可以简单分为输入信息、存储信息和输出信息，同样意识信息也可以简单分为输入信息、存储信息和输出信息。下面我们分别来讨论一下意识程序的构成元素。

（一）意识的输入信息 —— 感觉

前面的章节我们讨论过，内外环境刺激可以引起感觉，感觉就是最初的最根本的意识信息来源，感觉是意识的输入信息。

那环境刺激与感觉是否是对等的呢？答案应该是肯定的。但身体接受到的很多刺激我们也可能察觉不到，这部分刺激难道不是感觉、没有形成感觉吗？刺激能够产生感觉，但感觉未必能被个体主观察觉，个体感受到未必一定有环境刺激，个体感受不到也未必没有环境刺激。例如我们在专心做某件事时，我们对于皮肤的轻微擦伤浑然不觉，但可能直到晚上洗澡时才发现而感觉到疼痛。有时当我们"听到被人议论时"却实际上找不到客观证据，这种凭空产生的感觉通常被界定为幻觉。这样理解的话其实已经将感觉的概念扩大了。我们在大多数情况下将感觉认定为一定能被主观察觉，这可能是不全面的。躯体的感觉器官或感受器接受各种内外环境刺激，转换成神经冲动，通过专门的神经通路传至中枢特定区域，但个体主观上未必能察觉。

所以根据环境刺激被个体察觉的程度可以大致将感觉分为三类：第一是感而知觉，环境刺激被躯体感觉到同时也能被心理察觉到，这是大多数人对于感觉的理解，非常常见；第二是感而未觉，环境刺激被躯体感觉到但没有被心理察觉到，这就如同浑然不觉的身体擦伤一样，再例如我们身体内部内环境变化所形成的刺激其实在不断地被我们身体各种感受器接收输入神经系统而被自动化处理，而我们却很少觉察到，包括血压、心跳、胃肠蠕动等，但在变化强度过大或病理状态下我们就可能会察觉到；第三则是介于感而知觉和感而未觉之间的模糊地带，躯体感觉到了但心理察觉却不明确而是很模糊的，笔者称之为感而微觉。环境刺激会被全部接收进入意识，但通常是感官或关注焦点处的感觉才会被察觉，这部分属于感而知觉，而焦点外周则被模糊察觉，例如我们眼睛的余光模糊察觉到视野焦点之外的事物。

例如当你的视觉聚焦在这个"苹果"时，可能整一页的文字都会呈现在你的视网膜之上，但你看清楚的可能只是视觉焦点处的"苹果"，这就是感而知觉，越往周边感知越模糊，这部分就是感而微觉，在视野的最外周可能完全察觉不到，这就是感而未觉。

环境刺激被心理察觉的程度与很多因素都有关。例如感官及神经系统的完整性、环境刺激的种类、刺激的强度、刺激的变化程度、与个体的距离、与感官焦点的距离、与关注焦点的距离、个体的需要、个体对刺激的认知、个体的意识水平等。躯体完整性的基础上刺激强度或变化越大、与个体距离越近、与感官或关注焦点越近，觉醒状态下就越容易被个体察觉到。

感觉的作用如同监视系统，相比监视系统的优势在于不但能监视外周环境还能监视自身内部变化。所以感觉监测有两个方面：第一个方面是感觉监测内部自身的状况，包括血压、血糖、呼吸、循环等基本生理信号，还包括饥饿、口渴、便意、身体不适等复杂信号，这些通常是身体内部环境变化的预警信号，提示个体及时预备满足自身生理需要；第二个方面是感觉监测外部环境的状况，例如环境威胁、冷热、风雨、食物、水、障碍等，对于外部环境的感觉会提示个体及时调整自身行为活动。总而言之，感觉的基本功能是辨识物体或环境变化，引导个体行为活动。

所以在此我们将感觉的内涵扩大为意识的所有输入信息，感觉是所有内外环境刺激被机体接收后进入意识的所有信息，这其中只有少部分意识输入信息被个体所察觉。对于睡眠的影响而言，环境刺激被心理察觉到的程度与其对睡眠的影响基本呈正比，所以感而知觉、感而微觉、感而未觉对睡眠的影响依次减小。

（二）意识的存储信息 —— 记忆

记忆是储存于脑中的所有意识信息，这部分相当于计算机的存储信息。例如我们看到的事物、听到的声音、尝到的味道、闻到的气味、感到的疼痛等所有感觉都会被输入脑中即刻存储形成我们的记忆。我们几乎所有的记忆根本上都来源于感觉。记忆是为了个体更好地适应环境而生存下去。

记忆对于个体生存至关重要。经验也是对过去某些事物相关性的记忆。"初生牛犊不怕虎"也许是因为初生牛犊还没有相关的经验记忆，便"无知者无畏"。小一些婴儿由于还没有系统的记忆，所以对于塞入嘴中的任何东西都会出现吮吸动作，而大一些的婴儿则会根据自己的记忆来对嘴中的物体做出经验性判断，例如吃惯人奶的婴儿在口舌碰到橡胶奶嘴时会吐出来。

人类的记忆容量到底有多大，这是个未知数。我们由于研究方法有限，目前对于记忆的机制并不清楚。因而对于记忆的研究主要是根据我们回忆出的多少来衡量我们记住了多少，即用"忆"来衡量"记"，"量出为入"，这其实是不完全的，也并不客观。但暂时没有其他更好的研究方法。已有各种相关研究显示，人脑的记忆容量非常大，人脑能够将所有感知过的一切信息储存于大脑之中，但并非都能够完全回忆，在存储中提取信息需要消耗一定的能量，由于大多数信息对于个体可能是无用的，所以完全回忆也是不必要的。择取个体相对最为需要的信息来提取回忆，会更加节能高效，更利于生存繁衍。通常而言，越被个体需要或感兴趣的东西就越容易被回忆，而被个体认为不够重要的东西则就不容易被回忆。遗传信息可以被看作是最原始的记忆。

如果个体察觉到自己的记忆就意味着个体需要提取记忆，那么个体察觉的程度与记忆提取的程度可能是类似的，察觉得越清晰意味着回忆得也越清晰，察觉不到也就意味着难以回忆。根据个体对于自身记忆的察觉程度，我们也可以大致将记忆做出简单分类。第一类是个体心理能够察觉到的记忆，记而可忆，这是我们大多数人对于记忆的认识，在当前的很多心理学著作中一般称为外显记忆；第二类是个体心理无法察觉到的记忆，这部分记忆虽然已经被存储但难以被个体主动回忆提取出来，这部分记忆也是最难以验证的，这在当前心理学著作中称为内隐记忆；第三是介于上述两者之间的模糊部分，记得模糊不清。

根据记忆对象的不同，记忆可以分为几大类：第一大类就是对于客观的内外环境刺激的记忆，这就是我们所说的、所做的、看到的、听到的等；第二大类是对于自我意识活动的记忆，即所思所想所感，其中包括感觉、情绪、情感、思维、想象等，例如对梦的记忆。

根据前面我们的论述，环境刺激其实都已经被我们的感官所接收并进入意识，已经转化成记忆或在加工处理，但我们却并非都能察觉。睡眠状态下个体感官功能减退，通常对于低强度的环境刺激无法觉察但却依然会接收环境刺激信息进入意识并产生影响。

（三）意识的输出信息 —— 表达

意识的输出信息就是脑对于感觉和记忆的加工处理。这部分信息我们用"表达"一词来概括表示，等同于电脑的输出信息。表达的中文含义主要指外显性的，但其实外显表达之前就已经有了不同程度的信息加工处理，所以我们在这里将"表达"的概念外延扩展。广义的表达不但包括外显的表达还包括内隐的表达，例如既包括情绪表达、语言表达、动作行为表达，也包括认知、回忆、推理、判断、想象等思维加工处理过程。

人类与其他动物的最为不同之处就在于表达了。表达的层次基本可以分为内隐表达和外显表达。内隐表达就是个体心理的感受、回忆、思维、意愿、需要等，这部分只有个体自己才能知晓清楚。外显表达就是个体心理的外在表露，能够被他人感知到的外在表现，这其中包括表情、语言、语气、声音、动作、姿势、行为活动等。人们通过外显的行为来进一步表达内隐的心理以满足自身各种需要，多数情况下两者是一致的，当然也时常有"表里不一"的情况出现。

在人类社会中语言文字对于群体相处及社会发展等各方面至关重要。其实动物也有自己的语言，但动物主要以声音、动作或气味等形式表现，此类的信息表达难以存储，过后即消失，这可能在一定程度上禁锢了智能的发展。而人类的表达除了上述内容外还有文字，语言文字的出现和发展使表达的内容可以客观记录，起到了存储的客观功能，使不同时间空间下的人与人交流沟通成为可能，文字使思维在广度、深度多方面有了更大的发展可能，所以文字可能是人类的智能进化的关键所在，书面文字能够使人类的知识体量积累性增大，使智能进步变得飞速。

表达从信息加工的程度来看可以分为不同水平的。最简单的表达是感觉与记忆的原始再现，即完全未经加工处理的原始感觉或记忆信息，也就是"进什么就出什么"或"有什么就出什么"。而更高一级的表达则是基于不同需要对感觉、记忆的进一步加工处理，也就是"吃进去的是草，挤出来的是奶"。例如：我们看到一个人，基于此的表达可以仅仅是此人的视觉影像，也可以是对此人的记忆识别，还可以是向此人打招呼或点头挥手致意等，信息加工程度各有不同。

我们根据被个体心理察觉的程度也可以将表达分为三类：第一类是我们可以完

全心理察觉到的表达，通常也是主观可以控制的，即"我知道我在表达什么""我可以控制我的表达"，这部分与我们通常所说的表达是类似的；第二类是我们完全不能心理察觉到的表达，通常是主观上不能控制的，即"我不知道我在表达什么""我不能控制我的表达"，例如梦；第三类是介于前两者之间的模糊过渡部分，"我不确知我在表达什么"。

（四）感觉、记忆与表达三者之间的关系

感觉、记忆与表达相对应的是输入信息、存储信息和输出信息，三者是相互紧密联系的，连贯为一体，互相渗透，互相转换，难以分割。感觉输入就会形成记忆，感觉输出和记忆提取都是比较简单的表达，而表达的过程也会成为新的刺激而被感觉和记忆，所以三者经常是相互转换的，很难严格地区分。感觉、记忆与表达三者之间是通过需要来串联的，三者缺一不可，否则就会失去完整性而丧失意义。感觉、记忆和表达三者不断地循环往复，不断地满足人的各种不同的需要使之生存下去，直至生命终结。（图2-1）

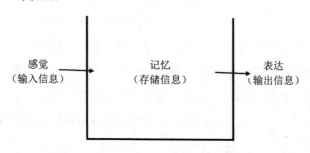

图2-1 意识的信息流

举例说明：我看到"香蕉"两个字，脑内出现的首先是视觉上的"香蕉"的汉字，紧接着就会即刻被记忆，接着则是相关表达，表达的层次很多，可以是单纯地脑内视觉呈现，也可以是简单地记忆提取，如脑中想象香蕉的样子或味道，还可以是进一步的信息加工，如"我想吃香蕉"等。人类的表达非常复杂，由于不同个体的不同记忆和不同需要，即使相同的感觉也可能有不尽相同甚至完全不同的表达，例如遵纪守法的公民对于警察或警笛声不会太紧张或感觉很安心，而作奸犯科的逃犯对于警察或警笛声则会惶恐不安。

感觉、记忆与表达三者的特定联结就是学习。例如学习香蕉的英文单词 banana

的过程就是 banana 的视觉听觉信息进入大脑形成记忆，并与记忆库当中的汉语词语"香蕉"联结配对，最终学习 banana 的拼读和含义。巴甫洛夫的经典条件反射试验中，铃声与食物的联结形成记忆后单独的铃声也可以使狗产生胃液分泌的生理反应。

（五）需　要

任何一个生命体都有着各种各样的需要。对于需要做一个分类是挺困难的。动物的不同本能派生出形形色色的各种需要，包括进食、饮水、排泄、安全、控制欲、生育等。在人类社会，需要变得更加复杂多样，不同学者都对于人的需要有着各自的分类。美国人本主义心理学家马斯洛曾把人的需要分为五个层次，第一是生理需要，第二是安全需要，第三是爱和归属的需要，第四是尊重的需要，第五是自我实现的需要。后来又有学者发展出需求范畴论，包含三个方面，第一是生理范畴，第二是心理范畴，第三是社会范畴。

笔者认为，任何生命体，都具有两大使命，第一就是个体生存，第二就是种系繁衍。因此可以把需要简单分为与个体生存相关的需要和与种系繁衍相关的需要两大类。与个体生存相关的需要就是以个体生存为中心所派生出来的各种需要，包括个体生存下去所必需的生理需要、群居分工合作的需要等，例如吃喝拉撒、衣食住行等；而与种系繁衍相关的需要则是建立在个体生存相关需要基础之上的，正所谓"饱暖思淫欲"，包括两性间的恋爱、婚姻、性行为、养育在内的各种需要，这些需要都围绕或趋向"孕育下一代"这一中心而派生出来。个体生存是种系繁衍的基础。也许是因为个体生存的生命历程所限，终将有一天个体生命会终结，因此生命便将繁衍作为延续生命的替代手段。种系繁衍可以视为生命更高阶段的终极需要，因此在生存与繁衍存在冲突时个体通常会优先选择完成繁衍。动物界这样的例子并不少见，黑寡妇蜘蛛、螳螂等都是典型的例子。人类也是如此，父母通常会奋不顾身保护孩子、灾难面前妇女儿童优先获救等都体现了繁衍优先。

对于生存需要进行分类是困难的。首先，生理需要是最为基础的，包括食物、水、氧气、温度、光线、睡眠等；其次，环境需要，也即安全，包括排除、远离或预防自然威胁、异类威胁、同类威胁和疾病威胁，构建所需环境等；最后，心理需要，归属感、价值感、荣誉感、控制感及安全感等，心理需要是在社会化过程中出现的更高层次的需要。在现代社会，物质可以用金钱来换取，于是物质需要转变为对金钱财富的需要，进而又转变成工作、人际交往等更多的需要，而最基本的感觉需要也逐渐衍生出更加丰富的情感、娱乐等需求。

　　繁衍需要同样比较复杂。繁衍的需要一般在个体性成熟后才会显现出来，对于人而言，一般在青春期性发育成熟后开始显现。繁衍需要成熟的两性交合方可达成并需要长时间养育孩子。因此，首先繁衍的需要是建立在生存需要基础之上的，包括健康的身体与一定的物质基础等；其次是对于异性的追求，这就衍生出了更加丰富的需要，例如能力、气质、仪表、物质等所形成的吸引力以及恋爱婚姻等；最后则是对下一代的养育，稳定而良好的婚姻关系、稳定的物质条件、获取适当足够的养育技巧和经验、付出足够的时间精力等对于养育好下一代都是重要的。

　　人的需要是非常复杂多样的，每一个需要还有其下一层的子需要，环环相扣，不胜枚举。例如进食的需要可以派生出获取食物和烹调食物的需要，获取食物的需要又可以衍生出养殖和购买的需要，购买又能衍生发展出农林牧渔和换取货币，诸如此类，循环往复。所以生存与繁衍是两条需要的主线，两条主线会分别派生出复杂多样的子需要。生存的需要和繁衍的需要通常都是相伴而生，互相促进的。需要通常是重复循环出现的，所以满足需要的过程同样是周而复始的。所以需要可以从生存和繁衍两大主干开始，再层级分出更小更细的分支需要，由此而形成一个金字塔样的需要结构图。

　　人的需要具有几个特征。其一是需要的多样性，在某一时刻会有某种需要优势呈现，不同需要此起彼伏，交替出现。其二是需要的周期性，绝大多数的需要不可能"一劳永逸"，都会在一定阶段内周期性循环出现。需要和回避通常是相对的。其三是需要会不断变化的，需要也是无止境的。

　　人体的所有需要其实本身并无量化或规定的标准，我们的需要通常以感觉的形式被自身知晓，需要是否满足都会转化为某种感觉形式而被个体所察觉，例如"饿"代表对食物的需要，"饱"代表对食物的需要满足，"渴"代表对水的需要。所以人类虽然在根本上是在不断满足自身客观需要，但这些需要都相应地以某种感觉为代表，所以表面上我们其实是在回避或解除消极感觉，追求积极感觉。例如人对于适当温度的需要以体感的"凉爽或温暖"代替，人对繁衍的需要以"性快感"的感觉代替，人对于水的需要以"渴"的感觉代替，不胜枚举。所以感觉成为了需要的替身，需要隐身在形形色色的感觉之中。通常而言，感觉与自身的客观需要是相匹配的，但在某些特殊状况之下，感觉未必与自身需要同步匹配。例如糖尿病患者可能在已经摄入足够水分的同时仍然感到口渴，在某些药物的干扰之下某些患者会变得食欲亢进而事实上身体并不需要。感觉是基本需要的替身，而情绪情感则是与需要满足与否相关的意识高级体验，我们可以将情绪情感理解为一种更高级的感觉。大自然精妙地设计了动物的内在程序，有利于生存的物质或活动大多会带来积极的感觉，有害于生存的物质或活动则大多会带来消极的感觉，动物趋利避害，追求积极的感觉或情绪情感从而更好地生存繁衍下去。

（六）意识程序

人脑的结构与机能极其复杂，远超过电脑，但为了便于理解，我们现在做一个类比。我们简单地把人脑比作电脑，电脑程序有系统程序和应用程序之分。我们也可以将人类的意识程序相应地简单分为基础程序和高级程序。人类意识的基础程序可以理解为支配呼吸、血压、循环、胃肠消化蠕动等基础生理过程的程序，这些程序不为我们所控制或感知，先天既定，无法改变，这些程序指向的是人的内在生理活动，在不同的人群之间没有明显差别，甚至和其他哺乳动物也没有什么太大区别。人类的高级程序是个体后天基于不同的文化背景或不同的教育经历而学习形成的，这些需求大致上是相同的但却存在异于他人的独特性，个体差异相对较大，这些程序指向的是人的外在行为活动，这也是与其他动物最大的区别。外在行为活动是根本上为内在生理活动服务的。例如穿着和饮食的需要基本上是相同的，但不同地域不同文化不同家庭教育下个体又表现出独特的差异性。高级意识程序还可以分为前台意识程序和后台意识程序，前者指的是个体大脑当前优先主动执行的并被明确感知的程序，后者指的是被后台自动执行的并不被明确感知的程序。意识程序纷繁复杂，任何一个需要都会对应一个意识程序。

如图2-2所示，意识程序中，需要是一条贯穿始终的线，需要是意识程序的目标，感觉、记忆与表达被串联在一起，完成需要的满足，相互间渗透融合，难分彼此，不同需要又此起彼伏，循环往复，形成一系列连贯的周而复始的生命现象。

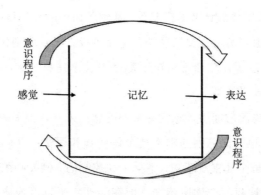

图 2-2　意识的程序流

所以睡眠也可以理解为动物周期性出现的以感觉和表达普遍降低、高级意识程序几乎暂停为表现的可逆性静息状态。如果把睡眠也看作是一个意识程序的话，睡眠程序的目标在于尽可能地关闭暂停所有其他高级意识程序，并在一定程度上降低基础程序的运行水平，使个体达成睡眠的需要。

二、意识结构

意识结构（见图 2-3）即意识的宏观构成。大体上可以分为两大部分，处于最底层的最基本的可以称为"基础意识"，基础意识调控躯体内部环境的所有生理活动，相应地处于基础意识之上的则称为"高级意识"，高级意识调控自身躯体指向外部环境的一切行为活动。

我们可以将所有的言行举止都理解为意识调控的结果，只是有些我们察觉到了，而有些我们察觉不到而已。正如同我们看不到的不代表不存在一样，某些我们没有察觉到的东西也不代表我们意识中真的没有它。在生命生存期间，我们无法完全关闭意识，除非死亡。

（一）基础意识

在意识的概念之中，我们可以将支配身体内部运行的各种意识信息、意识程序等理解为基础意识，这部分基础意识不被个体主观察觉，这部分意识的运行是自动化的，如同电脑的基础系统程序及基础数据一样是系统运转的基础。基础意识是生命存在的基础，是与必要的所有躯体组织器官生理功能相对应的。基础意识中的需要是先天设定好的，例如身体发育的需要、呼吸的需要、食物消化营养吸收的需要、循环的需要、体温调节的需要等。基础意识中的意识程序也都是基础程序，微观到受体结合、激素分泌、血液调控、免疫调控，宏观到消化调控、循环调控、呼吸调控、排泄调控等，在通常情况下都是不被个体察觉的，但这部分意识的确在真实运转，而且至关重要。

基础意识的信息流层面中，感觉通常都是感而未知，大多是不被个体主观感知的；基础意识中的相关记忆则基本不被个体察觉和回忆；基础意识中的表达则都是自动化的而且不被个体主观感知、不受主观控制的。例如心跳、血压、胃肠蠕动、泌尿等，一般都不被我们个体所感知，但在活动水平过度或病理状态下则会被我们感觉到。基础意识当中的程序流和信息流都是自动运行，先天既定的，不需要学习，不同的个体之间差别相对较小。

（二）高级意识

在高级意识中，根据意识被个体主观察觉的程度可以简单分为后台意识和前台意识。从这个角度而言，其实基础意识基本上都可以被看作是后台运行的，不需要个体主观调控，完全可以自动运行，只是无法被个体察觉而已。而高级意识中的后台意识则可以与前台意识相互转化，如图 2-4 所示。

1. 前台意识

前台意识就是个体此时此刻明确感知到的意识内容，包括感觉、记忆、表达以及某个意识程序等，属于被个体注意而焦点关注的内容。例如"我看到文字""我知道是我在看书""我记得其他书中的观点""我理解其中的意义""我想要知道如何改善睡眠"。

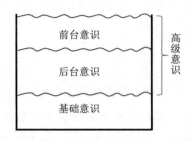

图 2-3　意识结构

2. 后台意识

后台意识是相对前台意识而言的，就是此时此刻被个体放置于后台而暂不完全被个体察觉到的那部分高级意识。同样包括感觉、记忆、表达以及某个意识程序等，属于不被个体专心注意而在焦点之外的内容，通常被模糊察觉或未察觉。在注意焦点之外不被个体明确感知但实际上可能已经被个体后台自动运行的程序，这部分因被个体定义为"无意义"而被意识忽视，因而便出现所谓的"不知道、不记得"等。

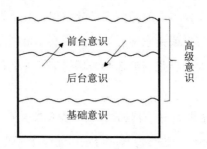

图 2-4　前台意识与后台意识的转换

后台意识当中也有深浅之分。后台意识中有一部分是个体兼顾需要完成的程序，这部分会反复转入前台意识而提醒个体。例如非洲草原上当角马吃草时还要担心被狮子猎食，即进食的需要在一定时候与安全的需要产生矛盾，吃草如果是前台意识，那么警觉自己的安全就是后台意识，个体对于安全的需要会使得安全警觉不断反复进入前台，当安全警觉进入前台时进食就成了后台意识，所以这两者会适时相互转化的。这种类型的后台意识由于经常转入前台而比较容易被个体感知到。

个体某些过于熟练的意识活动可能不需要进入前台意识就能够顺利完成，于是也会将其置于后台完成。这些无意识的内容通常是个体无须察觉就可以很好完成的那部分内容，即使呈现于意识当中也不会让个体产生消极情绪，只不过不必要罢了！例如生活中对于骑自行车或驾驶汽车很熟练或熟悉路线的人可能并没有察觉到自己的那些细节动作便不知不觉到了目的地。

迈尔斯所著的《心理学》中提到意识双通道的概念时，讲到一个案例："我在苏格兰大学逗留期，认识了认知神经科学家梅尔文·古德尔和大卫·米尔内。有一位他们称为 D.F. 的当地妇女，在一天洗澡时发生一氧化碳中毒。脑损伤导致她无法通过视觉认出和分辨物体。但是她只是部分看不见，因为她的行为表明她仿佛是能看见的。她可以分毫不差地把明信片掷入垂直或水平方向的邮槽；虽然她不能报告前方木块的宽度，但是她能够以正确的指间距离抓起木块。"[1] 这在书中被解读为意识双通道。在笔者看来，她的"特异功能"是因为其并非真的看不到，只是看到而察觉不到，即"感而未觉"。这种类似现象并不少见。梦游状态也与上面的情况比较相似。梦游者自己完全不知道自己的所作所为但却能够适时躲避障碍物，虽然可能有时不大精准。

潜意识最早由弗洛伊德提出。潜意识可以理解为被个体以各种动机遗忘、隔离、压抑、回避等而不被个体主观察觉的那部分意识。潜意识的内容通常会引起个体的负面情绪从而被个体有意或无意地剔除在主观察觉范围之外，以便减少其对个体的负面干扰。例如某些人经受强烈创伤刺激后的突然失忆、性侵犯受害者难以回忆受害的详细过程等。

在上述各种后台意识当中，有些能够被个体大致察觉，有些可能个体很难察觉到，还有的个体完全察觉不到，这可能与后台意识的深度有关。

高级意识当中的感觉、记忆、表达信息通常是可能被个体察觉到的，前台意识中的信息流通常被个体完全明确察觉，而后台意识中的信息流则可能被个体模糊觉察或未被觉察。基础意识是先天建构的，而高级意识则通常是后天建构的。

从意识结构而言，觉醒时基础意识和高级意识都比较活跃，前台意识的影响程度更为明显，后台意识的影响时间更为长远，意识水平较高。睡眠时基础意识和高级意识都相对抑制，是高级意识开启最少的时间段，意识水平明显下降。睡眠时通常仅仅存在低水平的基础意识和少量的后台意识，而且所存在的基础意识和后台意识运行水平都较低，通常个体无法察觉。当睡眠期间的后台程序持续运行，对于意识的感觉信息结合记忆会做出自动化的后台加工，当个体睡眠深度相对不足时就会容易对此过程形成记忆，醒后便容易回忆，这就是梦境。当睡眠期间某种相对强烈的需要引导的后台程序运行水平偏高时个体就会觉察，而一旦超过一定的强度，可能就会明显干扰睡眠而表现为难以入睡了。假如高级意识完全停止，这时或许可以看作是理想的睡眠，但就难以兼顾到其他而可能影响生存了，所以现实当中可以想象这种理想睡眠是几乎不存在的。人的意识结构非常复杂，即便竭尽所能，在此也难以架构详尽，只能抛砖引玉罢了。图 2-5 所示为普通睡眠的意识结构，图 2-6 所示为理想睡眠的意识结构。

---

[1]　David G Myers. 心理学 [M]. 9 版 . 北京：人民邮电出版社，2013：83-84.

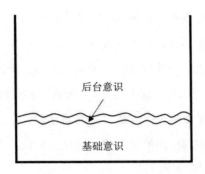

图 2-5　普通睡眠的意识结构

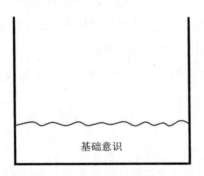

图 2-6　理想睡眠的意识结构

三、理解意识的总体架构

在大多数心理学家看来，意识被理解为"我们对自己和环境的觉知"，这应该是对于意识的狭义的理解，但这种理解是广泛存在的。中文中的意识还可以是动词，如"我意识到我刚才做错了"，这里的意识还有"感知"的含义。感知就像是脑中的显示器一样，感知到的就相当于显示器中显示的内容。这个狭义的意识理解其实仅仅是我们讨论的意识结构中的高级意识。笔者认为，我们经常说的"心理"的含义与狭义的意识含义是相似的，主要指的都是高级意识。

怎样理解意识呢？前面的章节我们已经从不同角度讨论过了意识。意识是心理学的基础问题。我们在这里所说的意识是广义的，意识可以从下面五个角度去理解：第一是生物学基础，第二是意识信息，第三是意识程序，第四是意识结构，第五是意识水平。我们可以用水库模型来简单理解意识：如果把意识比作水的话，意识的生物学基础就是水库，是意识的躯体基础，脑是意识的主要解剖结构。意识信息则相当于水的成分，其中包括流进的水（感觉）、存储的水（记忆）和流出的水（表达）。意识程序相当于水库与外界交流互动的驱动力。意识结构相当于水库水体的深浅分层：最底层是基础意识，"深不可见"，通常不被觉察；之上的属于高级意识；最上层是前台意识，"显而易见"，通常被明确觉察；中间则是后台意识，前台意识与后台意识会随着意识程序的变化而相互转化。意识水平则相当于水库里的水位高低，觉醒时升高，睡眠时下降。

由此看来，心理过程大概是这样的：处于一个环境当中的人会通过感觉器官或感受器扫描监测内外环境变化，基于自身的需要去注意当下对自己更有意义的事物，高级意识内部存在一个类似于"显示器"一样的功能起到察觉环境和自身的作用，感官和心理聚焦后人会调动自己的记忆资源结合自身需要，对感觉信息做必要的加工处理，形成意愿来驱动个体产生动作行为付诸行动，完成需要的满足，如此循环，此起彼伏，周而复始。

四、警觉概述

经过前面的讨论，我们知道睡眠也可以理解为动物周期性出现的以感觉和表达普遍降低、以高级意识程序接近暂停为表现的可逆性静息状态。那么任何高级意识程序都会干扰睡眠。如果把睡眠也看作是一个意识程序的话，包括睡眠程序在内的两个或多个程序并行则是影响睡眠的主要心理机制。意识的每一个高级程序对应于每一种需要，有时候也可以一举两得或一举多得。在很多时候我们会做着一件事却同时担心另一件事，意识的两个或者多个高级程序同时进行，这种状态我们可以用"警觉"一词来表示。那我们就先来讨论一下警觉的含义。这里所说的警觉的概念是广义上的，并不仅仅与安全需要有关。警觉源自于个体需要的多样性。

警觉可以简单理解为警惕性察觉之意。在非洲草原上角马吃草时需要警觉，因为很可能在草丛中潜伏着狮子，适度的警觉会使角马可以在进食的同时警惕危险，为逃脱狮子的捕食赢得足够的时间。过高的警觉不但影响进食，还会消耗大量的能量，过低的警觉则会增加自身被捕食的危险。不但吃草需要警觉，草丛中可能有狮子，饮水也需要警觉，水中可能有鳄鱼，对于自然环境也需要警觉，因为当食物缺乏时需要及时迁徙到水草丰盛的土地。适度的警觉使得角马很好地适应环境并生存在非洲大陆之上。角马的警觉是为了更好地生存下去。警觉可以让动物在两种或多种需要之间做到适度的兼顾，可见警觉对于动物的生存是至关重要的。但是兼顾的两种或多种需要引导的程序之间会相互干扰而影响各个需要满足的质量。

（一）警觉的过程

警觉通常是由两种或多种需要同时引发相应的意识程序，通过感官摄入环境刺激信息，结合记忆识别和择取信息，引导自身产生行为并时刻对另外的需要保持警戒。例如，非洲角马在安全与食物两种需要的支配下，引发意识两种程序并行，在进食时不断监视环境危险时刻保持警戒，发现危险时立刻逃离。个体对环境信息的觉察是通过感觉功能来完成的，而对于环境信息意义的判断还取决于记忆，正所谓"初生牛犊不怕虎"，角马脑中有了适宜食物和危险对象的记忆后才能赋予其更多意义。在这个警觉过程中，进食的意识程序与避险的意识程序同时运行，两种程序交替性地成为前台或后台程序，直到一种或两种需要满足后这种警觉状态就会结束。

（二）警觉的意义

如果我们把警觉简单地理解为"一心二用"或"一心多用"的话，专注就是"一心一用"。有人说白痴与天才只差一步，其实很容易理解，当个体的大脑只会考虑一两件事时，专注于此潜力无限，成为天才不无可能，但在自然情况下此类人却难以生存。所以相对的后顾之忧越少，个体就越容易专注于某些局部领域而做出成就，专能者要比全能者容易做出成就。之所以有人说一个成功的男人背后必然有一个全心付出的女人，或许因为这个女人可以让男人完全无须考虑其他只专注于事业。社会分工可以让个体更加专注于某种工作而使其精益求精，同时不必考虑过多的其他事情而在一定程度上降低警觉，这是社会高速发展的原因之一。中国汉语成语中经常用"废寝忘食"来形容一个人的专注，可见专注有可能造成的结果之一就是顾此失彼，显然至少在自然界废寝忘食是有害的甚至是危险的。例如，角马进食时过于专注就会很容易成为猎食动物的盘中餐，反之专注于猎食动物的动静则会影响进食。可见警觉与专注均有利有弊。

警觉是所有动物都拥有的一种能力，这种能力会使动物个体可以兼顾和串联多种需要而不会顾此失彼，有助于生命个体更好地适应环境应对危险以利于生存，这对于动物的生存繁衍是非常重要的。动物即使在睡眠中放松的同时一般仍会保留部分具有指向性的低水平的警觉性，这种状态有利于物种的生存，例如鼠叫容易唤醒沉睡的猫、婴儿哭声易惊醒母亲等。生活中我们也可以观察到当我们走近睡眠中的猫狗时，它们大多会提前醒来，这就是警觉性的表现，对陌生人尤其如此。所以警觉是广泛存在的。

人相对于其他动物而言，智能发展水平高，社会化程度高，不同人群在社会中都扮演不同的角色行使其自身的责任，所以在人类生存的整个过程中，警觉对于生存必要性重要性程度相对于其他动物是相对下降的，也就是说人类的警觉水平相对其他野生动物是相对降低的。例如，我们在绝大多数时候不需要考虑安全问题，因为有警察和军队各司其职为我们守护社会安宁。不必要的某些警觉相对增加通常是无益甚至是有害的，例如，开车时打电话会增加车祸的危险，也有人走路看手机时不慎跌入下水道溺亡。

（三）警觉的影响

如前所述，专注是一心一用，是单一需要引导的高级意识程序的运行状态，而警觉是一心多用，是两种或多种需要引导的高级意识程序的并行状态。无论警觉还是专注，个体心理的基本感受都有一定程度的紧张，身体也会处于一定程度的紧张状态。但是可以推断得出，警觉状态下的个体能量消耗会更大，个体感受会差一些，躯体也会更紧张。例如，野生和动物园两种状态下的角马同样进食，野生状态下的角马会比动物园的角马更加警觉，更加紧张，能量消耗当然更大。再例如，公交车上的乘客中，专注看书的人感受会好些，但财物可能被偷窃，而警觉小偷的人会更显紧张焦虑些，但财物被盗的风险却少很多。这其中有利有弊，其实需要个体在不同情境下调整。

人类的警觉是普遍存在的，而专注则是相对的。原因在于需要的复杂性，在生存与繁衍两大需要之下层级递增，不断分解出更小更细的需要，所以兼顾不同需要就很难避免了。可以这么说，警觉是绝对的，专注是相对的，就如同运动是绝对的、静止是相对的一样。因此，我们将要讨论的影响睡眠的心理因素可以等同于警觉因素。

警觉程度的适度是非常重要的。就像是我们拿鸡蛋一样，有没有必要拿鸡蛋呢？有必要的话需要用多大的力去拿？完全不用力拿不到鸡蛋，用力太小拿不稳鸡蛋而容易掉落，适当用力可以很轻松地拿到鸡蛋，而过于用力拿鸡蛋则有些浪费力气，而用力太大则会将鸡蛋捏碎。所以警觉的必要性和警觉程度非常重要，不必要的警觉浪费精力体力，必要的警觉程度太轻可能起不到作用，程度太重浪费精力体力甚至适得其反。

在人类这种生命的最高等级形式中，警觉状态的表现有着各种各样的具体表现。对可能到来的危险采取的预防警戒状态，对事情或人的某种牵挂，对发生过的事情的自责后悔，对未来的事情的担忧顾虑，对现在问题的应对或回避，愿望未能达成或对现实难以接受等都是警觉性的不同表现。警觉的表现多种多样。心理学上曾有学者提出一个关于心理冲突的理论概念，其将心理冲突分为双趋心理冲突（例如鱼与熊掌想要兼得）、双避心理冲突（例如前怕狼后怕虎）、趋避心理冲突（例如想病好又怕吃药）和多重趋避冲突等。其实所谓的心理冲突形成的就是一种警觉状态。这里是将个体的需要的（趋）和回避的（避）分开来理解论述，其实现实中的个体的某种需要一定对应着某种回避，例如想要鱼对应着不想没有鱼、想睡觉对应着不想失眠等。所谓的趋避其实都是个体的某种需要。

警觉虽然属于意识层面的活动，但警觉的影响则不仅仅局限在意识范围内，而且包括身体层面和心理层面。警觉可以使身体紧张，也可以使感官感受性更加敏锐，警觉可以使心理紧张。下面我们就从身心两个方面分别来讨论一下警觉的影响。

1. 心理方面的影响

适时适度的警觉对于人类的生存是必需的。无论觉醒还是睡眠，适度的警觉会使我们及时发现问题、应对问题从而满足自身的各种需求，并对于当前的活动保持适当的注意。因为警觉是两种或多种意识程序同时运行的心理过程，而意识程序是由需要引导的感觉记忆表达的循环往复的心理过程，所以警觉在心理上的影响也是多方面的。

感觉是意识信息的源头。人类神经系统的抑制或兴奋状态会相应地使身体感官处于不同活动水平，其感受性也适时高低调整，从而会使感官更好地配合神经系统同步引导身体的功能活动。警觉会对感官的感受性产生更大的影响，随着警觉水平增高感官感受性也会增高，也就是说，感官对于环境刺激的敏感程度更高，警觉会使个体对某种环境刺激相对关注，从而造成相应感官或部位的感受性增高。例如，乘车时防盗的警觉会使个体的口袋部位的触觉敏感性增高，当相应部位被触碰时易被个体察觉，视觉敏感性也会增高，对身边的人的动静非常注意。感官的感受性增高会使得相应的感觉被关注、放大或夸大。随着警觉程度的增高，可能会出现感觉增强、错觉甚至幻觉。

情绪情感可以理解为一种更高级的感觉，与需要的满足与否或相关预期有关。人类的神经系统有基本的抑制和兴奋两个状态，所以与神经系统兴奋性相对应的就是心理紧张度，神经系统的不同抑制程度对应着心理上不同程度的放松，而不同兴奋程度对应着心理上不同程度的紧张，而这两种状态其实是连续的一个谱，并不存在明确的界限。因此我们可以说，最基本的两种情绪状态就是放松与紧张，紧张程度或放松程度是理解情绪的第一个维度。另一个维度就是情绪的积极或消极，积极的情绪包括有快乐、喜欢、满足感、美感、成就感等，消极的情绪包括悲伤、愤怒、思念、恐惧、尴尬、焦虑、厌恶、害羞、沮丧、苦恼、内疚、轻蔑、怨恨、警惕、牵挂等。个体的情绪情感是基于个体需要的变化所产生的，是个体需要不同满足程度或预期程度的内在体验。例如，失去重要的东西会情绪低落，见到想见的人会开心，安全受到威胁的人会恐惧或愤怒，得知有好朋友即将从远方来就会开心等。很多情绪的行为指向性是比较明确的，例如恐惧、厌恶、尴尬、害羞、怨恨、轻蔑等情绪倾向于回避对象，愤怒、内疚、自责情绪倾向于攻击对象，而所有积极情绪、思念、悲伤、好奇等是倾向于接近对象，还有一些情绪对于需要的指向性比较弱，例如焦虑，这时会让个体迷茫而不知所措。

警觉会造成心理上相对更高程度的紧张，虽然这种紧张有时不被个体所感知，但不可否认它的存在。伴随警觉出现的有些情绪个体并不一定能够察觉，其原因是多方面的，其中的习惯性因素不可忽视。例如基础警觉伴随出现的情绪往往不被个体意识到，原因可能在于长期的习惯。由于警觉是两种或多种高级意识程序同时运行，所以指向的两种或多种需要都可能继发多种情绪，如果是相同的情绪可能被叠加而使情绪的程度加重，如果是不同的情绪则会被杂糅在一起而可能使个体"五味杂陈"。

相对于专注而言，警觉诱发的情绪大多是消极的，或者至少积极情绪会被打折，但对于生存却是非常重要的。现实中个体对于适度的警觉一般没有明显的感受，而过度的警觉则通常会被个体感受为一种消极情绪，于是个体便极力通过行为来减低或消除这种消极情绪来获取积极情绪。焦虑是警觉造成的比较常见的情绪之一。焦虑是对现状感到不安却又内心矛盾犹豫难以抉择或无法立刻解决的一种心理状态。

警觉除了影响感官感受性、情绪之外，当然还会影响大脑意识的信息加工过程或结果，也即思维。有一个经典任务"同时左手画圆右手画方"，大多数人都无法完成或完成不好，原因就在于两个任务同时要在一个大脑中指挥完成，必然彼此相互干扰，顾此失彼，最终影响完成质量。警觉状态下两个或多个高级意识程序同时运行，这些程序相互之间必然会相互影响。警觉主要表现为一心二用或一心多用。生活中一心二用、一心多用的情况非常常见，例如走路的时候听音乐、吃饭的时候看电视、上厕所的时候看书、睡觉的时候担心孩子尿床等，不胜枚举。大脑同时运行两个或多个意识程序，虽然可以兼顾多种需要，但这很容易造成相互干扰，例如走路时听音乐很难沉浸享受于音乐之中，而一旦沉浸音乐之中则又容易影响障碍危险的识别而出现意外。

警觉之下意识监控的某些方面会增加暗示性，这很容易使个体注意到某些对象，例如对某些环境信息的关注、对某种需要的关注等，这在适当水平当然有利于完成目标。但一旦警觉水平过高，就可能变成"惊弓之鸟""草木皆兵""杯弓蛇影"，容易出现错觉甚至幻觉。而对意识材料的加工一旦出现偏差，就容易出现妄想观念了。妄想观念通常与不自主放大客观危险而造成的高度警觉状态有关。

2. 躯体方面的影响

人体的结构异常复杂，包括骨骼、肌肉、血管、脏器、脑、神经、皮肤、感官等。其中有很大一部分是具有收缩舒张功能的肌肉组织，肌肉能够紧张也能放松。人体的肌肉按照结构和功能不同可以分为骨骼肌、平滑肌和心肌三大类。大多数骨骼肌可在人的主观意志支配下自由收缩舒张，所以也称为随意肌，平滑肌和心肌都不能随人的意志收缩舒张，所以也称为不随意肌。人的全身有多达600多块骨骼肌，属于运动系统的动力部分，每组肌肉都负责不同部位的运动姿势。觉醒时我们的身体需要完成不同的活动或保持一定的身体姿势，所以身体的某些部位的骨骼肌需要进行必要的收缩舒张。睡眠时我们的身体不再需要保持某种姿势，几乎全身都可以完全放松，肌张力明显降低。

在警觉状态下个体的肌肉会处于相对高的紧张状态，这会使部分肌肉处于紧张活跃的预备状态，持续时间过长或程度过高，不但增加能量消耗，造成个体各种不适感，还可能造成个体机体的某些功能障碍。例如，一个人初次面对众人演讲时心理焦虑，躯体上会表现出心慌、心跳、心率加快、手抖、声音颤抖、脸红等不适症状，一个人面对外来威胁时肢体会变得紧绷。所以躯体紧张的表现是多种多样的，包括肢体震颤、肌肉酸痛、乏力、心慌心跳、呼吸困难、胸闷气促、寒毛竖立、发冷发热、尿频尿急、尿潴留、腹泻便秘、面红耳赤、瘙痒麻木、多汗烦渴、食欲亢进或下降、腹部鸣响、排气增多等，这都是因为相应部位的某些肌肉兴奋收缩导致。随意肌主要由个体的主观控制，可以经由一些动作来操作完成，紧张或放松相对容易一些，而不随意肌就不能主观控制了，而是由我们的神经系统自主调控，这时情绪可以起到相当大的影响力。除了肌肉组织，人体的各种复杂的内脏、内分泌腺体、皮肤等，都可能在警觉状态下处于不同程度的兴奋活动状态，持续时间过长或程度过高，同样可能增加功能障碍或疾病的风险。

一般而言，睡眠时人的身体是放松的，而且身体的放松对于睡眠大有裨益，身体放松的前提是先要心理放松。然而放松你的身体，这样一个显得很简单的事情其实未必容易，怎么才能放松自己的身体呢？很多人以为当人疲劳时身体会自然放松，其实不然。在人日间劳作了一天之后需要休息时，身体的某些部分会处于一种惯性的紧张状态而无法自然放松，而这种躯体局部的紧张状态一旦延续到睡眠之中，就会直接影响我们睡眠的质量及效率，使我们的睡眠体验大打折扣，甚至平添许多烦扰。一般而言，我们日间工作中经常持续用力的一些身体部位容易出现习惯性紧张，例如办公族人群的肩背部、司机的四肢等。长期缺乏全身运动的人群也会出现上述症状，初期可能不被察觉，中期开始会出现局部肌肉酸胀、疼痛、紧绷感、束缚感等不适，常规的按摩放松处理都会起到一定效果，如果症状严重疗效欠佳，就需要及时就医，在专业医生的指导下治疗康复。临床中经常遇到一些患者这样诉说自己的失眠，平时经常有意无意地牙关紧咬，睡前尤为明显，明知无须紧咬却不能自己放松。临床中遇到的不宁腿综合征以及睡眠周期性肢体运动障碍也可能与这种因素有关。所以日常生活中的劳动并不等于运动，建议大家定期安排一些例如游泳、跑步等全身性的运动，这样有助于放松身心。

在必要的时候可以通过按摩等方法来帮助我们放松肌肉从而更有助于睡眠。但学习和练习自主放松身心的方法更加需要，这样自主放松的效果会更好。

五、警觉对睡眠的影响

在孩子两三岁的时候，笔者经常陪其睡觉，因为包尿片会使其很不舒服，屁股很容易生疹子，所以开始尝试锻炼其夜晚小便，当然起初尿床是常有的事情，尿床后因为需要换衣服、换床单，很麻烦。于是每天晚上总是心里牵挂着一件事情——孩子尿床，准确地说是如果能够预防尿床更好，即使已经睡着都感觉睡不深，都会时不时地去摸摸孩子的屁股和身下是否会尿湿。对于孩子排尿的嘘嘘声音尤其敏感，可想而知，夜晚的睡眠就自然受到了影响，睡眠很浅，次日的精神也会稍差。如果有时睡前给孩子包了尿片，免除了后顾之忧，当晚会睡得非常踏实舒服。其实类似的情况造成的失眠在临床中经常遇到，这让笔者深深体会到心理因素对于睡眠的影响。这种担心孩子尿床的心理状态其实就是一种警觉，想要安睡却又担心孩子尿床，两种需要相互干扰，担心孩子尿床的意识程序会明显干扰睡眠，反之亦然。

觉醒状态下个体的意识水平相对较高，而睡眠状态意识水平明显下降，那么意识水平能否下降就会直接影响睡眠的质量，而意识水平下降就需要将意识程序尽可能关闭减至最少。基础意识不受主观控制无法关闭，所以睡眠时尽可能关闭高级意识就是重点了，其中前台意识如果无法关闭可能造成难以入睡，后台意识太多则会严重影响睡眠质量。

如果我们把睡眠也看作是一个意识程序的话，睡眠程序导向的就是睡眠，那么睡眠程序以外的所有高级意识程序都可以被视为多余和干扰，也就是说在觉醒向睡眠过渡时，需要尽可能地关闭其他所有高级意识程序。专注就是大脑在某一时间段只运行单一程序，专注状态下更容易将当前的事情做好，一个人在某个领域越专注并坚持，就越容易在此领域取得成就。在睡眠时只专注于睡眠而不考虑其他任何问题，也就越容易使个体享受良好睡眠。想要睡觉却仍存在某种担心顾虑，情绪上表现为焦虑、紧张、恐惧等，担心或焦虑的对象则或明确或模糊，情绪水平或高或低，但不管如何都会在一定程度上提高觉醒水平而影响睡眠质量。

睡眠时人类个体自身的警觉性明显降低，能量消耗降低至最低水平，但我们的睡眠并非定时定量地发生，在睡眠期间个体是随时可以被唤醒的，睡眠期间的脑电图监测提示脑电波会有高低起伏的波浪样表现，睡眠的状态并非一直处于深睡状态的，而是周期性的浅深浅深样地交替。所以我们可以认为人只要在生命存续期间，就一定存在对刺激的反应能力，可以推知睡眠时警觉性并没有完全消失而只是一定程度的降低或警觉范围的缩小，低水平小范围的警觉有助于我们在必要时及时做出反应。

由于自然界的各个物种之间相互依存，形成丰富多彩的食物链，而我们人类本来就是其中的一分子，睡眠时感官功能的减退可能会给个体生存带来一定的风险。睡眠中的动物是其一天中识别危险的能力最低、自卫防御能力最弱的时候，睡眠时由于动物的感官功能减退，对环境危险的分辨识别能力下降，这时是动物最为脆弱的时刻，可能面临被野兽侵袭、被毒虫叮咬、被雨淋水淹等各种危险。如果一头狮子绝对放松地呼呼大睡，那么它的孩子就可能因为失去它的保护而变成其他猎食动物的盘中餐，它自己也可能被野狗咬死在睡梦中。需要防御捕食者的动物通常睡眠时间会相对短些，食草动物相比食肉动物睡眠相对都要少些，原因可能与警觉有关。三国时期蜀汉著名武将张飞号称"万人敌"，就是在自己酒醉熟睡之际被其部下所杀。睡眠需要放松，但绝对的放松意味着自我防卫自我保护的缺失，而这种缺失会直接影响生命的存在。过低的警觉会造成心理上的过度放松，容易顾此失彼，不利于兼顾个体的各种需要。过低的警觉对于睡眠本身是没有不良影响的，更可能是有益的，但却无法同时兼顾个体的安全或其他需要。临床中经常遇到有人会因为睡眠中出现危险状况而害怕睡眠不敢睡觉，睡眠障碍因此发生。

一位 26 岁的女性一次突然间出现头晕、乏力、心慌、胸闷、气促、呼吸困难、手脚发麻，当时感到自己即将死去，于是丈夫立刻打"120"急诊入院，可各项检查却未见任何异常，医生的安慰与用药并未起到任何效果，之后又间断发作了几次。从此每当夜幕降临，患者就越来越紧张，即使非常困倦思睡仍强打精神。她不敢让自己入睡，因为她担心是否会睡着后在睡梦中死去，这样的话就再也见不到丈夫，见不到孩子，一个月的时间自己消瘦了 10 余斤，在一位医生的建议下终于踏进了心理科的大门。

这位患者和很多失眠患者不同的是，她不是想睡睡不着，而是想睡又不敢睡而如愿地睡不着，内心矛盾，虽然清楚睡眠是必需的，但却担心睡觉时自己死去，觉得觉醒或许才能证明自己活着。担心在睡眠中死去，这种恐惧使得自己"如愿地失眠"，可结果却与其他失眠症患者一样，同样是痛苦的。

　　我从小就觉得自己胆小，小时候虽然父母都不怎么迷信，但自己却在小伙伴的带领下经常去一位邻居家听鬼故事。自己很着迷却非常害怕，听完后如果天黑就不敢独自回家，而需要那位讲故事的叔叔带自己回家。逐渐地，自己越来越怕黑，这对我最大的影响莫过于睡眠了，曾经不知是幻觉还是真的，竟然睡前看到一位陌生的老婆婆用恐怖的眼睛看着自己，自此睡眠从未安稳过。十几年前结婚后开始变得严重，虽然现在已经是两个孩子的母亲，却从不敢独自夜晚睡觉，即使有家人陪伴也从不敢睡在床的外侧，不敢关灯，睡前总是向床边门口窗户不断张望，害怕有鬼。虽然丈夫无数次向我解释世界上并没有鬼的事实，我却依然害怕黑夜。并非条件所限，我只是因为自己的恐惧依然要求十几岁的大儿子和自己丈夫以及3岁的妹妹同一个房间睡觉，这才能让我安心。丈夫想了各种方法，佩戴佛祖的吊坠或桃木手链，起初真的可以让我安心睡觉，可一两周之后便没了效果，恐惧依旧，我的睡眠成了最大的烦恼，让我的心情也一团糟。

一位39岁的女士走进我的诊室向我诉说了上述自己的苦恼，她白天完全正常，但却担心睡眠时是否安全，是否会因为睡眠时不能及时发现危险而出现不可想象的后果。虽然这种危险是虚无的，但失眠的结果却是明确的。

在我8岁左右时，有一天晚上睡梦中感觉到家里有动静，睁眼发现有个小偷在偷东西，但父母却都没有醒。我当时年纪还小，不敢出声，不敢有动作，也不敢让小偷知道我已经醒了却装睡，小偷偷完东西后走了，可我还是沉浸在恐惧不安之中。后来每当夜晚来临都会有种莫名的恐惧，我的睡眠也越来越差，成年以后即便是清楚地知道家里是安全无忧的，可还是睡不着，其中的痛苦可想而知。

一些过去的消极睡眠经历的记忆会让个体的警觉增加而影响睡眠。想要睡觉却又担心睡眠环境是否安全，没能及时调整心理，逐渐地，个体的失眠迁延持续，形成习惯性，即使有一天自己知道环境是安全的也无济于事。

事实上随着人类逐步进化和社会发展，人类变得越来越强大，人类的高智能让给自己意识到自身身处大自然的渺小，为了远离威胁，远离死亡，人们开始在山洞群居，钻木取火，人类发明了衣服驱寒保暖，发明了房屋遮风避雨，发明了刀枪防御野兽，人类还驯养猫狗看家护院，人类还逐渐细化社会分工，有了军队警察保安专门保护安全，这一切的动因都源自于人类生存的本能、人类安全感的缺乏及对高质量舒适生活的追求，这也让人类意识到了自身的强大。在如今和平的年代和国度中，大多数人已经不再也无须担心生命的安全问题了，很多形式的危险已经远离了我们的生活，这些发展变化在一定程度上也降低了部分警觉水平或减少了一些警觉的必要性。生命的进化会使生命体逐渐趋于完美。

夏天的晚上，我累了，冲完凉，关了灯，躺在床上准备睡个好觉。这时耳边响起蚊子嗡嗡的叫声，心理异常烦躁，满身的疲劳使我想要忽视它的存在，可内心却在担忧它对我的叮咬是否影响我的睡眠，这种担忧持续了许久我却仍难以安睡。

严重的威胁已经很少，但我们在睡前还是会考虑到一些可能的环境干扰，蚊虫叮咬就是最常见的了。这个案例所说的是内心对睡眠期间某些可能干扰的一种担忧，担心自己的睡眠被打扰。类似的还有人睡前总是担心夜尿会打断其睡眠、担心睡觉期间滚下床、妈妈担心孩子踢被子着凉而不断查看、爸爸担心睡觉时压到孩子等。诸如此类的种种担心当然会影响到个体的睡眠质量。

所以在放松与紧张之间需要一种微妙的平衡转化，这种平衡转化既可以使生命个体的觉醒活动更加高效，也可以使生命个体的睡眠同样高效。觉醒时动物的各种生理功能均处于某种兴奋状态，警觉水平较高，使之维持旺盛的活动状态，这有助于我们更好地解决生存繁衍遇到的任何问题，满足各种需要；而睡眠时动物的各种生理功能均处于某种抑制状态，警觉水平降到最低，使之处于放松的静息状态，这有助于我们更好地休息以便保存能量以备觉醒时所需。这种随时间周期性高低起伏的活动变化使得动物能更好地生存繁衍下去。

适度的警觉对于动物的生存繁衍是至关重要的。然而关键在于是否适时适度。过高的警觉会使个体处于紧张焦虑状态，此种状态的长时间维持会使个体能量消耗增加，感受非常负面，从而会产生诸多不利影响。觉醒期的高警觉会造成紧张、焦虑、恐惧等一系列表现各异的情绪状态，这种情绪同时还会使得个体的躯体变得紧张，继发诸如心慌、胸闷、气促、震颤、头晕、疼痛等各种躯体不适感，一旦过高的警觉不能及时降低或解除，那么这种高警觉状态就可能会延续到睡眠状态，睡眠期的高警觉则会造成上述情绪的持续，身体的紧绷，从而使得个体出现各种睡眠障碍。

一位50岁的中年男性在医院体检时做颅脑影像学检查发现基底动脉梭形动脉瘤。当患者被主诊医生告知其具体情况及可能后果后便开始焦虑，失眠，心里总是担心动脉瘤破裂，害怕死去，担心自己某一天睡着后再不能醒来，担心自己身后家人的生活，白天心情焦虑，晚上失眠，难以入睡，浅睡，多梦，易醒，之后医生、家人的所有解释安慰都显得没有任何意义，一个月后患者倍感痛苦，在医生建议下来看心理医生。

很显然，影响患者失眠的主要原因绝不是动脉瘤，而是对于动脉瘤的担忧，患者总是担心动脉瘤哪一天会破裂会让自己瘫痪或死亡，到了睡前仍然难以调整，这种焦虑延续到夜晚，便造成入睡困难、浅睡、易醒等各种睡眠问题。

"我的睡眠非常糟糕，入睡很困难，可没睡多久又会醒来，凌晨三四点就会觉醒再难入睡。"这样的主诉在临床再普通不过了，没有什么特别，可接着的深入面谈，笔者发现了患者失眠的真正缘由。患者是一位47岁的女性，她告诉笔者她是家里的经济支柱，5年前也就是42岁的时候突然绝经，开始感到面部浮肿，看了医生后才知道自己的输尿管狭窄造成肾积水。于是住院做了相关手术，后来多次复查均未见异常，可自己却总是感觉自己的面部浮肿仍未完全消除。于是思虑越来越多，开始担心自己的身体，担心自己肾衰竭，担心如果自己倒下两个孩子以及家庭未来怎么办。在旁人看来她的颜面没有什么特别，可是她自己却偏偏感到问题严重，甚至不敢照镜子，每隔一段时间就会去医院验尿验血检查肾功能，但每一次未见异常的结果仅仅能使其放心一两天，之后又开始担心忧虑。睡眠在这期间变得越来越差，每当夜深人静时自己总是胡思乱想，卧床几个小时才能入睡，可即使睡着也睡不了多久。因为担忧，自己对于饮食越来越谨慎，很多东西都不敢食用，经常去看中医以中药调理。一次，看了一位老中医后，被告知要注意肾萎缩的可能，自此失眠加重，越失眠自己就越害怕失眠，越怕失眠就越睡不着，恶性循环使得自己越来越难以坚持，于是在医生建议下来诊咨询。

日间的焦虑延续到夜晚睡眠时间影响到了个体的睡眠，如何在即将睡眠时间到来之前使自己的警觉主动降低就显得非常重要了。大多数睡眠问题其实都是在睡眠之前无法降低或解除警觉才产生的。因为不可能在解除所有警觉后才入睡，需要是周而复始的，警觉同样不可能完全解除，因而心理的调整就非常需要了。

生活事件对于睡眠的影响是比较常见的。生活中突发的严重意外事件一般会对当事人的情绪和睡眠产生明显影响，例如地震、亲人离世、自己或家人重大疾患、突然失业、人际关系严重摩擦、人身伤害等刑事案件等。个体会因此产生明显的警觉性，可能会出现应激性焦虑或预期性焦虑，由此可能导致睡眠障碍，这是众所周知还有一些在他人看来属于比较小的生活事件也会令当事人出现失眠。

一个年近七旬的老太太，因为5年前丈夫的去世开始出现失眠，主要是难以入睡，自诉丈夫在世时的最后几年，丈夫体弱多病，经常会因为身体突发不适而需要急诊入院，但自己依然可以安睡。丈夫去世后自己不用再为丈夫的身体担惊受怕了，但却反而失眠，还有一个现象，自己只要离开原本生活的城市，失眠会自然缓解。初始难以理解，后来老人说自己对丈夫非常依赖，敬佩，丈夫在世时感到心里有依靠，似乎天塌下来都有丈夫顶着，什么事情都可以解决，丈夫去世后对丈夫的思念以及安全感的突然缺失使得自己睡眠越来越差。

患者的丈夫去世让患者感到失去了精神依靠，而非减轻了生活负担，睹物思人，以致思虑难停，于是就产生了睡眠障碍。

昨天和朋友玩扑克牌，打到最后拿了一手非常好的牌，但自己却疏忽打输了。晚上回到家里，我心里仍在自责，在后悔，躺在床上，刚刚打牌的牌局场景仍历历在目，甚至脑海中还在重新勾画这打牌的过程，结果直到凌晨4点才睡着。

对过去的事情后悔与不满而内心难以接受，从而持续回忆与苛责，不甘心却无能为力。类似的例子很多，例如白天与邻居发生争吵被殴打后失眠、与恋人分手后失眠等，其继发的后悔自责、耿耿于怀、愤愤不平、伤心、不甘心等负面情绪可能会影响个体的睡眠。对于过去的任何事情都需要宽容和接纳，这样才会使自己的情绪变得放松，会更有利于睡眠。

表面看来，婴儿的睡眠可能是最理想的睡眠。他（她）的感觉还没有那么敏锐，他（她）的头脑大多空白没有多少记忆，他（她）还不知道什么是危险，他（她）从不需要担心是否会尿床，不用担心第二天是否会睡过头，不需要考虑醒后需要做什么，他（她）还不大会思考，无忧无虑，他（她）只知道睡够了就醒，有需要时就哭闹。而成人的睡眠相对就没有那么好了，他（她）的某些感觉敏锐，他（她）的头脑记忆满满，他（她）知道有某些危险可能会降临其身，他（她）可能会担心夜尿影响睡眠，他（她）可能担心第二天睡过头而迟到，他（她）还要为醒后的很多事情忧虑，他（她）知道未雨绸缪，居安思危，他（她）知道很多甚至所有事情都需要自己去做，如此种种都会潜在地或明显地影响其睡眠。

觉醒状态下，各种需要的相对满足状态会降低警觉而促进睡眠，而需要的相对渴求状态则会增加警觉而干扰睡眠。担心顾虑等负面情绪对应着某种需要未满足或预期到某种需要不能满足。担心顾虑的形成有多方面的因素，其中有感觉上的捕捉与关注点的选择、既往个体有限经验或记忆的影响、个体对问题的认知推断、个体的不同需要等，这些意识程序如果不能在睡前暂停或关闭，就会对睡眠造成干扰而导致睡眠障碍。例如想工作又怕做不好被老板批评、想工作又怕做不好导致失业、想工作又怕失误而造成赔偿坐牢等法律后果、想工作又怕工作意外导致人身伤亡，诸如上述的这些担心或心理冲突虽有类同但表现的程度却不同，警觉水平越来越高，对于个体而言后果越严重个体就越焦虑，也就越容易影响睡眠。

睡前或睡眠期间的过高警觉会造成心理难以放松，不但会影响入睡、觉醒及睡眠时间、深度，还会容易造成梦境，个体难以入睡或保持浅睡眠状态，睡眠的质量受到较大的负面影响。例如对危险的恐惧会使人失眠，怕黑的孩子不敢关灯睡觉，对孩子的牵挂会使离开孩子的母亲失眠，对恋人的思念也会热恋中的人难以入眠，对深夜未归的丈夫万分担心会使得妻子失眠，这些例子司空见惯，很多人都会从中体会到心理情绪对于睡眠的不良影响。总而言之，所有消极情绪及过度的兴奋愉悦造成内心不安的这种紧张让我们的内心总不能完全松弛，不经意地甚至严重地影响着我们的睡眠质量。

睡眠时人的中枢神经系统处于抑制状态，高级意识程序大部分都暂停，仅有的少部分也属于后台意识，感觉器官功能活动水平明显降低，感觉、记忆、表达三个环节组成的意识信息流明显减少，所以睡眠时人的警觉性也是最低的。睡前的警觉会增加睡眠期间的高级意识程序，感官的感受性增加，在感觉范围内意识会感知到更多的环境信息，使环境刺激对个体的影响增大，一旦被个体注意后影响就会更大，当然对睡眠的影响是负面的。例如炎炎夏日用电扇、空调消暑降温在所难免，而的确有些人对于电扇、空调的噪音非常在意反而影响自己的睡眠。

患者是个刚刚20岁的小伙子，但已经有近10年的失眠病史。患者自诉在上小学后开始迷恋武侠小说，也喜欢看古装武侠电视剧或电影，其中的武林高手使患者尤其向往和迷恋，真正的高手不但打遍天下无敌手，而且还可以随时预知危险，即使是睡觉时有危险来临也会提前醒来应对化险为夷。总幻想着有一天自己可以练成绝世武功，所以开始在晚上睡觉时故意感知周围环境的变化。起初这种尝试使自己的感官异常敏锐，自己还洋洋得意，认为自己拥有这种高超的能力，从未被同学整蛊，久而久之，发现自己的睡眠越来越浅，难以深睡，也越来越容易醒，白天的精神变得糟糕，注意力变得涣散，记忆力也变得不如从前，学习成绩也逐渐下降，这时恍然大悟，可想要自我调整已经无能为力，来诊时自己很后悔当初的无知做法。

患者在主动锻炼自己的警觉性，想在睡觉时也依然保持和觉醒时一样的对环境的敏感性，这种主观努力客观上无疑是在努力使自己保持尽可能觉醒，主动刻意地保持较高的警觉性，患者既想要睡觉又想清醒，这种矛盾的心理状态造成了睡眠障碍的出现。

记忆对于我们的影响是显而易见的，其中有些是我们自己经历的，也有些是身边的人经历的，还有些只是道听途说而已，其影响力可能是不同的。"一朝被蛇咬，十年怕草绳。"说的就是经历与深刻记忆所造成的高警觉。笔者对孩子夜眠遗尿的担心也是因为笔者有孩子多次尿床的记忆，笔者不担心妻子尿床是因为笔者没有相关的记忆。一个人有了夜尿后再难入睡的经历后就会记忆，睡前便可能担心夜尿而刻意减少饮水或尽量排尽尿液。一个人曾经失眠后就会记忆，之后就可能总是担心失眠。一个人在看了某人睡眠中死亡的新闻后便有可能开始担心这样的事情是否也会发生在自己身上。

记得以前听过"靴子落地"这样一个笑话。一个穷乐师住在伦敦中心的一间公寓里，每天不是半夜就是将近凌晨才回到房间，他非常疲倦，回到房间总是往床沿一坐，脱下两只皮靴"咚、咚"抛在地板上，喃喃地说声"谢天谢地"便倒头睡觉。住在他楼下的一个穷房客每夜都要被这"咚、咚"两声惊醒，穷房客实在受不了，就向乐师诉苦，善良的乐师感到非常抱歉，答应以后脱鞋时尽量轻一些放在地毯上。第二天快凌晨一点钟时乐师从俱乐部回到房间，照旧往床沿一坐，脱下一只皮靴"咚"地一声抛到地板上，他正要脱另一只皮靴时忽然想起他答应过楼下房客的事情，于是非常小心地把另一只皮靴脱下轻轻地放在地毯上便睡去了。一个多小时后他忽然被一阵猛烈的敲门声吵醒，开门后发现是楼下的房客，房客站在门口结结巴巴地恳求道："快，快，快扔掉另一只皮靴吧，我足足等了一个小时了，等你扔完了我才能睡着啊！"

我国著名的相声表演艺术家苏文茂也曾演绎过类似内容的单口相声《扔靴子》。这虽然是一个笑话，但却生动地展示了某种预期警觉对于睡眠的影响，这种警觉就来自于长时间地对于两声咚咚响的记忆，当这天只响一声时楼下的房客还以为应该还有第二声响，于是便有了看似滑稽可笑的结局。

个体不但会不断地接收到各种各样的感觉信息，而且也会有异常丰富而各有不同的记忆信息，那么个体如何加工处理这些信息呢？这就需要讨论信息表达的巨大影响，尤其是对睡眠的影响。一个人夜晚睡觉时，听到隔壁邻居夜里很晚仍然将电视的音量放得很大，他认为是邻居故意整蛊自己，心情非常烦闷愤怒，于是睡眠大受影响；或许另一个人遇到同样的问题，只是认为邻居素质欠佳不懂得设身处地为他人考虑，心情尤其不悦，睡眠受到影响。笔者也曾遇到过类似的问题，笔者以为是隔壁邻居制造的噪音，但调查后最终知道是楼上的邻居，当笔者上楼敲开门时发现开门的是两位老人，说明来意后老人愧疚地说可能是因为老两口有些耳聋不经意将声音开得太大，表示了歉意调低了音量。之后还会时不时出现噪音，但自己却宽容了很多，而对睡眠的影响似乎也减少了很多。一个人在看了某人睡眠中死亡的新闻后，便有可能开始担心这样的事情也会发生在自己身上而惴惴不安，反而睡眠变差；而另一个人看到此类新闻后只觉得万中无一，依然安睡如常。人们对于信息的推理判断尤其是对他人动机的判断会明显影响个体的情绪与睡眠。这也是认知心理学的研究焦点所在。

当个体意识到某事即将来临时，个体内心趋向于做足准备或尽快完成，这样反而使警觉性增高，造成身心提前进入紧张状态，类似的担心一旦不能在睡眠时及时放下，就会对个体的睡眠产生明显的负面干扰，从而造成睡眠障碍。例如找到新工作明天就要第一天上班、第二天即将远途旅行、第二天参加同学会/婚礼等，对未来的预期引起个体兴奋、焦虑、担心、期待等情绪而影响睡眠。如果坦然面对顺其自然，则会使其对睡眠的负面影响降到最低。笔者在临床中观察到这样一种现象，有一部分失眠患者在治疗后睡眠状况会明显改善，但每当复诊的当天这部分患者都会报告说自己当天早晨有早醒或前晚根本没睡好。当内心预期到次日即将有与往常不同的事情时，内心就会产生警觉而造成睡眠障碍。

> 第二天高考，可是前一晚却怎么也睡不着，脑子里总是不断在想有关考试的事情，还会想到高考失利后父母的失落，想到金榜题名自己大学入学的场景，明明知道当时不应该想这么多，先要好好睡觉，可还是失眠，直到凌晨 3 点才睡着。

这里所说的则是对未来的事情的想象、担忧对睡眠的影响，例如担心自己以后的发展、担心坏事发生、担心明天的工作、担心上班迟到、担心考试不合格、担心婚后不幸福、担心丈夫出轨等。

短暂或偶发的生活事件对于睡眠的影响通常是暂时的，当生活事件解决后睡眠可能也会自然好转。而如果一些生活事件未能顺利解决，则会变成一个长期因素不断地影响个体的睡眠，例如夫妻矛盾未很好地解决而造成的长期夫妻关系不良甚至恶化，这当然会严重影响生活的方方面面，包括睡眠。还有一些长期性的因素可能会在一定程度影响个体的情绪从而间接影响睡眠。例如长期的工作压力、偿还贷款、子女养育等，这些原本就是长期存在的一些压力。

> 结婚 20 年了，近 5 年逐渐出现失眠，间断偶发性，有时好睡，有时失眠，似乎没有规律。

追问下去，患者告诉笔者近 5 年来夫妻感情出现问题，双方摩擦越来越多，性生活也变得不和谐，妻子经常用拒绝性生活来惩罚自己，时常夜晚睡在妻子身边有性需求时，但对方却不愿配合，自己只得压抑自己性冲动或自慰。除此之外，自己还经常思考有关夫妻感情的问题，久而久之，患者对床、对卧室都有些莫名的焦虑感，躺在床上就浮想联翩，思绪难平。

在普通人看来，可以理解的某时某地的某些担心可以被认为是寻常的，例如避免尿床、避免滚下床、对光线的正常知觉等，这类警觉在某个阶段或某个特定地点会被我们意识到，但在更长的时间里几乎不会呈现在我们的大脑意识中被我们清晰感知，但却是客观存在的，这些担心和需要会被个体后台意识自动化处理。如同你没有看到的不代表不存在一样，我们担心的思考的有时可以察觉到而有时却察觉不到。当然如果担心的对象过多，心理思绪会过于杂乱而缺乏中心，有可能使个体感到似乎"什么都没有想"。

睡眠是个体的基本需要，也是相对于觉醒而言警觉明显降低的一种基本意识状态。只要有需要，个体就可能对此产生警觉，这种警觉原本需要引导个体去实施一些有助于睡眠的行为措施，本应在睡前需要降低的警觉没有及时降低，很自然地就会对睡眠本身产生严重的干扰。这种警觉引起的基本情绪就是焦虑。个体对睡眠的需要是很基本的，但对于睡眠缺乏所造成后果的消极预期就会使这种需求增强而导致警觉上升。对睡眠的过高要求，对睡眠重要性的夸大、对于睡眠积极影响的夸大、对失眠消极影响的夸大、对于失眠的恐惧等会引起个体对睡眠问题的过分关注，对睡眠障碍消极结果的过分悲观，对未来长期睡眠的消极预期，这所有的不合理负面想象都会使患者对睡眠产生明显的焦虑感，这是常见的使睡眠问题持续存在的因素之一。例如当一个人前一天失眠后造成当天精神差，便需要今晚睡好些，可能会担心今晚睡不好，还会担心今晚睡不好明天精神差，更担心长此以往睡眠差会影响到工作、生活、健康等方方面面，于是个体的焦虑感越来越强，反而使个体在睡眠前难以放松更容易失眠，于是便形成一种恶性循环，越变越差。曾经有一位 27 岁的男性青年因失眠一周独自来诊，神情非常紧张恐慌，急切地强烈要求医生用强效的安眠药输液帮助他快点睡觉，否则很快就会死去，他说失眠会让他短命，失眠会让他分分钟没命，惊恐至极，他已经无心听从笔者的专业建议，只是频繁而固执地要求医生开催眠药让其赶快睡觉，其对于失眠的恐惧令人惊讶。比这位患者更加严重的失眠案例比比皆是，可他对于睡眠的态度让人惊讶。对睡眠的过度关注与焦虑时常成为造成睡眠问题持续或加重的首要因素，从而形成一个恶性循环。

　　国庆长假的最后一天晚上，想到第二天就要开始上班工作了，莫名地感到一丝兴奋一丝紧张，竟然难以入眠，直到凌晨 4 点才勉强入睡。上班第一天的精神可想而知，整天无精打采，哈欠连天。10 月 8 号晚上我开始担心如果像前晚一样失眠如何是好，于是我比往常的习惯提前了 2 个小时就上床了。可并非我预期的那样，越想睡我越睡不着，越睡不着心情就越烦躁。这样，整个晚上几乎一眼都没有合上，痛苦得几乎让我崩溃，10 月 9 号，我开始向朋友打听怎样才能睡得好，朋友告诉我可以睡前跑步、喝奶、热水泡脚、想象放松、数绵羊等。我当晚一一尝试，仍然无济于事，慢慢地，我开始想到失眠可能造成的种种不良后果。10 月 10 号、11 号依旧失眠，我的精神几近崩溃，这时我才想到需要看心理医生了。

我们每一个人都对睡眠有着美好的期望，希望可以很快入睡，可以一觉到天亮，睡得香，最好不做梦，做梦也最好做美梦，醒后可以变得精力充沛。但谁又敢确信自己的期望到底是否合理和现实呢？对于睡眠近乎完美的期望很容易使我们在某些时候产生失望，这种失望容易继发明显的焦虑感，使得我们自身难以放松，从而对睡眠产生负面影响。上述这位患者是一名小学女教师，在此以前自己以为累了就会睡觉，睡着睡好是天经地义的，从来没有想过失眠会降临在自己身上。偶然的一次失眠使得其感受到失眠的烦恼与痛苦，便开始越来越关注自己的睡眠，想要睡觉又担心自己再睡不着怎么办，还担心睡不好、醒得早怎么办，也越来越担心失眠可能造成的一切后果，担心影响工作、健康、仪容，越来越紧张焦虑，对于失眠越来越恐惧，直至恐惧失眠。殊不知，期望与现实的差距形成的这种焦虑感反而使失眠更容易出现，失眠反而越来越严重，而睡眠障碍的状态也会滋生更多的焦虑情绪，两者互相关联互为因果，像是鸡生蛋蛋孵鸡一样，很难分清楚到底谁先谁后谁因谁果，逐渐掉进"失眠 — 焦虑（怕失眠）— 更失眠 — 焦虑（更怕失眠）"的恶性循环之中无法自拔，这便促成了失眠的持续。

对失眠的担心会产生诸多后果。对于睡眠问题的过分关注会使个体对睡眠付出过多的资源和精力。例如很多失眠的人会不断寻求各种助眠的食物、中药、西药、心理学方法、保健理疗等方面的调整干预措施，这些措施可能有效，也可能无效，但不管是否有效，对于睡眠问题的过分关注都会产生长期慢性的负面影响。很多睡眠障碍都是因为个体对于自身睡眠的焦虑而造成睡眠障碍的持续。

相反，对于睡眠的过度忽视是否就是有益的呢？当然也未必。当某些睡眠问题反复或长时间出现时，的确需要干预，这时的过度忽视就变成了一种纵容，客观上不利于问题的解决。

一个女孩因为失眠走进笔者的办公室。她告诉笔者因为睡眠不足自己的黑眼圈逐渐显现，白天工作的精神状态也越来越差，经常出错而受到上司的责骂。在笔者详细询问下，得到了一个听起来有些奇怪的原因。原来，她近两年来不知不觉迷恋上了在手机上看网络小说，由于白天工作繁忙没有时间看小说，自然夜晚睡前成为了自己一天中最为轻松自由的时间，睡前自己会尽情沉溺于小说描绘的虚幻世界之中，即使自己困意浓浓仍强打精神不愿入睡，经常熬夜到两三点方忍不住入睡，久而久之睡眠时间越来越缺乏。失眠的根本源头竟然是女孩不想睡。

这样的失眠案例其实不在少数，临床中经常遇到。对睡眠的忽视、自我长期对睡眠的抗拒使得睡眠变得缺乏，而一旦变成不良习惯，即使自己想睡也变得困难了。

一位 21 岁的女孩在母亲陪伴下来诊，说起了自己的失眠经历。5 天前女孩报名了 GMAT 后开始失眠，难以入睡，晚上 11:30 上床就困倦思睡但总是睡不着，脑海里浮现各种关于考试或其他的各种担心想象，难以控制，直到凌晨两三点才能睡着，但 7 点的闹钟准时叫醒自己开始新的一天紧张的复习备考，到了中午非常困倦可依然睡不着，持续的失眠越来越让自己烦得抓狂，母亲也看到了女儿的状况，担心之下建议并陪同女孩来看心理医生。这看起来似乎是考试焦虑导致的失眠。但接下来的深入了解却发现了女孩更多的问题。原来女孩长期以来可能受了父亲的影响总觉得睡觉是在浪费时间，学生时代至今一直希望把更多的时间让给学习而尽可能地牺牲睡眠时间。大学时期女孩总是宿舍里最后一个睡觉，基本上都要在凌晨 1 点才睡觉，而起床却和其他同学一样准时，按时上课，午睡时间同学经常要睡一两个小时，而自己只睡十几分钟就醒来开始学习，并认为其他同学都在虚度光阴，睡多了几分钟自己都有罪恶感，自己的每一天都在紧张的快节奏中度过，这样慢慢度过了很多年。之前曾经 4 次参加 IELTS 才通过，而 GMAT 已经考了一次没有通过，这次报名后更加紧张，母亲建议而且自己也意识到需要保证一定的睡眠，于是主动将自己的上床睡觉时间提前到11:30，可自己怎么也睡不着。无论睡眠多么糟糕自己都照样在日间将自己的时间安排得满满。可自己的注意力却变差了，总是走神，学习效率下降，自己也越来越担心两周后的考试，担心长此以往考试可能又通不过，仅有的 8 次机会可能都会被自己挥霍，未来变得灰暗。于是才在母亲建议陪同下来诊。

患者的失眠原因其实既有情绪焦虑的因素，也有睡眠习惯改变的影响，更有睡眠不良观念的影响。患者认为睡眠是在浪费时间，于是长期主动压缩睡眠，睡眠习惯改变，自己成了晚睡型，而临时的考试焦虑、突然改变的上床时间和基础的焦虑型人格等多种原因造成了失眠的出现。

　　我们生活的那个年代，有句口号，叫作时间就是生命，时间就是金钱，时间就是效率，总之需要珍惜时间，不可荒废时间，大家都在激情工作，你追我赶，晚睡早起相当普遍，睡觉8小时都觉得太长了，更不要说睡懒觉了，那会被人耻笑，说成是懒汉懒虫的。后来随着时间推移，我在工作中被认可肯定，屡获嘉奖，事业蒸蒸日上，可糟糕的是睡眠时间却越来越短，十几年过去了，现在每晚只能睡3个小时左右，生活中被人羡慕，但夜深人静中失眠痛苦有谁能够体会！

　　在很多漫画、影视剧中形容一个懒人的基本形象就是睡觉和卫生邋遢，这隐含了很多人的一种认知，一种观念。起早贪黑被用来形容一个人的勤奋，殊不知这种勤奋是牺牲睡眠换来的，不易长久。中学时代笔者也曾在勤奋的同学影响之下尽力起早贪黑，可以说睡眠真是"躺着中枪"，甚至有人认为睡觉就是在浪费生命，睡眠无辜地被曲解、被误解、被如此对待，非常遗憾而可笑。上述案例中患者想要睡觉却又担心自己好睡被他人认为是懒惰，甚至患者自己也这么认为，于是睡得越来越晚醒得越来越早，睡眠被不知不觉地压缩，变成了不得不履行的程序而非享受。

　　例如上述个案的"睡眠浪费时间""睡多了就是懒惰的表现"等诸如此类的，对于睡眠的一些不良观念都自然造成了主动的睡眠缺乏，其消极影响也会逐渐显现。睡眠的重要性无可置疑，正所谓磨刀不误砍柴工。因为工作、学习、娱乐或其他任何事情而压缩或舍弃睡眠都是得不偿失的。其实日常生活中，很多人都在无意中这样做，例如睡前床上沉迷于玩手机而不知不觉舍弃或压缩睡眠，为了看球赛而熬夜，偶尔为之尚可，但经常为之则后患无穷。曾在新闻报纸上看到关于过劳死的消息，其中就有睡眠被剥夺的因素。这个问题需要引起大家足够的重视。

　　生活中我们难免有一些需要不能及时得到满足，换言之，难免有一些问题未能解决，所以个体对于问题的包容度就显得非常重要。所谓的包容度是个体对于问题存在的接纳程度，包容度越高，个体的情绪就越不容易受问题的影响，自然对于个体睡眠的影响也就较小；反之，包容度越低，个体的情绪就越容易受问题的影响，自然对睡眠的影响也就较大。包容度并非越高越好，过高的包容度意味着个体容易积累问题而逐渐影响个体的远期生存，而包容度过低，虽然问题会及时解决不容易堆积，但很容易影响个体的近期生存，尤其是情绪。例如一个很小的问题，手指上的倒刺，有些人一旦注意到就必须马上解决，否则什么事都做不了。

　　一位男性中年告诉心理医生，自己的睡眠问题已经有6年之久了。6年前罹患病毒性心肌炎，病愈之后的自己感觉像是在鬼门关走了一趟似的，之后变得非常谨慎小心，尤其对自己的身体非常注意，睡眠也变得浅睡易醒，但自认为尚属正常。可4个月前的一次就诊被医生测量发现血压高，当时自己又开始紧张担忧起来，追问了医生，也不断地上网查找相关资料，不仅没有让自己放心反而越来越紧张，心理压力越来越大。也从这个时候开始发觉自己夜晚的睡眠变得多梦，以往很少做梦的自己却一下子变得整晚做梦，从此开始，梦成了夜生活的必需，可逐渐地也发觉频繁地做梦使得自己白天的精神变差，随之入睡也变慢，睡眠也变得易醒。梦醒是常见的，而奇怪的是梦醒再次入睡，之前的梦境还会继续，就像是电视连续剧一样，于是自己对自己的睡眠越来越关注，心血管科医生解释说多梦可能与血压高有关，可降压治疗与血压平稳并没有使多梦的情况得到改善，自己百思不得其解。几乎生活的一切都在围着睡眠展开，可睡眠问题依然没有改善，最近两三年忍无可忍，开始在各大医院就诊，神经科及中医科是常去之处，可总是难以奏效。很早就有医生建议看心理医生，可患者却认为自己没有心理问题而一直没有遵嘱，失眠依旧，治疗依旧，自己开始与妻子分房，自己的脾气越来越差，夫妻间矛盾频发，对于生活的美好失去了感受，于是任何事情都变得失去了意义，近乎绝望的时刻又想起了看心理医生的建议。

患者对于身体的关注使其变得敏感，对于睡眠的关注使其失眠。

性格在很多书中也称为人格，或称为个性，其主要反映人对现实生活的态度、意志行为的方式和情绪反应状态等方面，与遗传的先天素质、后天发育、后天习得等多方面因素有关，从早年开始形成，逐渐趋于稳定。对其加以明确定义是比较困难的。性格描述的是某个人意识上基于各种需要在表达层面的习惯性表现特征，与其成长经历密切相关，价值观也起着重要的作用。性格一旦定型通常是比较稳定的，在成年之后通常不会有明显改变。这里所说的表达包括认知、情绪反应、语言、表情、行为反应。表达的过程包括感、忆、想、说、做等几个方面。感是指感知，大脑对感觉的觉知，忆是指回忆，对于内在记忆的提取，这是最基本的表达。想是指思维、想象，忆和想都是意识内在的表达。感、忆、想都是内隐的表达，说指的是语言表达，包括口头语言、书面语言及肢体语言，其中说是最直接的、最高效的。做是指行动，付诸行动是解决问题的最终方式。说和做都是外显的表达。多愁善感形容的就是内隐表达的性格，而能说会道形容的就是外显表达的性格。相对而言，善于外显行为表达的人睡眠障碍出现的概率相对要低些。相貌是身体的特征，描述相貌的维度很多，包括身高、体重、容貌、五官、皮肤、头发等方面；性格是心理的特征，同理，描述性格也是一件非常困难的事情，将其基于不同的理论假设明确分析也会有不同的结果，故不同心理学派对性格也有不同理解。简单地说，性格之于心理就如同习惯之于动作行为一样，是长期形成的。

> 从今年 2 月份开始，自己也不知道为什么出现多梦，只要一合眼，就会做梦，感觉睡多久，梦就会做多久；睡醒后只记得自己做过很多梦，却不大记得清楚具体梦境，精神倦怠，无精打采，上课也难以集中注意力。

追问下去，得知这个大二女生以往性格敏感谨慎，会不经意关注一些不必要的细节，自己睡觉从不会定闹铃，因为只要定了闹铃，自己就会失眠，就连炎热的夏夜也不能开启电扇的定时关机功能，否则自己一定睡不着，自己心里总是想着闹铃还要多久就要鸣响或电扇还要多久就会关闭，虽然自己也知道这些想法是多余的，但自己却总会这么想而令自己失眠。对于某些事情的不必要关注同样会影响睡眠。

性格对于睡眠的影响是基础性的，也是长期的。如果说生活事件是睡眠问题诱因的话，性格就是睡眠问题的基础，性格属于素质性的因素，其所造成的影响是长期的、低水平的。敏感的性格容易出现习惯性焦虑而导致睡眠障碍，焦虑型或强迫型人格相对容易产生睡眠问题，安全感足够、自信宽容的性格则更容易拥有良好的睡眠。如前所述，一些个体潜在的需要干扰了睡眠，经过分析不难发现，有一些需要是完全没有必要的，有一些需要是过度的，有一些需要是不足的，还有一些需要是不合时宜的，其中的原因与性格有很大的关系。

前文我们所讨论的大多数都是不同心理因素所造成的各种失眠。其实还有一些心理因素可能造成睡眠时间偏多。人的某种需要通常与某种感觉或情绪情感相匹配，需要满足会有积极感受，否则会有消极感受。由于睡眠的重要性，睡眠也被赋予了相应的良好感受，从没有失眠的人士可能觉得睡眠习以为常，觉得睡眠时不知不觉没什么好的感觉，而在与失眠对比之后大多数人一定会向往这种睡眠享受，所以这也可能会变为人的享受追求之一。由于睡眠时自然而然回避了觉醒时需要面临的各种问题困扰，暂时避免和减少了烦恼痛苦，于是在不良适应的情况下睡眠也会成为追求的目标，有时睡眠也会成为某些人的避风港，对睡眠的趋向及对现实的回避便可能促使睡眠时间的延长。还有人会追求睡眠时的某种状态，例如某些美好的梦境。这类心理趋向也是睡眠时间偏多或睡眠发作的心理因素之一。

当然，这种对现实的回避同时也有可能提高人的警觉性，使得睡眠维持可能提前中断。例如抑郁症患者的睡眠经常会有早醒的现象，原因可能在于抑郁症患者觉醒时糟糕的感受会使其产生回避现实的动机，但同时出现的警觉增高也使得睡眠容易出现早醒。

以上我们结合各种睡眠障碍的案例详细讨论了心理因素对于睡眠的影响，我们把这种心理因素概括为警觉。概括而言，睡眠是神经系统的抑制状态，觉醒是神经系统的兴奋状态。警觉增加是大脑从抑制转向兴奋的内在动力，感觉增加（环境刺激增加）是从抑制到兴奋的外在条件，感觉减少（环境刺激减少）是从兴奋转向抑制的外在条件，警觉降低是从兴奋转向抑制的内在基础。可以说，警觉是兴奋状态的基础，也是动物生存的基础。

六、心理疾病对睡眠的影响

疾病与健康并不存在明确的界限，所谓的界限也都是人为拟定出来的，于是便有了"亚健康"这个概念来指代疾病与健康之间的模糊区间。心理健康与心理疾病同样并不存在明确的界限。人的意识中的感觉、记忆、表达或需要等其中的某个或某几个环节出现障碍，表现程度或持续时间超过一定的度，有异于普通人并对当事人或周围人造成困扰或增加健康风险，就会被认为可能处于心理疾病状态。心理疾病种类繁多，其对于睡眠的影响是非常常见的。下面我们从中列举一些常见精神症状或心理疾病略做说明。

（一）精神分裂症

精神分裂症是最常见的精神病性疾病，包含了一组病因未明的精神疾病，具有感知、思维、情感、行为等多方面异常的障碍，以精神活动与环境之间不协调为特征。常见于青壮年，常缓慢起病，病程迁延呈慢性化和衰退倾向。精神分裂症症状主要分为阳性症状、阴性症状、情感症状及认知功能损害症状等。患者常常缺乏对疾病的自知力，意识不到自己的异常精神状态是一种病态。常见的临床类型包括单纯型、青春型、紧张型、偏执型及其他类型。如若出现上述类似情况，则需要及时前往心理精神专科就诊治疗。

精神分裂症症状表现复杂多样，例如幻觉、妄想、思维散漫、思维破裂、思维贫乏、情感淡漠、被动懒散、幼稚怪异行为、冲动或木僵行为等，这都会在不同程度上对患者的睡眠造成负面影响，既有睡眠缺乏，也会睡眠偏多，影响表现形式多种多样。其中对睡眠影响最多最常见的主要来自于幻觉和妄想两大症状，但其影响绝不仅限于睡眠而是更加广泛，在此不再做详述。

感觉原本是与客观刺激相对应的，而幻觉是一种缺乏相应客观刺激作用于感觉器官时人所凭空出现的感觉体验，也就是一种虚幻的不真实感觉。幻觉与人的警觉性过度增高有关。任何一种感觉形式都可能存在相应的幻觉形式，包括幻听觉、幻视觉、幻嗅觉、幻味觉、幻触觉、本体幻觉及反射性幻觉等。幻觉是常见的精神病性症状之一。日常生活中普通人有时也会产生幻觉，例如"听到自己的手机在响"，可实际上并没有响，这时很多人能够意识到自己的确听错了或对他人的解释澄清信服。但一旦进入病理状态，首先是这种幻觉反复多次出现，其次当事者会坚信自己的感觉，他人的解释无法说服或打消其顾虑，故对患者及其周围人的影响当然是明显甚至是危险的。患者的幻觉时常在睡眠前仍然持续存在，而患者对幻觉内容信以为真使其恐惧不安，如同客观存在的环境干扰一样使患者受到骚扰或威胁，还会增加患者的警觉性，使其容易出现睡眠障碍。

"天花板上有很多毒蛇在爬来爬去，床边有时会有一个小姑娘总是呼唤我！"

一位住在医院重症监护室的患者这样说，因此自己根本无法入眠，整夜惊恐不安，监护室的护士澄清说医院天花板上没有也不可能有毒蛇，ICU 里没有家属陪护，更没有什么小姑娘。其实这位患者是出现了幻视觉，也就是凭空看到的一些事物，这种幻视让其恐惧不安难以入睡。

"家里的狗总是在整日整夜不断地叫，总是有人没完没了地议论自己的是是非非，搞得自己整夜无法睡觉！"

一位中年男性在诉说着自己的苦恼。而居住在一起的多位家属澄清说其居住环境很安静，家里根本没有狗，也从没有听到狗叫，更没有听到有谁议论患者。其实这位中年人是出现了幻听觉，凭空听到的声音干扰了他的睡眠。

"我总感觉脚上有虫子在爬，阴道里有东西在蠕动，这让我非常不舒服，彻夜难眠。"

一位已婚女性支支吾吾地述说着自己的难言之隐，而其丈夫却说每次妻子不舒服时自己都会帮忙看一下，从没有看到任何虫子，至于阴道里的异物，已经多次去医院检查过了，没发现任何异物，一切正常。其实患者是出现了幻触觉，因此而干扰了其睡眠。

"我躺在床上，感觉自己的身体飘上飘下，浮游不定，无法入睡。"

一位青年男性这样告诉医生，后来得知其近期经常吸食 K 粉及摇头丸，毒品导致的幻觉造成了其睡眠障碍。

妄想是精神分裂症的另一种常见症状之一，也是常见的精神病性症状之一，其产生同样与警觉性过高有关。妄想是一种病理性信念，其内容与事实不符，与患者的文化水平及社会背景也不符，但患者坚信不疑，难以通过摆事实讲道理的方法加以纠正。妄想的内容一般都与患者自身感受或利益相关，常见的类型包括被害妄想、关系妄想、夸大妄想、自罪妄想、虚无妄想、疑病妄想、嫉妒妄想、钟情妄想、影响妄想、被洞悉感等。被害妄想指患者坚信自身安全受到威胁的妄想，患者会感到自己正在被监视、跟踪、窃听、诽谤、诬陷、毒害等。关系妄想指患者把周围环境中的一些实际与自己无关的现象都认为有关联的妄想，如别人的咳嗽是针对自己、媒体的报道内容是在暗示自己等。影响妄想指患者坚信自己的精神活动和或躯体受到某种力量控制或刺激的妄想，如自己被安装某种仪器或被电波控制而感到不适不安。嫉妒妄想指患者坚信自己的爱人对自己不忠有外遇的妄想，常常捕风捉影地认为配偶另有新欢，继而跟踪、监视、逼问配偶甚至对相关人采取攻击行为。被洞悉感指患者自己感到自己的所思所想均被他人完全知晓，无秘密可言，倍感紧张不安。妄想通常都是从怀疑开始，未能打消的长期的怀疑会逐渐发展成为妄想，由于妄想的内容均与自身有关，因而会使患者紧张不安，警觉性增高，难以放松，故会使患者难以入睡，难以安眠，浅睡易醒等。

一位老太太因为隔壁搬来的租客经常半夜吵架而失眠，这本来并不少见，老太太的儿子也曾上门反映及向物业管理部门反映，后来夜晚吵闹的确少了很多，但偶尔的些许动静在所难免。老太太家中的其他人睡眠似乎不再受到什么干扰了。可老太太却一直睡不好，经常整日整夜地失眠。原来老太太家住顶楼，自己和邻居都会在天台种一些瓜菜，但曾经有几次老太太总是说自己种下的种子无缘无故不见，发芽翻土发现不见了，老太太开始怀疑是否邻居对自己的菜地做了手脚，于是对邻居越来越生疑。老太太的楼下喜欢吃腊肠，一次借老太太的天台晾晒腊肠结果丢失了一部分，楼下邻居只是询问了老太太几句，老太太便开始担心楼下邻居怀疑自己偷吃，又与楼下邻居产生猜疑隔阂。此次隔壁半夜吵闹之后，老太太怀疑是邻居因为矛盾和妒忌指使其故意为之，目的是让自己失眠直至疯癫，老人的睡眠越来越差，心情越来越糟糕，还经常在阳台上谩骂对方，邻居的澄清和家人的解释都无济于事，于是才在家人勉强下来看医生。

老太太的儿子证实隔壁的半夜吵闹是其夫妻矛盾所致，绝非故意，更加不可能被指使，在反映问题后也已经改善。其母亲原本就性格敏感多疑，总容易与邻人产生猜疑矛盾。这个病例可以看到，起初失眠有环境噪声影响，后噪声消失后患者睡眠仍无改善，原因在于妄想观念造成的警觉增高。

（二）心境障碍

心境障碍又称为情感性精神障碍，是由于各种原因引起的以显著而持久的心境或情感改变为主要临床特征的一组疾病。主要表现为情感高涨或低落，伴有相应的认知行为改变，也可出现幻觉妄想等精神病性症状。多数患者有反复发作倾向。心境障碍包括抑郁发作、躁狂发作及混合循环发作等。

抑郁发作的主要表现为情绪低落、思维迟缓、兴趣减退、意志活动减退及记忆力注意力等方面的认知功能损害等。症状程度多表现为晨重暮轻。抑郁发作出现的睡眠障碍常常表现为早醒，一般会比平时早醒2—3小时，醒后再难入睡，早醒的可能原因是对日间活动回避的警觉增高。也有的表现为入睡困难、浅睡易醒或睡眠过多。

躁狂发作的主要表现为情绪高涨、思维奔逸、活动增多及注意力障碍等，自我感觉心情非常好，自我夸大，联想丰富，思维非常敏捷，谈论滔滔不绝口若悬河，注意力随境转移，话题也很容易转移变换，精力非常旺盛，活动增多，非常乐于助人，甚至为陌生人出头，变得不害羞，乐于表演，举止轻浮，不知疲倦，耐心缺乏，爱管闲事等，整个人处于一种亢奋的状态。在睡眠方面的主要表现为睡眠需求明显减少，这时患者由于常常缺乏自知力而不认为睡眠减少是问题，但其实危害挺大，主要原因在于这种睡眠减少是在透支个体自身的精力体力而容易形成恶性循环。

（三）神经症性障碍

神经症性障碍是一组主要表现为焦虑、抑郁、强迫、恐惧、疑病等症状的精神障碍，其无可证实有关的器质性病变作基础，症状与患者的现实处境不相称，患者感到痛苦和无能为力，自知力大多完整，病程多迁延。焦虑几乎是所有神经症性障碍都共有的一个核心症状。

广泛性焦虑症是以慢性、弥散性地对一些生活情景的不现实的过度担心紧张为特征，常表现为情绪紧张焦虑，坐立不安，伴有心慌胸闷、头晕、尿频尿急、多汗口干、呼吸不畅、震颤等。广泛性焦虑症的睡眠障碍多表现为入睡困难，上床后多思多虑辗转反侧，无法入睡，睡时可有噩梦、大汗、惊醒等，次晨精神不振头脑昏沉。

惊恐障碍主要表现为突然发作性的不可预测的强烈焦虑伴随躯体不适，有反复发作倾向，伴随预期性焦虑。主要症状为突发的紧张恐惧、呼吸困难、心悸胸闷、心跳加快、出汗等，伴随濒死感、失控感及崩溃感。由于症状表现严重，患者通常会紧急就医但通常又检查不出任何器质性疾病，事后患者总是担心在此病发，担心晕倒猝死。惊恐发作继发的预期性焦虑是影响睡眠的主要因素。惊恐障碍的睡眠表现有时是患者不敢入睡，担心睡眠中死去，也有时会因焦虑不安而入睡困难。

强迫症也是临床中比较常见的一种心理疾病。主要表现为强迫症状。强迫症状是指反复持续出现的，缺乏现实意义的，即使个体明知不对、不必要、不合理，但仍难以摆脱难以自控的某种思维或行为动作。强迫观念有强迫思维、污染性强迫观念、强迫性怀疑、强迫性联想、强迫性穷思竭虑、强迫回忆等，可以表现为痛苦的思维想象、某种焦虑恐惧、某种急迫感，有时会伴随出现强迫行为。强迫行为是为了减轻强迫观念伴随的痛苦情景或感受而采取的有意识的行为动作。强迫行为有强迫清洁（包括洁癖）、强迫检查、强迫计数、强迫注意、强迫性仪式动作、强迫询问或陈述等。强迫症患者大多数有自知力，少数长期习惯性患者可能缺乏自知力。强迫症所继发的睡眠障碍一般与强迫症状有关，例如强迫性清洁、强迫性反复睡前排尿、睡前的强迫思维等都容易造成入睡困难等睡眠障碍。

躯体形式障碍包括了一组以躯体不适体验和涉及多系统症状为主诉而又不具有相应躯体疾病的心理疾病。这些疾病的诊断包括躯体化障碍、躯体形式自主神经障碍、持续性躯体形式疼痛障碍及疑病症等。主要临床表现为多种多样、经常变化、反复出现的躯体不适体验，诸如腹痛、呕吐、反酸、呃逆、心慌、心跳、胸闷、胸痛、多汗、震颤、面红、潮热、尿频、尿急、呼吸不畅、咽喉梗阻感、疼痛感、沉重感、乏力感、紧束感、烧灼感、肿胀感、发冷发热感、电击感、异物感等，不胜枚举，多以其中部分症状为主。患者不断就医，各种化验检查都未能提示其躯体器质性疾病，或者虽然检查出躯体疾患但难以解释其所有症状，有时患者暂时相信自己健康，但症状持续反复，后患者又开始怀疑，有时患者则固执地担心或坚信某种严重躯体疾患，检查的阴性结果不能打消其顾虑，造成反复就医检查。躯体形式障碍的发病与患者的警觉增高有关。患者上述症状在安静独处时通常会更明显，因此对于睡眠的影响也是常见的。

一位男性中年因一次与性工作者的性交易后开始失眠，因为自己对于自己的婚外性行为感到后悔，真正让他后悔的原因是自己性生活时没有做好保护措施，于是事后总是担心是否会被传染性病，尤其是艾滋病，这让他紧张万分，思虑万千，彻夜难眠，即使去过医院看了医生做了检查，阴性结果仍不能让他放心，因为他还在担心是否化验检测出错抑或是感染恰好处于窗口期而无法被检测到。这样一个多月的挣扎从最初对于艾滋病的恐惧变成了被失眠煎熬的痛苦，其无法调整难以忍受终于使得其踏进了心理咨询室的大门。

患者最主要的症状就是焦虑，其担心的对象比较明确，就是自己是否患上艾滋病，但却又不相信客观检查结果或质疑其证明力，想要睡觉却又焦虑不安到无法安睡。

（四）应激相关障碍

我们在生活中并非一帆风顺，总会遇到某些意外，这些不良事件会不同程度地影响我们的情绪及睡眠。有些意外大到几乎可以使每个经历者都产生痛苦体验，例如地震、洪水、海啸等自然灾害，战争、恐怖袭击、绑架劫持、强奸、殴打、交通事故、矿难、火灾等威胁到生存的突发事件，还有丧失亲人、财产、自由、职位权利等突发或巨大的丧失性事件。虽然事件造成的痛苦体验通常是普遍存在的，可还是存在一部分人表现为更加强烈的情绪反应，这在医学上被视为障碍而需要及时干预。应激相关障碍就是一类与精神创伤或精神应激有明显因果关系的精神障碍，主要包括急性应激障碍、创伤后应激障碍和适应性障碍。

急性应激障碍是个体突然遭遇强烈的精神刺激后很快出现的应激障碍，表现为意识茫然、麻木、定向力障碍、退缩回避、过度警觉、创伤经历的意识重现等，可能伴有焦虑、抑郁、愤怒、绝望等。急性应激障碍通常持续时间不长，所容易出现的睡眠障碍表现为入睡困难、多梦、梦魇、梦话、容易惊醒等。

16岁的阿柔是一名高中女生，两周前一位校外朋友在自己学校的宿舍楼跳楼导致下身瘫痪，自己没有目睹整个过程但却看到了朋友受伤的现场惨状，实际上的责任也并不在自己，但这两周感到心情焦虑，容易紧张，总是有些内疚感自责感，似乎朋友的跳楼和自己有关，总是担心被人议论，重复想象朋友跳楼的血腥画面，有时面前会突然看到朋友的面容，一揉眼睛又突然消失，睡眠变差，经常做噩梦，梦中总是重复出现被追赶的情景，经常半夜醒来张开眼睛却身体不能动弹，内心异常恐惧，当时自己感到像是有个小孩爬在自己身上在用针扎自己的脸、手等部位，这种感觉每次都要持续近10分钟才能自然缓解。于是在姐姐陪同下来诊。

创伤后应激障碍是在个体遭受强烈精神刺激后数天至数月才出现的精神障碍，主要表现为创伤性体验的反复重现、警觉性增高、回避与创伤有关的人物、场合、物品，抑郁焦虑，还可能出现物质滥用、攻击、自伤或自杀行为等。创伤后应激障碍所出现的睡眠障碍与急性应激障碍类似，诸如入睡困难、多梦、噩梦、惊醒等。

适应性障碍是个体在经历程度较轻又较持久的精神应激后逐步出现的程度轻而持久的精神障碍，例如在迁居、转学、升迁、就业等之后出现一些诸如焦虑、抑郁、行为品行障碍等适应不良的表现。适应性障碍伴随出现的睡眠障碍程度一般也不严重，例如入睡慢、易醒、浅睡、多梦等，但由于持续时间可能较长而有症状渐进性加重，需要引起足够的重视。

（五）人格障碍

人格障碍是指从早年开始逐渐形成的恒定、持久、顽固且不易纠正的显著偏离常态的人格，这使患者形成了一贯地反映个人生活风格和人际关系的异常行为模式，这种模式显著偏离特定的文化背景和一般认知方式，影响患者的社会功能和职业功能，容易造成对社会环境的适应不良，患者也会因此而痛苦。

人格障碍分类包括偏执型人格障碍、分裂样人格障碍、表演型人格障碍、强迫型人格障碍、焦虑型人格障碍、依赖型人格障碍、反社会型人格障碍、冲动型人格障碍、边缘型人格障碍等。正常的人格与人格障碍同样并不存在明确的界限，两者之间也有一定的模糊区间。其实大多数心理疾病都存在不同程度的人格基础，例如精神分裂症与偏执型人格障碍、强迫症与强迫型人格障碍、表演型人格障碍与癔症等。人格障碍对于睡眠的影响属于基础性的、背景性的和素质性的，而非直接的焦点性的影响。临床中有些长期的睡眠障碍缺乏明显的病因，或者说病因随处可见，无处不在，其实就需要首先考虑人格基础的影响因素。

七、小　　结

在本章将影响睡眠的心理因素概括为警觉，是基于我们也将睡眠看作是一种意识程序，并行的其他所有意识程序都被看作是不必要的"一心多用"，这必然会干扰睡眠过程，所以良好的睡眠需要专注于睡眠。如果我们将良好的睡眠状态看作是基本无高级意识程序运行的状态，那么所有运行的高级意识程序都会影响和干扰睡眠。当个体想要睡觉时，睡眠本是其当前的主要需要而应该投入其中，但一旦有其他思虑或需要时就可能会干扰睡眠。很多失眠者内心都有各种各样的担忧，各种各样的担忧可以对应着不同的需要，同时也对应引导着不同的意识程序，如何解除这些担忧思虑对于睡眠就显得非常必要了。

睡眠的生理信号是困倦，所以困倦通常意味着个体需要睡眠，越困倦越容易入睡。因此通常而言晚睡相对于早睡会容易些，原因在于晚睡者积累了更多的困倦。但现实中仅有困倦还不足以促成睡眠。如果把死亡看作是绝对的放松的话，那绝对的紧张或许就是面临死亡的恐惧。睡眠是表面上近似于死亡的一种状态，也就是说睡眠时应该是人生存期间最放松的时刻。所以睡眠的心理基础应该是放松，放松躯体，放松心理。放松也就是降低警觉，解除戒备，暂时放下一切，松弛身心。此一刻之后的所有一切暂不考虑，此一刻之前的所有一切既往不咎，醒后再说，当做到睡前放下一切时，也就做到了放松。所以放松是睡眠的心理基础，而非困倦，但在困倦产生时个体的确相对更容易放松而促进睡眠。

第五节　行为与习惯

一、睡眠的行为习惯因素概述

行为是意识的外显表达，想什么决定做什么。行为习惯仍然可以在根本上归结为心理因素，但是行为的外显性使得其相比较内隐性的心理有所不同。心理活动是内隐的，他人难以观察，即使自己也可能未必清楚，同一种行为可能存在各种不同的心理动机，同一动机支配下不同的人也可能会出现不同的行为。而行为容易被观察和界定，从而更好地被研究，行为主义学派的兴起也是基于此。扶老人过马路的人内心动机未必都乐于助人，但行为结果却是客观积极的。

睡眠影响觉醒，同样的觉醒也会影响睡眠，觉醒期最为特征性的表现就是行为了。睡眠是一种相对静息的状态，所以与静息相对的行为动作必然会影响睡眠。在个体打算睡眠时，基本上都会暂停自身的动作行为转向静息状态，所以显而易见的行为干扰是很少见的，例如可能任何人都知道睡觉时不应该再活动不应该再说话了。

那么什么样的行为会影响睡眠呢？其实最主要的就是习惯性的行为，围绕着睡眠的各种习惯会对睡眠产生不同程度的影响。习惯是什么，汉语词典的解释是积久养成的生活方式。习惯从字面意思可以解读为习成的惯性，即长时间形成的稳定而重复的类似行为表现。有时一些行为习惯个体很难即刻意识到其明确的行为动机。因而将行为习惯这一影响因素分离出来单节论述。

每个人的行为都各有不同，基于良好适应，每个人都会养成不同的习惯。习惯就是重复而类似的行为偏好。行为习惯一旦养成，这些习惯性的行为就会变得自然而然，不知不觉，经常"不经大脑"就已经产生了一连串的动作行为。好习惯的重要性不言而喻。好的习惯有助于个体更好地适应环境，好的睡眠习惯当然更有助于好的睡眠；不良习惯则会对个体适应环境产生消极影响，可能会对个体的身体健康、内心感受、人际关系产生诸多负面干扰，不良的睡眠习惯会对睡眠产生不同程度的消极影响。

人的行为和习惯异常复杂，本章所讨论的主要是围绕着睡眠的主题来展开讨论，以便更好地梳理与睡眠关联密切的行为习惯，对临床诊疗提供参考帮助。

二、睡眠时段与睡眠节律

日出而作，日落而息，千百年来人类一直遵守着这样的生活节律。太阳是距离地球最近的一颗恒星，地球上主要的光线来源于太阳，即使夜晚的月光其实也是月球反射太阳光到地球上而造成的。太阳照射地球光线覆盖的区域处于白昼，而未被照射未被光线覆盖的区域则处于黑夜，因地球的自转而昼夜自然循环交替。

视网膜是视觉形成的重要结构，脊椎动物的视网膜包含了两类视觉感受器：视杆细胞和视锥细胞。视杆细胞大量分布在人类视网膜的外周，对昏暗的光线起反应，但是在白天的用处不大，因为明亮的光线会使它们失去活性。视锥细胞大量分布在中央凹周围，在昏暗的光线下几乎不活动，而在明亮的光线下更有用，是颜色视觉的关键。虽然在人类视网膜上视杆细胞与视锥细胞的比是 20：1，视锥细胞却提供给大脑将近 90% 的输入信息。视网膜的中央凹专门完成精细的视觉，而视网膜的外周对昏暗的光线有更好的敏感性。[1] 人类的上述视觉特征使得我们并不擅长夜间黑暗环境的活动，而将大部分的行为活动放在日间完成，于是适应性地扬长避短，形成了"日出而作，日落而息"的作息规律。

在漫长的历史长河中，人类在不断适应环境的同时也在不断地改变环境。科技进步和社会发展逐渐让人类学会了用火和电制造出各种人工光源，这样人类的活动时间几乎无障碍地可以扩展到全天，使夜晚的任何活动都成为可能。例如夜晚举行的大型运动比赛仅靠几个大灯就让原本黑暗的球场变得灯火通明，如同白昼；在澳门的大型娱乐场所里，灯光全天开启使各种娱乐活动昼夜不断，在里面的人们可能

---

[1] 卡拉特.生物心理学 [M].北京：人民邮电出版社，2011：163-164.

根本不知道赌场外的大自然中是白天还是夜晚；即使在小城市的夜晚街头也会有 24 小时便利店，家中的灯光也可以让人通宵玩乐。人工光源的发展在逐渐影响着人类的生活作息习惯，同时也在影响着人类的睡眠习惯或至少是睡眠时间。

原本笔者想用"睡眠时相"一词来表达睡眠所处的时间段，但"睡眠时相"已经时常被用来表示睡眠结构分期，为了避免混乱，便使用"睡眠时段"一词来表示个体长期生活中大多数情况下睡眠所处的时间段，亦即个体大多数情况下入睡时间点到睡醒时间点构成的大致时间段。黑夜通常是大多数人的主要睡眠时段，通常而言大多数人在晚 8 点之后才会睡觉，而在早 8 点之后大多数人都会起床，这个时间段就可以理解为大多数人的睡眠时段。而对于不同个体，睡眠时段也各有不同。例如笔者的睡眠时段是晚 10 点之后到早 7 点之前，图 2-7 的圆以 24 小时制来标注表示昼夜循环，灰色区间表示的是大多数人的睡眠时段。

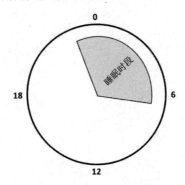

图 2-7　大多数人的睡眠时段

夜晚因其休闲属性很容易让人变得放松，灯光与丰富多样的电子产品使夜间娱乐工作活动也变得多样化，其中有些人是主动为之而有些人是被动适应，这对于有规定规律觉醒活动的人而言会挤压睡眠时间，造成睡眠不足影响觉醒活动，而对于无规定规律觉醒活动的人而言使睡眠时段整体前移或后移，造成睡眠节律改变影响社会适应。一般而言，年轻人及晚班人群睡眠时段延迟者常见，老年人及凌晨工作人群睡眠时段前移者常见。由于相关负面结果出现得相对缓慢，个体还有一定的代偿调节能力，上述的负面影响容易被很多人轻视或忽视。

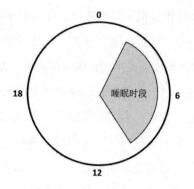

图 2-8　睡眠时段延迟型

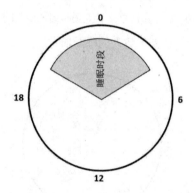

图 2-9　睡眠时段提前型

　　睡眠觉醒周期依赖于内源性昼夜节律系统和外部环境信息的同步化。而所谓的内源性昼夜节律系统其实是长期与外部环境适应所形成的周期性自动的生理性变化。生物钟现象是长期习惯使然，这样的演变会使生命体更节省能量与精力，避免对于相同的环境变化重复地做出主观适应反应，而是做出自动化的适应反应。当这种外在环境出现转变时，个体的生物钟也会出现相应调整，只不过这种调整显得相对缓慢而已。科学家做过一个试验，一种海蟹会随着潮汐现象而每天定时地向高处爬行，当其被带到另一个环境，例如一个倾斜的玻璃瓶当中时，生物学家会发现这种海蟹仍然会按照原生环境潮汐变化的时间定时地向高处爬行，而其实在玻璃瓶当中并没有水位变化。这种生物钟现象在很多动物包括人类当中都存在，其实其自然适应的意义更为明显。

　　大家也许应该都能够认同一点，饥饿感是进食的生理感觉信号，但我们会发现我们自己并不是等到饥饿时才进食，我们发展出了一种习惯，无论是否饥饿，都按规律定时进食，在中国大部分地区一般都是一日三餐。相应而言，困倦感可以被理解为睡眠的生理感觉信号，困倦感意味着身心即将透支，我们绝非等到出现疲倦感时才去睡觉，就如同我们并非总是在出现饥饿感时才进食一样，我们需要主动安排节律性的相关活动以免身体频繁出现透支状况，规律的进食和睡眠是为了更好地应对偶然突发的不规律状况，增加意外状况下机体的忍耐适应能力，对于生存非常重要。睡眠节律就是睡眠的节奏性规律，人类发展出了如下的睡眠节律习惯，无论困倦与否，睡眠一般每天至少一次，上床睡觉和觉醒起床的时间相对固定。无论工作日还是休息日，也无论你是职场状态还是无业状态，这种节律需要保持。当然偶尔地打断是可以的，例如节假日的夜间娱乐或夜间意外活动等，但需要尽可能及时恢复既往的作息规律，以免睡眠节律紊乱。

影响睡眠时段的因素包括工作、年龄、旅行、意外事件等。其中工作是影响睡眠时段的常见因素之一。在我们的生活中大部分人都过着"日出而作，日落而息"的生活，但还有一些人则因为工作的原因不得不昼夜颠倒。上夜班的情况自古就有，古时候的更夫就是在夜晚定时打更来告诉人们时间。很多人需要长期上夜班或定期昼夜倒班，也就是说这部分人长期或至少定期在夜间工作，而在日间休息。例如医护人员经常需要倒班，可能每周会有1—3天的夜班；有些企业工厂的某些岗位员工需要周期性地倒班，例如半个月夜班半个月日班，如此循环以保障企业运转；还有一些例如夜间娱乐场所、夜间超市、夜宵摊档等从业人员需要长期夜班。上述的昼夜值班循环，会不同程度地打乱我们原本的生物钟节律，导致日间睡眠的干扰因素相对增加，因而这部分人群比较容易出现睡眠障碍。所以需要提醒夜班和倒班人群注意自己的睡眠状况变化，出现长时间非预期变化时及时积极干预治疗。相关企业管理人员在制定倒班制度时需要兼顾员工的睡眠问题，尽量避免频繁地倒班，减少对员工的睡眠损害。

不同年龄段的人群，其睡眠时段也会存在着一些差异性。新生儿时期几乎一天的大部分时间都在睡觉，不分昼夜。幼儿时期夜晚成为主要睡眠时段，但日间仍需要较多的睡眠。到了儿童时期，睡眠状况基本类似于成人，只是总体睡眠时间偏多，成年人的基本睡眠时段根据工作属性而相对稳定。老年人的睡眠变异度较大，多数老年人的睡眠时段会前移。

随着社会发展和科技进步，人们的职业种类繁多，人们的沟通交流也变得越来越频繁。千百年来，人类的交通工具从双腿到马车，从自行车到汽车，从火车到飞机，速度越来越快，快速跨地域的旅行变得轻而易举，这就出现了一个新的问题——时差综合征。我们在乘坐飞机国际或洲际旅行时，由于跨越不同的时区，从而出现飞行时差，从北京到纽约，正好形成晨昏颠倒的感觉，飞行时差造成睡眠干扰，主要表现是身心疲倦，食欲不振，睡眠暂时失常。飞行时差对睡眠的干扰程度会因飞行方向而有所不同，顺着太阳方向（西行去欧洲）飞行时，会有晚睡晚起的感觉，像是睡眠时段节律推后，相对容易适应，困扰较少，逆着太阳方向（东行去美洲）飞行时，会有早睡早起的感觉，像是睡眠时段节律前移，相对不容易适应，困扰较大。飞行时差形成的睡眠困扰一般在 3 天到 1 周内可自行消失，个体会在新环境中重新建立起个人的生理时钟。

日间的睡眠是否需要应该区别看待。对于大多数日间工作的人士而言，日间睡眠以午睡最为常见。通常而言午睡应该不是必需的，更多地要看其既往的习惯，有午睡习惯的人可能会感觉午睡不可或缺，突然没有午睡可能会让自己下午无精打采哈欠连天，而对于无此习惯的人而言午睡则显得多余。如果把夜晚睡眠比作正餐的话，午睡犹如餐前小食或下午茶，无须饱睡，午睡仅作小量补充，午睡无须睡够也最好不要睡到自然醒，只需小憩舒缓一下精神即可，否则就会影响到当晚的睡眠时长或质量。午睡一般在午餐后，时长并无标准，一般多以一小时以内、半小时左右为佳。如果您属于夜班一族的话，那日间睡眠自然是必需的，应该引起足够重视。

打盹是另一种常见的日间睡眠现象，是一种持续时间短暂的睡眠现象，其本质和睡眠是一样的，通常与睡眠缺乏、季节、进食、疲劳、药物等多种因素有关，由于个体仍保持警觉而在兼顾工作等其他觉醒需要，于是便会出现打盹的现象，虽然时间短暂但效率很高。例如正在上课的学生会因困倦而打盹，正在开车的司机也会因为困倦而打盹，夏日午后容易打盹，这样的例子不胜枚举。打盹提示个体此时非常需要睡眠休息，而当前的工作作业又无法允许其睡眠，所以可以预见危害较大，尤其是一些驾驶、高空作业、机械操作等危险作业的从业人员，有可能造成难以弥补的损失。人在疲劳时注意力难以集中，操作的准确性下降，而人在打盹时注意力就会完全丧失，操作就会终止，危害可想而知。所以当出现打盹现象时建议暂停当前的工作或采取其他干预措施，避免疲劳作业，预防危险发生。

综上所述，睡眠时段的问题其实也就是睡眠节律的问题。睡眠时段的相对固定就会形成睡眠节律，其主要影响在于其对睡眠作息规律的改变造成的对觉醒活动和睡眠质量的影响。

三、睡眠时长

睡眠时长就是一个人每天需要的总睡眠时间，也即睡眠需要的量。人在不同的年龄阶段对于睡眠时长的需求差异是很大的，婴儿需要长达 20 多个小时的睡眠，大多数成年人的睡眠需要七八个小时，而老年人每天可能只要五六个小时的睡眠就够了。所以从新生儿到婴幼儿、儿童、少年、青中年、老年，随着年龄的逐渐增长，睡眠所需时长一般会逐渐减少。婴幼儿睡眠需求较多与此年龄段的生长发育任务比重较大有关。在不同觉醒状态下个体的睡眠需要也可能有所不同，高强度的觉醒活动之下的睡眠需求会相对增加，而低强度的觉醒活动下的睡眠需求则相对减少，躯体疾病状况下睡眠需求也可能会增加。不同的人睡眠需求也存在着很大的个体差异，基本相同的年龄与身体状况，有人每天仅睡三四个小时就精神焕发，而有些人每天睡 10 个小时仍觉得睡不够而无精打采。"春困、秋乏、夏打盹、睡不醒的冬三月"，这句俗语也从一个侧面反映了季节气候对睡眠的影响。

所以睡眠需要的时长并没有绝对的标准或规定，睡眠时长与年龄、个体差异、躯体心理状况、摄入物、觉醒活动强度、季节等多种因素有关。通常而言成年个体每天的睡眠所需时长基本上保持稳定，多数都在七八个小时，变化不会太大或太快，日间睡眠增多，夜间睡眠需求就会相应减少，所以判定睡眠时长是否正常首先需要与其既往睡眠平均状态相比较，而非与其他人的睡眠时间相比，其次需要排查身心疾病、饮食药物、觉醒活动或午睡等因素。

四、睡眠地点

由于客观条件的局限，困倦时几乎有可能在任何地方睡眠。例如有时我们会在汽车、飞机、火车、轮船等交通工具上睡觉，也会在客厅、书房、办公室、治疗室，甚至树荫下睡觉，还会在地上、沙发、办公桌上睡觉，婴幼儿还会在父母的背上或怀里睡觉。但几乎任何一个人都清楚卧室中的床是睡眠的最佳地点。

随着社会发展和科技进步，人类的居住环境在逐步发生着变化。人们从最初的在山洞中遮风避雨到后来自己动手搭建茅草屋，再后来开始改用更为坚固的木头石块，直至现在用钢筋混凝土建筑房屋，坚固程度可想而知。有了居住的房屋，随着生活条件的改善，人们也对房屋之中的区域做出功能区分，其中某一部分变成了卧室，主要用来休息睡觉，属于家庭中的私密空间。

床是卧室中最基本的配置家具。床在古代往往还兼做其他功用，随着社会发展，床逐渐成为睡眠的一个专属空间。床的形态各异，以方形最为常见。床的材质也五花八门，其中以木质居多。一般而言，床都高于卧室地面而与其他空间区分开来。所以卧室中的床是大多数人相对固定的睡眠地点。为了增加睡眠的舒适性，床上经常配备软硬适度的床垫床褥和床上用品。

基于睡眠的基本需要，床也有一些基本要求。首先，床一般要高于卧室地面以便更好地区分功能，高低适宜，过低的床容易被地面扬起的灰尘沾染，过高的床又会增加意外落床的受伤风险；其次，床应该足够稳当，以免翻身等基本床上活动造成噪音干扰睡眠或其他；再次，床需要有足够的支撑功能，并需要兼顾舒适性，使用软硬适度的床垫床褥目的在于降低卧位时躯体着力点的压迫性不适，增加舒适度；最后，床的面积适当，面积过小使人局促难以放松甚至翻身都困难，面积过大则容易让空间显得过于空荡，通常一个人平卧位双臂张开所形成的面积已经足够。

前篇我们讨论过，产生睡眠的基本要素是放松，在环境刺激减少的情况下身体和心理达到放松即可入睡。很多失眠患者无论怎么困倦疲惫都无法入睡，所以困倦并非睡眠的必要条件，困倦感只不过能够使人更容易达到放松而进入睡眠。当我们长期把睡眠地点固定在卧室的床上时，上床、放松与睡眠形成一种联结，联结意味着意义趋同，容易形成一种积极的条件反射，上床后容易放松，放松后容易睡眠，上床后也就容易入眠。长期良好睡眠的情况下睡醒后的感觉也是积极的，无论睡前还是醒后床给人的感觉联想也是积极的，这种良性循环是非常有益的。如果个体长期经历失眠，床与紧张焦虑等消极情绪以及失眠也会形成联结，产生消极的条件反射，继而干扰睡眠，这种恶性循环也是失眠慢性化的常见原因之一。

对于所有人而言，床的主要功能是睡觉，所以上床与睡眠就容易形成联结而趋于意义等同，所以"上床""go to bed"指代的意义往往是睡眠。对于成年人而言床也是性生活的主要空间，因而"上床"也用来指代性行为。但总体而言，在长期习惯基础上，床的功能越简单就越有助于建立稳定、单纯而积极的条件反射，这样"上床"就越容易指向睡眠或做好睡前预备，反之床的功能越复杂，与床相关的联结也就越复杂多样，这样"上床"就不容易指向睡眠而在一定程度上干扰睡眠。

经过上面的讨论我们可以得出一个结论，即卧室和床的功能越简单就越有利于睡眠。所以通常而言在卧室中摆放电脑、电视、音响等对于睡眠可能是不必要的。既然睡眠地点主要在床上，反之，不睡觉时也就不需要在床上，睡不着也无须在床上。这样也有利于提高睡眠效率（睡眠时间与卧床时间的百分比），睡眠效率越高，个体的睡眠感受也越好。

还有个别情况在临床中有时也会见到。某些人非常认床或认房，一旦不是自己熟悉的那张床或那个房间，睡眠质量就会变差。例如有人只要在家睡觉就完全没有问题，一旦有出差、旅游、探亲等情况就会失眠。可能的基本原因在于床或房的过多细节也被一并置入，形成联结，睡眠环境改变就会影响个体睡眠，这与个体过度敏感警觉等心理因素有关。

综上所述，相对固定的睡眠地点是有利于睡眠的，卧室与床是最常见的睡眠地点，卧室与床的功能越简单越有利于睡眠。

五、睡前习惯

每个人的睡前习惯各有不同。首先笔者先来讨论上床睡觉前该做些什么。其实现在仔细思考一下，似乎只有清洁事务是有必要的。清洁事务包括自身的清洁及睡眠环境的清洁两个方面。自身的清洁包括洗澡、卸妆、清理分泌物、刷牙漱口及排泄大小便等。夜尿容易中断睡眠而影响睡眠质量，所以睡前大小便对于睡眠是需要的，若有便意就更加需要处理。鼻腔分泌物容易造成呼吸不畅而影响睡眠，所以清理鼻腔等呼吸道的分泌物是有必要的。定期或睡前洗澡可以去除污垢、油腻、汗渍，改善体感，有助于躯体放松，还有助于保持卧室睡床的洁净，当然对睡眠大有裨益。睡眠环境的清洁也是需要的，清扫床褥表面的粉尘异物，清理整理卧室杂物，整洁的卧室会让睡眠者的心情更为放松，更有利于睡眠。

根据每个人的生活经验，适当的预防某些睡眠中的干扰因素是有必要的。例如睡前卧室适当通风可以改善空气质量，关闭门窗和拉窗帘可以减少外环境的噪音和光线，营造一个安全而私隐的睡眠环境，曾有新闻报道裸睡的女性因未做好安全措施而被犯罪分子强奸或偷窥，这需要足够重视；悬挂蚊帐可以防止蚊虫叮咬而利于睡眠；关闭电子发光发声设备；通过空调、暖气、风扇等调节室温，通过抽湿或加湿器来调节湿度，改善体感利于睡眠。睡前是否应该避免剧烈运动仍存在一些争议，剧烈运动后能够产生疲倦感，似乎有助于躯体放松，但如果放松不足的话躯体的部分肌肉会持续处于微紧张状态，反而可能干扰睡眠，所以笔者的建议是避免剧烈运动，至少为了改善睡眠的睡前运动是不必要的；避免观看悬疑恐怖类让人情绪紧张的影视节目或书籍；上床睡觉前避免思考或谈论一些严肃负面的话题以免激发负面情绪和思虑。可见睡前避免"畅言过动""情志过极"对于睡眠是大有裨益的。

接着我们讨论一下上床后该做什么。这似乎是个多余的问题，因为既然准备上床睡觉，那么上床后就应该直接睡觉，无须再做任何其他事情。但在现实生活中却往往并非如此。很多人家里的卧室中配置了电视、音响甚至是电脑，很多人会在上床后看电视、听音乐、听讲故事等，移动电话的发展使得现在的手机变得几乎无所不能，所以现在睡前有更多的人会使用手机，在手机上进行社交，购物，游戏，浏览新闻，观看视频等。一旦睡前的上述活动成为了习惯，那么其对睡眠造成的影响则是消极的。而很多人并不清楚这一点，或者很多人明明知道这样做不好却还要这样做。

前面我们讨论过，睡前需要放松，放松包括躯体放松、心理放松和减少环境刺激。从睁眼觉醒状态到闭眼放松状态再到进入睡眠状态，大脑的兴奋水平越来越低，抑制程度越来越高，这种单向的变化非常有益于睡眠。上床睡前看手机等习惯造成的结果是，上床、看手机与睡眠形成联结而产生消极的条件反射，上床与看手机形成联结，看手机与睡眠形成联结。而看手机等活动原本就是一种环境刺激，个体会接受视听觉信息输入，还会导致部分躯体肌肉紧张，这些都不利于放松，与个体的睡眠是相抵触的。这样容易使个体感到入睡越来越慢或越来越困难。上床看手机等睡前活动对睡眠的干扰表现在很多方面，包括增加环境刺激而增加意识输入信息，增加躯体紧张，不利于身心放松，延长卧床时间，延迟入睡时间，增加睡眠期间的干扰，打断床与睡眠的积极联结等。

临床中遇到一些失眠患者在尝试调整过程中发现睡前看手机或听音乐后感觉容易入睡，于是上床看手机的睡前行为就会逐渐增多，入睡结果强化了这种睡前活动而可能成为习惯，这种现象是操作性条件反射在睡眠中的表现，但这显然是一种错误的学习。有些人感觉睡前玩手机会有助于睡眠，其实原因可能在于此活动打断和转移了个体的消极情绪和思虑，并且继发困倦感仍然可能会诱发放松感而产生睡意，所以表面看来似乎有助于睡眠。但这其实并非好习惯，其弊端在前面已经说明。

在这里需要着重重申儿童的睡前故事问题。很多家长在孩子小时候习惯于上床后讲睡前故事，这对于阅读或亲子关系而言的确有益，但通过上面的讨论得知其对于睡眠而言并非一个好习惯。养成睡前听故事的习惯后，上床与听故事就会形成联结，睡前没有听故事孩子就反复吵闹难以入睡。临床中的确会遇到依赖于睡前故事睡觉而前来就诊的孩子。从睡眠习惯的角度而言，未成年期良好习惯的培养非常重要，所以建议读者将睡前故事从床上提前转移到客厅或书房完成，避免干扰睡眠。

在此还需要强调的是上床后的睡前活动并非需要杜绝。其对于睡眠的影响力在于形成习惯，所以如果是在少数情况下出现，间或上床看书、看电视或玩手机并无大碍。需要警惕的现象是当个体逐渐发觉自己上床后习惯性出现玩手机等行为，或者只要没有做这些睡前活动就感觉少了些什么或难以入睡，说明相关的消极联结已经形成，这就需要及时调整改善了。

前面我们说过，与"上床"容易形成联结的除了"睡眠"之外还有"性生活"。在上床睡觉时人们通常会宽衣解带，在安全私隐的空间里与性伴侣共眠很容易激发性欲望。对于成年人而言睡前性生活很常见。由于性生活时双方的体能消耗都比较大，性爱的高潮兴奋过后很容易出现疲倦感轻松感，同时满足了性需求，所以睡前性生活对于睡眠而言是大多是有利的。

综上所述，上床后睡前基本上无须做任何事情，需要的就是黑暗、安静、闭眼、放松，自然迎接接下来的美妙睡眠时刻。

六、睡时习惯

（一）睡眠姿势

睡眠姿势与包括躯体、心理、睡眠环境等在内的多种因素有关。长时间乘坐飞机车船等交通工具可能出现坐着睡觉的情况，很多办公一族由于条件所限也会坐着睡觉，但只要条件允许，大多数人都会选择卧位睡眠。睡眠姿势主要有坐位、半卧位和卧位三种，以卧位最为常见。不管睡姿如何，颈部肌肉的松弛是最为基本的表现，坐位或半卧位时由于颈部肌肉松弛而无法维持头部姿势，呈现头部偏向一面耷拉着的情况。由于睡眠时的全身肌肉放松，坐位或半卧位睡眠容易失稳而形成警觉，在这种姿势下的睡眠不够舒适难以放松，所以睡眠很难理想。

卧位是最为常见也是相对最理想的睡眠姿势。睡眠时全身骨骼肌松弛，肌张力明显降低或消失，在卧位时机体不再需要对抗重力作用及维持特定姿势，为躯体肌肉放松创设了基本客观条件。

卧位也分为仰卧、侧卧、俯卧等，侧卧还分为左侧卧位和右侧卧位。睡眠时我们的四肢还有各种不同的姿势和摆位，通常以自然屈曲摆放为好。每个人对于不同的睡姿都有着不同的解读，有人说左侧卧位会压迫心脏影响血液循环，有人说俯卧位会压迫心肺影响呼吸，有人说仰卧位时会腰酸背痛，听起来都似乎有一定道理。接下来我们分别论述。

在大多数人看来，仰卧位（平卧位）应该是睡眠的标准姿势，侧卧位则是睡眠的常见姿势。由于人体生理结构的关系，人的胸廓主要由脊柱、肋骨及胸骨构成，人体背面的枕骨、肩胛骨、脊柱、盆骨及足跟组成一个平面，平卧位时由于上述这些结构置于床上，对人体内脏压迫最小，也不会对眼耳口鼻等重要器官造成压迫阻塞，人体也最容易舒展，所以平卧位被部分人看作是标准睡眠姿势不难理解。

位于人体侧面的颞骨、肩部、盆骨等部位也可以在侧卧位时对人体起到支撑作用，而且还可以使肢体自然弯曲，使肢体最为放松，所以侧卧位也是睡眠的常见姿势。至于左侧卧位还是右侧卧位孰优孰劣其实并没有太大差别，人体内部的内脏结构并没有人们想象的那么拥挤，因而侧卧时的轻微压迫并不会对循环呼吸系统造成太大障碍，所以笔者认为左或右的侧卧对内脏的影响是可以忽略的。

人体前面的额面部、前胸、盆骨、膝盖等也可以组成一个平面，但前胸的肋骨主要是软骨组织，弹性相对较大，长时间俯卧时前胸会被压迫而影响呼吸循环，且额面部有眼鼻口等重要器官，俯卧时为避免阻塞口鼻就需要将头部侧转，这样造成颈椎的扭转，长时间持续这种姿势会造成明显不适。所以俯卧姿势通常不是睡眠的首选睡姿，但偶然为之未尝不可。

其实如果以任何一种固定的姿势去睡觉，身体的受力点局部就会被长时间压迫，这种状况会引起局部相对的血液循环障碍而容易产生疼痛麻木等各种不适，所以说完全采取固定的姿势睡眠是不恰当的。自然的适度翻身不但可以改善身体受力点的血液循环，缓解不适还可以改善睡眠。恰当的睡姿应该是适时翻身自然变换的，通常以仰卧位及侧卧位多见，无须刻意维持。

一般情况下睡眠时虽然意识明显下降，但仍会保留少部分后台意识。虽然睡眠时我们对于内外环境变化全然不知，但机体仍然对于环境变化有着基本的感觉，某种睡姿造成的身体不适信号仍被感觉自动传入大脑，自动表达，出现无意识地翻身挠痒等动作。有时我们由于诸如过度疲劳等各种原因而造成睡眠过深，可能会在醒时发觉自己的身体某部位麻木酸软不适，这就是睡眠时姿势固定造成的。所以睡眠姿势不需要刻意维持固定，而翻身也无须我们刻意提醒自己，大脑会在必要时自动处理类似问题以维持身体的良性运转。

一位中年男性报告说自己近一年多以来总是在醒后感到腰背部酸痛，按摩或捶打一下又会好些，询问笔者到底是怎么回事。笔者接着详细询问了其平时的一些睡眠习惯。其中得知患者在上中学时听爷爷说平躺着睡觉才好，于是患者多年来一直在睡觉时保持平卧位的睡姿，起初的刻意为之慢慢地也就变成了习惯，最近一年多以来才逐渐出现醒后腰背部酸痛的症状。这其实就是刻意保持睡姿造成的躯体不适，固定的睡姿使得腰背部被长时间压迫而造成相对的血液循环不畅，进而进入相对缺血状态而出现酸痛症状。所以不但需要改变这种睡眠姿势的习惯，更需要改变不恰当的相关认知观念。

还有一部分人由于身体因素也不能或不方便以某种姿势睡眠。其中包括严重的脊柱后凸（俗称驼背）或脊柱侧弯、严重的心肺疾患等，相关的解剖与生理病理状态会对睡眠姿势产生一定的影响与限制，不得不以特定姿势睡眠。这种情况下睡眠与其自身躯体疾病都会相互产生影响，在可能的情况下需要及时早期干预。

由于人体的生理机构的关系，人体的脊柱从正面看是一条直线，但从侧面看具有四个生理弯曲的曲线，为了保护颈部的正常生理弯曲，睡眠时需要枕头来辅助保持正常的颈椎生理弯曲。所以枕头的作用其实是为了使身体尤其是颈部自然伸展，避免颈部肌肉过伸或过屈影响局部循环。枕头太低或枕头太高都会造成睡眠时颈椎前凸、后凸或侧弯，会造成颈部肌肉的牵拉或压迫，长时间如此容易影响睡眠或继发各种不适，对健康有负面影响。所以"高枕"并非"无忧"。我们在睡眠时需要选择适合自己的枕头以利于我们的睡眠健康。怎样才合适，每个人标准不一，以枕着枕头平卧时头部既不后坠也不前抬为宜。

睡眠时我们的牙关和口唇一般会自然闭合，无须刻意为之。偶尔或在某些睡眠姿势时出现流涎，一些人过于介意睡眠时的流涎现象而过于关注闭口睡眠，反而造成牙关紧咬、口唇紧闭等肌肉紧张的表现，继发出现各种不适也会影响睡眠。

所以综上所述，卧位是最常见的睡眠姿势，一般无须刻意维持，自然翻身，尽可能放松身体，感觉舒适是最基本的判断标准。

（二）睡眠穿着

"裸睡"是一种动物的自然状态。在人类的进化过程中逐渐发明了衣服。在日常活动中我们会穿着各式各样的衣裤鞋袜来遮挡身体，起到装扮、遮丑、保暖、保洁等作用。我们在睡觉时是否需要穿着，或者到底应该如何着装，这个问题其实很难有一个定论。通常而言，睡眠环境是安全而私隐的，在我们睡觉时这些日常的着装就会显得多余，所以睡觉时宽衣解带就非常有必要，需要减少着装，减少身体束缚，一个基本的趋向就是衣着尽可能少而宽松。所以在睡眠时鞋袜帽子实属多余，日间的着装也需要更换为宽松舒适的睡衣睡裤为好。女性的文胸、丝袜都是没有必要的，当然特殊状况除外。睡衣的材质也很重要，纯棉等材质的衣服体感较好，更让人感觉舒适。

裸睡也是很多人的选择之一。裸睡时可以完全解除束缚，放松身体，对于良好的睡眠而言其实不无裨益。裸睡适合单身独居人士，在卧室安全的前提下，私隐可以得到保障，也不会对他人产生性暗示或性诱惑，对于睡眠有着积极的影响。但是裸睡也并不一定适合每个人。首先，我们人生中可能大部分时间睡眠时都有他人为伴，往往家庭生活中并非只有自己一人或夫妻两人，个体的裸睡习惯可能造成同住者的尴尬不便，且有暴露隐私的可能，女性对于偷窥或性侵犯有着潜在的担忧警惕，还有可能客观上对他人造成性暗示或性诱惑，进而增加性骚扰或性侵害的发生概率。曾有新闻报道某女性在酒店裸睡时被误闯入的服务员尽览春光而倍感羞辱难堪。另外因为我们身体的某些部位较为敏感，例如外生殖器、乳房，一些不经意的碰触有可能造成刺激而产生兴奋冲动，从而造成干扰或中断睡眠。从卫生的角度考虑，裸睡时也可能因出现遗精、阴道分泌物及月经等状况而影响睡床的卫生，所以出于健康及睡眠的考虑，如若裸睡，睡床的卫生要求需要提高，而且需要避开生理期。还需要结合自身具体情况及时调整床褥清洁的频度以保持良好的卫生状况。

除了衣着以外，睡眠期间尽量除去身体佩戴的其他饰品器具，例如手表、项链、耳坠、手链、手镯、戒指、耳钉、耳环、鼻环、假牙、隐形眼镜、彩瞳等。这些在睡眠期间是不必要的，而且睡眠期间佩戴可能容易造成不适或不必要的身体伤害而影响睡眠。当然这需要视不同时间不同地点等具体情况而定，原则上在保证财产安全的前提下尽可能将潜在的影响降至最低。有时一些佩戴的习惯并不一定是对睡眠有害的。

所以从睡眠穿着的角度来看，总体的建议是睡眠时穿着宽松舒适的睡衣，避免紧身衣物，不但要考虑衣着饰品对睡眠的影响，也要考虑到其对睡眠伴侣的影响。

七、睡醒习惯

每个人的生命都是在睡眠与觉醒两种状态间周而复始地循环，因而睡眠与觉醒相互之间的影响是必然的。睡眠多了觉醒就少了，睡眠少了觉醒就多了，睡眠好使觉醒更好，睡眠差同样使觉醒差，反之亦然。在这里我们要讨论的就是觉醒对于睡眠的影响。

（一）需要自然醒吗？

如果问大家想要如何醒才理想呢？睡到自然醒也许是很多人的理想。可是真正能够经常睡到自然醒的人却不多，因为大部分人需要工作或学习或做其他事情，而大多数工作学习都有时间的限定，因此自然醒变成了奢望。

可睡到自然醒也并非如我们想象得那么好！很多赋闲在家的人没有任何时间的压力，他们感到累的时候才睡觉，经常睡到自然醒，久而久之，这样的状况很容易让他们的睡眠规律与他人变得完全不同，甚至出现昼夜颠倒。偶尔睡到自然醒的确是一种享受，但如果经常如此就可能干扰睡眠节律或造成睡眠时段后移。所以相对固定的起床时间对于良好的睡眠其实是需要的，无论您是否需要工作或学习，虽然听起来有些相悖，却是必要而有益的。

（二）需要闹钟吗？

良好的睡眠对于个体而言是一种享受，而过于专注的睡眠可能造成"废寝忘食"的忘我状态而对觉醒活动产生负面影响，例如良好的睡眠可能造成觉醒延迟而导致上班迟到，所以在日常生活中经常设定某种提醒（下课铃、闹钟、备忘提醒等）来适时中断这种专注及时提醒其他必要活动。

在生活中很多人需要按照既定计划做事情，需要在必要的时间点觉醒，避免误事，例如一位医生需要按时起床以便可以准时上班，一位母亲需要按时起床以便提前为即将上学的孩子做早餐，所以常常会通过闹钟来定时唤醒以避免误事。闹钟就是我们生活中经常需要用到的一种用于提醒的工具。闹钟可以降低睡眠时的警觉水平，减少后台意识程序的运行，有利于改善睡眠，适时将我们从睡眠中唤醒以免耽误工作延误自己原本的计划。所以定闹钟是一个良好习惯，尤其对于睡眠而言大有裨益。临床中经常有人会告诉我，他自己从来就用不上闹钟，自己总是比闹铃设定时间要早醒，于是之后再也不定闹钟了，可他总是不容易进入深睡眠，也变得越来越早醒。其原因在于按时起床的需要在他的脑中开启了一个后台意识程序，相当于设定了一个脑内的闹钟，而这个脑内闹钟会潜在地干扰着个体的睡眠质量和时间。所以睡觉用不着闹钟绝非一种值得炫耀的能力，也绝不是好事，反而长此以往可能蚕食睡眠质量而造成睡眠障碍。所以如果我们需要按时起床，建议大家设定好闹钟，闹钟可以让我们的大脑在睡眠中好好休息而无须考虑何时起床，使自己更加放松而更利于良好睡眠。

> 我大学毕业那年，找到一份非常好的工作，被所有同学艳羡，当然规章制度的严格也可想而知。每天早上 8 点上班前都要扫描指纹打卡，上班第一天早晨，为了避免迟到，定了三个闹钟 7 点钟叫，但我却早先一步醒了，闹钟都没有用上。后来逐渐发现自己几乎每天都会比闹铃的设置时间醒得早，于是慢慢地也就不再定闹钟了。每天的工作忙碌而充实，自己的勤奋上进得到了所有同事的肯定，心情也确实不错。但是我发觉自己的睡眠逐渐出了问题，似乎缺乏了深睡眠，越来越浅睡多梦，早上醒的时间也变得越来越早，一开始只是不到 7 点，后来不到 6 点就会醒，现在 5 点多就醒了，之后就再难以入睡。

没有闹钟时大脑就会对睡醒时间保持警觉以防延迟误事，这就会干扰个体的睡眠质量和时间。

（三）醒后需要立刻起床或赖床吗？

醒后是否需要起床呢？这需要依具体情况而定。半夜醒后上厕所后当然可以接着继续睡，醒后仍有睡意而天又没亮当然可以继续睡。然而如果夜晚醒后没有了睡意难以再次入睡，那笔者的建议是可以起床直到再次出现睡意再上床睡觉。如果天亮了醒后没有了睡意难以再次入睡则建议直接起床。

在我们由睡眠转向觉醒时躯体及意识都有一个恢复的过程，不同个体恢复快慢不同。一般不宜醒后即刻开始剧烈运动，也不宜突然大幅度变换体位，血压偏低者或老年人尤其需要注意，醒后突然的运动或转换体位容易因体位性低血压或意识欠清醒等造成跌倒等意外伤害，建议醒后从躺、坐、站、走、跑依次过渡，使身体有一个逐渐适应的过程，避免产生不适。

如果在设定的起床时间醒来就应该起床了。恋床不起，俗称赖床，即在适当的时间醒后仍恋床不起，或想要再睡一会儿补觉，或继续躺着想问题或玩手机。赖床的影响在于：在设定的起床时间觉醒后赖床，原本已经睡醒却因赖床而再次酝酿睡意，使大脑兴奋度降低，从而造成觉醒的不足，会对日间工作尤其是上午的工作活动造成不良影响。赖床还会增加卧床时间，降低睡眠效率。所以赖床并非好习惯。给大家的建议是：定了闹钟就要执行，醒后就应该起床，但未必一定要立刻快速起床，这需要因人而异；偶尔赖床并无大碍，一般建议赖床时间最长不要超过 15 分钟，但不应该让赖床成为习惯。

（四）晨起性生活的利弊

男性在睡眠当中会出现阴茎勃起，俗称晨勃，也就是说很多男性在早晨醒来时会发觉自己的阴茎勃起，这是快动眼睡眠期的常见生理表现之一，通常与性欲望性幻想无关。有时性伴侣之间会在晨起醒后进行性生活。由于在性生活过程中男女双方都会消耗比较大的体能，这种消耗对于即将开始的一天日间活动而言可能是不利的，但其实影响也非常有限，因人而异。所以早晨睡醒后是否进行性生活就需要量力而为了。

（五）足够的觉醒

足够的觉醒会蓄积足够的睡眠张力。如果觉醒期间活动不足或者休息时间过长，同样也会对夜晚的睡眠造成不良影响，从而睡眠质量下降。所以对于赋闲在家或自由时间较长的人士，建议日间安排必要的活动，尤其是户外活动，而夜间则需要控制活动时间而减少对睡眠的干扰，养成规律的作息习惯。

八、睡眠伴侣

睡眠伴侣是指在同一居室内陪伴我们睡眠的人。在某一特定阶段或年龄段，一般同睡者相对稳定。睡眠伴侣其实包括两类：一类是同床者，即同睡一张床的睡眠伴侣；另一类是同室者，即并非同一张床但身处同一居室的睡眠伴侣。就睡眠影响而言，同床者之间的相互影响更为直接，所以同床者的影响相对比同室者的影响更大。但无论如何，睡眠伴侣之间的影响都是相互的，而且睡眠伴侣之间的影响也并非都是消极的，也有积极的。

（一）习惯于陪伴睡眠

在人的一生之中，大部分时间可能都是有睡眠伴侣的。我们幼小的时候一般会有父母或者祖父母陪着我们睡觉；通常在上小学后可能就要开始独自睡觉了，当然也可能会有兄弟姐妹陪伴睡觉；当我们进入中学大学时期时大多数都会寄宿在学校集体宿舍里，一个宿舍里一般有 2—8 个人住宿，多者有 10 个人甚至更多，我们会在舍友陪伴下共同起居多年；毕业工作初始还可能与朋友同事一起租房居住，或者回到父母身边，这时可能会有独立的房间或者还是集体宿舍；结婚后陪伴我们一起睡觉的当然就是配偶了，有了孩子后又要开始陪伴孩子睡觉了。基于不同的经济状况，居住状况各有不同，有部分人为经济状况或其他现实状况所限，一家人可能需要长期挤在一间居室内睡觉，而经济状况良好的家庭可能很早就能按需提供给每个家庭成员独立的睡房。这样回顾起来，我们的一生之中，大部分时间的睡眠都是有人陪伴的。

当睡觉时被人陪伴的时间较长时，就会变成一种习惯。当这种习惯突然改变时就很容易影响到自己的睡眠，但随着逐渐适应会相应好转。大学临近毕业时，宿舍里的同学一个个离校，夜晚自己睡觉时感觉宿舍里非常冷清，心里空空的，睡觉总感觉不踏实。生活中这样的例子并不少见。例如学生时期突然调换宿舍，这种睡眠伴侣的变化可能会造成个体的睡眠问题，随着彼此的相处熟悉，睡眠问题会自然消失。临床中个体因睡眠伴侣突然离开而造成的睡眠障碍屡见不鲜。湖北一位年近五旬的男士因为妻子外出南下广东打工而自己独居家中，开始失眠，但在妻子回家时失眠却会自然好转，这位男士向医生坦言过去结婚的 20 余年里夫妻恩爱从未分开过，妻

子的外出让自己很不习惯，自己很清楚失眠是因为妻子，但妻子离开时自己的睡眠
却难以自我调整。

（二）睡眠伴侣间的习惯差异

睡眠伴侣对于个体睡眠的影响表现在多个方面。首先就是睡眠伴侣相互间睡眠
习惯的差异。我们与睡眠伴侣的睡眠习惯越相近，相互间的干扰就越小。有很多人
在学生时代可能会有这样的经历，集体住宿生活中，某一位同学的晚睡早起挑灯夜
读的习惯会不同程度地影响同宿舍其他人的睡眠休息。整洁的卧室环境对于睡眠者
当然是有积极影响的，睡眠伴侣的不良卫生习惯、烟酒偏好或特殊体味（例如狐臭）
也可能造成一定的异味，影响睡眠者的感受和情绪，从而干扰睡眠。

对于睡眠伴侣之间的习惯差异，既要相互包容，也要积极自我审视发现问题，
尽可能主动调整不良习惯减少对他人的干扰。

（三）睡眠伴侣间的人际关系

睡眠伴侣之间人际关系和谐程度也会影响彼此的情绪与睡眠。彼此的人际关系
越和谐，彼此的内心感觉就越放松，安全感的提升可以使警觉性降低，宽容度也会
更大，相互间的睡眠干扰就会越少，对于彼此各自睡眠还会产生积极的促进作用，
从而进入良性循环。不良的卧室人际关系状态包括短暂或长时间的人际摩擦、矛盾、
冷战、对抗、猜疑、彼此的相互惩罚等，这些都会造成彼此情绪焦虑。"同床异梦"，
警觉性增高，其对于睡眠的消极影响是明显而不可忽视的。现实生活中当一些夫妻
出现情感问题难以弥合时会选择分房睡觉，正所谓眼不见心不乱，因为睡眠伴侣之
间的情感关系会影响彼此的情绪和睡眠，但长时间的分房分居也会造成沟通割裂而
对彼此情感进一步产生负面影响，可能步入恶性循环。所以睡眠伴侣之间的相互睡
眠影响是促进还是干扰还取决于相互间的人际关系。

　　恋爱3个月了，可自己也失眠了3个月，自己的这种失眠很奇怪，和
女友睡在一起时就会失眠，自己独自一人时却不会失眠。可逐渐地发现近
日即使自己一个人睡眠也不如从前，自己开始担心失眠会越来越严重，于
是走进了心理咨询的诊室。

追问下去，才得知患者对其女友有些不满意，想要分手，但两人发生过性关系，

不想背负负心汉的骂名，又不想自己孤单，与女友睡在一起时内心非常矛盾，总有些内疚自责焦虑彷徨，慢慢地自己的睡眠就出现了问题。

（四）睡眠伴侣的睡眠障碍

另外，睡眠伴侣自身的某些睡眠障碍也会直接影响彼此的睡眠。睡眠伴侣睡眠不好时的频繁翻身对于同床或上下铺的人的睡眠可能是一种干扰甚至是折磨。睡眠伴侣的打鼾也是一个很常见的干扰因素，睡眠伴侣的鼾声可能使个体入睡变得困难，由于鼾声的干扰可能是长期的，所以需要足够重视。曾有女性因为结婚后发现丈夫鼾声如雷而失眠不得不分房，但分房后仍受干扰最终不得不求救于医生。睡眠伴侣的梦游或梦语也会直接影响个体的睡眠，甚至造成惊吓。一位男士就诊时告诉笔者他自己前一晚做了一个梦，梦中自己感到女友想要袭击自己，于是用力推了女友一下，实际上女友本就睡在自己旁边却被自己推下了床，当时女友被自己的神情动作吓到了，便直接冲向门外，但自己的梦还没有结束，自己梦到女友要跑出去找人帮忙，自己也追了出去，追出去几步才意识到好像是在做梦，后悔可能吓到了女友。

现实生活中有很多家庭中因为一方的睡眠问题而分房分居的屡见不鲜，久而久之会影响夫妻关系而继发新的问题。

（五）睡眠伴侣可能诱发的性欲望

性生活与睡眠大多都是在床上完成的，所以两者通常会与床形成联结而产生相互的联想。从我们日常所说的言语中可见一斑，例如，我们通常会用"和某某异性睡过觉""和某某异性上过床""同房"等来表示双方发生过性关系的含义。在床上个体也就容易产生性的联想或性幻想。个体的睡眠伴侣如果符合其性取向，那么就容易诱发性欲望而对睡眠造成一定影响。通常而言，男女两性之间的影响最为常见，能够且容易诱发性欲望的人群一般以青中年男女居多，而且由于男性性唤起比较快速而其睡眠更容易被影响。性渴求会对睡眠造成一定影响。性需要和进食需要一样，也是人的一种生理需要或生物本能，这种需求的不同之处在于其并非是对某种物质的需求。到了青春期，人的性器官开始发育并逐渐趋向成熟，就有可能出现性唤起和性冲动，这种性冲动如果未能宣泄或满足，或个体的注意力过分关注于性方面，会对睡眠造成不良影响。这种现象经常发生在夫妻或恋人之间，在夫妻或恋人同床共眠时，既可以相互陪伴，培养情感，也方便相互之间性需求的满足。一旦这种性需求的满足存在障碍时，例如妻子经期不便时、夫妻矛盾时、对方拒绝时等，性需求也很容易成为睡眠的障碍。一方的性欲望无法满足时会造成个体警觉持续，从而很难使个体进入放松状态，性需求或性满足的不同步容易造成一方或双方的性压抑或性防御，从而难以放松影响睡眠。

（六）睡眠伴侣的示范作用

睡眠伴侣的睡眠习惯也会对于个体产生一种示范作用，有可能被有意或无意地当作榜样而学习。这在未成年人当中尤其明显，更加需要重视。在孩子幼小的时候，父母通常会陪伴孩子睡觉，可能在小学之前逐渐独立睡眠。父母陪伴孩子睡觉的时期，父母的不良睡眠习惯不但影响自身的睡眠，同样会影响孩子的睡眠，还会做出一个不良的示范效应，久而久之会使孩子对此习以为常，也就很容易被习惯性模仿，对于此种不良习惯也会放松警惕。父母或其他陪伴者的睡眠习惯影响深远，良好的习惯会成为积极的示范而被学习，而不良的习惯会成为消极的示范也会被学习。父母陪伴孩子睡觉的时候要求孩子睡觉的同时自己却还在床上看手机、看电视或开灯睡觉等坏习惯，不但会潜在干扰孩子的睡眠，而且这些消极示范还可能会被孩子学习而产生深远的消极影响。临床和现实生活当中这样的例子其实非常常见。临床中有很多睡眠障碍都是错误的学习造成的，例如睡眠时相延迟障碍，睡前不良习惯导致的失眠障碍等。因此，着眼于孩子长期的良好习惯，建议陪伴者或监护者也要调整改善自己的睡眠习惯，为孩子做一个好榜样。

（七）宠物或其他

还有一类睡眠伴侣并非是人，而是动物，也就是宠物。最为常见的就是猫、狗了。有少部分人会和宠物一起睡觉，共处一室甚至一床，那么宠物就可能影响个体的睡眠了。这方面很容易适应，影响相对有限，但仍需要注意潜在的干扰。

有时候一些人在睡眠时还可能需要某种没有生命的物品陪伴。例如，很多人睡觉是喜欢抱着枕头睡，有些人喜欢抱着毛毛熊睡，有些孩子会抓着某样玩具睡觉。笔者孩子小时候特别偏爱一个黄白条纹的枕头，总喜欢抱着那个枕头或抓着枕头角睡觉。其实这些物品像是个体的一种陪伴一样，在某种程度上可以给予个体一定的安全感，使得个体更容易放松更容易进入睡眠。这种情况在女性及儿童群体比较多见，可能与安全感缺乏、习惯养成等有关。这种情况似乎对个体的睡眠有一定的促进作用，看起来没有什么负面影响，但其实长时间对于某人或某物过分的需要所形成的习惯一旦被打破则会对个体的睡眠产生负面影响。所以睡眠时对于某种人或物的依赖具有两面性，尽量做到"无亦可，有更好"。

一个身心发展良好的人，对于睡眠伴侣的依赖度通常是很低的。当其睡眠伴侣短暂离开时其仍然可以保持良好的睡眠，而当个体安全感较缺乏时，对于睡眠伴侣的依赖性就会较高。例如一些儿童在十几岁时仍然不敢独自睡觉，一些已婚女性在丈夫不在身边时也无法入睡。这些都需要及时就诊干预。

九、小　结

睡眠可以看作是动物最常见的行为表现之一。在对睡眠的理解上其实与很多其他行为活动会存在一些相似性，例如我们把睡觉与吃饭做个对比，就很容易理解睡眠习惯的一些影响力了，睡到自然醒就相当于吃到饱胀，困倦时再睡就相当于饥饿时再吃，如此一旦成为习惯，就很容易打乱行为节律，可就都不是好习惯了，需要引起足够重视。

表 2-3　睡觉与吃饭的对比

	吃 饭	睡 觉
行为时段	日间（早中晚）	夜间
行为节律	一日三餐	一日一睡
行为时长	通常 0.5 小时以内	通常 6—8 小时
行为地点	餐厅，餐桌餐椅	卧室，睡床
行为前注意点	洗手	洗澡，减少环境刺激
行为姿势	坐位	卧位
行为穿着	日常穿着	睡衣
行为后注意点	避免即刻运动	避免恋床不起
行为伴侣	家人、同事、朋友等	家人、恋人、舍友等
行为生理信号	饥饿	困倦

在相对固定的时间、地点、舒适的姿势与穿着、睡眠伴侣陪伴之下或独立睡眠，

并保持良好的睡前醒后习惯，就会更容易拥有一个良好的睡眠。上述的这些时间、地点、穿着、伴侣、睡前醒后习惯等都会与睡眠形成积极的联结，这种仪式性的行为习惯会对个体产生积极影响，使个体更容易自动定向调动身心资源趋向于准备和投入睡眠状态。这就如同笔者的工作一样，在医院这样一个固定的地点，在固定上班时间，穿着固定的白大衣，在固定的办公室和办公桌前面对患者，这种仪式会使笔者很快进入"医生"的角色当中，积极调动身心资源投入到工作当中。所以良好的习惯有助于更好更专注地完成行为活动。

由于习惯是长时间形成的，所以年龄对于习惯的影响则是巨大的。时间越长，习惯形成的就越复杂和稳定，时间越短，习惯形成的就越简单和不稳。换言之，越长时间形成的行为习惯越难以改变，而相对短的时间内形成的行为习惯则相对容易改变，俗语有云"讨饭三年懒做官"就是这个道理。所以行为习惯对于睡眠的影响在不同年龄的人群中影响的比重也是不同的，年龄越大，其习惯的影响比重就越大，年龄越小，其习惯的影响比重也就越小，刚出生的婴儿还没有建立稳定的行为习惯，所以习惯的影响也就可以忽略不计了。

因此，良好的睡眠习惯对于个体长远的睡眠质量是非常重要的。虽然偶尔的改变并不会产生多么消极的影响，但仍需注意避免偶尔转变成为经常，避免久而久之不知不觉形成不良习惯，要知道改变一个习惯要比养成一个习惯困难。基于此，我们更加需要关注孩子在成长期的良好睡眠习惯培养。

第六节　摄　入　物

一、睡眠的摄入物影响概述

感觉是个体通过感官输入意识的信息，感觉是构建意识的基本原材料，对应而言，摄入物就是个体通过器官摄入进入躯体的物质，摄入物是构建躯体的基本原材料。躯体是睡眠的基础。如果将人体看作是一个系统，这个系统必然需要和外界环境产生联系，物质的摄入、加工处理和排出是最基本的流程。其中摄入何种物质大多是意识行为可以控制的，吃什么吃多少都由意识决定而付诸行动，这是高级意识的调控范畴，而物质进入机体后的加工处理完全是自动化的生理过程，主观无法干预控制，排出也是以自动化的生理过程为主，这是基础意识的调控范畴。可见摄入物对于躯体的影响力是巨大的，因而也会对睡眠产生较大的影响。

被我们摄入身体内的所有物质统称为人体摄入物，其中不但包括食物和水，还包括空气、其他饮料、药物等。摄入方式包括经消化系统摄入、经呼吸系统摄入、经皮肤摄入，或经皮肤肌肉血管摄入等的医学有创方式等。所谓的"病从口入"强调的就是饮食的重要影响。

二、食物与饮料对睡眠的影响

（一）食物对睡眠的影响

民以食为天。食物对于任何一种动物的重要性不言而喻，食物是动物生存的基础。人属于杂食动物，食物来源非常广泛，例如植物源性的食物有大米、小麦、蔬菜、水果等，动物源性的食物有各种动物的肉、蛋、奶等，矿物源性的食物包括最基本的水、盐等。食物从物质形态来分可以分为固态食物和液态食物两大类，食物主要经口进入消化系统吸收机体所需的营养。因此固体和液体食物放在一起论述。

谈到食物对于睡眠的影响，可能这个话题会被很多普通民众所忽视。我国医学典籍《黄帝内经》早有"胃不和则卧不安"的论述，可见食物对于睡眠的影响在很早的时候已经被医学家所了解重视。在这里需要强调的有三个方面：

第一，是何时吃的问题。饥饿是进食的生理信号，这个时候进食应该说没有争议。但如果总是在饥饿的时候才进食那么个体可能很难生存下去，原因在于捕食和逃脱在动物饥饿时就会更显困难。所以千百万年来，动物的很多行为都出现了一定的节律性。人类发展出了定时进食的习惯。通常而言，进食被安排在日间进行，并采取一日早中晚定时三餐的习惯，有些地域或有些人是一日两餐，不管是否饥饿都按时进食，这种习惯使得个体的适应性更强。睡前偶尔进食可能并无大碍，但是建议避免在临睡前习惯性进食。进食增加胃肠运动而不利于睡眠时的内脏休息。[1]

第二，是吃什么的问题。对于吃什么这个问题，每个人都有不同的喜好和习惯，

---

[1] 谢英彪. 失眠 [M]. 上海：同济大学出版社，2009：108-118.

所以严格地讲并没有什么标准可言。鉴于我们身体对于各种营养的全面需求，建议食物多样化，烹调方式也多样化。生物进化的历史提示杂食动物是最容易生存下去的，因为这样所汲取的营养最为全面，且对于某种食物的依赖性降低，容易应对某种食物的短缺，更加容易适应环境而利于生存。一般普通的食物没有相对明显的药理作用而对于睡眠的影响微乎其微。考虑到进食造成的消化系统负担，建议食用容易消化的食物，尤其是在睡前。有一部分食物被认为有助眠作用，例如小米、核桃、葵花子、牛奶、香蕉、蜂蜜、鲜藕、莲子等，其实其助眠作用的机制及临床效果值得商榷，作用非常有限，尤其是将其作为治疗手段是很难达到明显效果的，安慰剂效应比重偏多。因此大家如若基于睡眠问题而针对性调整食物是不必要的。[1]

第三，是吃多少的问题。对于吃多少这个问题个体差异非常明显。吃多少与个体的能量需求及喜好有很大关系。考虑到对于睡眠的影响，睡前饱食是需要避免的，饱胀感在卧位时会更加明显而影响睡眠，且饱食后加重了消化系统的负担，不利于睡眠时机体的休整。饥饿对于睡眠也是非常不利的，睡眠的主要功能在于保存能量，而饥饿提示机体物质能量不足，两者的方向背道而驰，互为不利。

综上所述可见，食物虽然可能影响睡眠，但影响其实是非常有限的。

（二）常见饮料对于睡眠的影响

下面我们分别对一些生活中的常见饮料做一次梳理，来进一步了解其对于睡眠的影响。

1. 水

水是人类乃至所有地球生命最基本最必需的液体摄入物，其重要性早已众所周知，无可置疑。水也被作为最基本的溶质添加各种物质而调和成为其他多种多样的饮料。根据是否添加其他物质，饮料的种类变得多种多样。

自从学会用火之后，人类用高温加热的方法消灭水中的微生物，以避免饮用后造成自身疾患不适。平常我们经常饮用的还有经过过滤提纯的纯净水。水作为人乃至生命最为基本的液体摄入物，被作为基础对照，来相对判断其他液体的不同功效，所以水被认为没有什么药理活性，其本身并不会影响睡眠。机体需要充足的水分以便保持良好的生理运转，在生理功能正常的情况下机体会保持体液总量的稳定，一

---

[1]　朱金生，赵成. 专家解答失眠 [M]. 西安：第四军医大学出版社，2011：95-99.

般而言摄入与排出基本呈正比。因此如果睡前饮水过多的话，有可能造成夜晚排尿增多而打断睡眠，从而影响睡眠的质量。所以需要均衡地定时为机体补充水分，以觉醒活动时间为主，避免身体缺水影响睡眠，同时建议避免睡前大量饮水。

2. 酒

酒的历史非常久远，酒文化源远流长，早在2000多年前中国就开始掌握酿酒技术，并不断改进完善。酒作为一种饮品，大多都出现在社交礼仪场合。古人有关酒的诗句很多，例如"酒逢知己千杯少，话不投机半句多""一醉能消万古愁""人生得意须尽欢，莫使金樽空对月""李白斗酒诗百篇，长安市上酒家眠，天子呼来不上船，自称臣是酒中仙"等。有人酒后才能文思如泉涌，有人借酒消愁，也有人把酒言欢。适时而适量地饮酒的确并无害处，但重点在于适时和适量，长期过量饮酒对于身体以及精神的消极影响不言而喻。

酒的主要活性成分是酒精，也就是乙醇。乙醇在医学上的主要用途是杀菌消毒，饮用后主要经由肝脏代谢，其基本药理作用是抑制中枢神经系统，作用机制可能是作用于GABA受体，增加GABA的抑制作用，同时还可能作用于NMDA受体，降低其兴奋作用。随着饮酒量增加，人体血液酒精浓度逐渐升高，肝脏负担逐渐加重，肝损害的概率增加；药理方面首先会抑制大脑皮质，皮质下释放而出现松弛、欣快、冲动等状态，接着可能进一步抑制，进入醉酒状态，感觉迟钝、反应降低、判断力记忆力受损、动作不稳、构音含糊等，最后可能进入高度全面抑制状态，醉倒不起、呕吐便溺全然不知，如果再进一步的话，可能昏迷或死亡。饮酒之后的经验感受很容易让人意识到酒精的镇静作用，故而有人会用酒来助眠、"借酒消愁"或"壮胆"，但依据上述分析不难看出这样做其实弊大利小，用量难以把握，效果不但不好，反而不良反应可能更大，次日宿醉作用明显，若长期如此，还会进一步影响后期的规范治疗，得不偿失。[1]

3. 兴奋性饮料

（1）茶

茶原本是一种植物，茶树的叶子经过各种不同的工序被制成茶叶，早在4000多年前中国的祖先就开始用茶树的叶子来泡水饮用。中国俗语中的开门七件事"柴米

---

[1] 江开达. 精神病学高级教程 [M]. 北京：人民军医出版社，2009：114.

油盐酱醋茶"表明茶在中国文化中的重要性，也成为古代文人雅士的消遣之一，和"琴棋书画诗酒"并列，早已是中国的国饮。茶叶的营养成分复杂，其中包括咖啡碱、茶碱、可可碱、黄酮类、酚类、维生素、氨基酸及多种矿物质，其中的咖啡碱等物质能够兴奋中枢神经系统，利尿解乏，起到醒脑提神的作用，而茶多酚被认为具有防衰抗癌、预防心血管疾病等多种功效。[1] 所以茶对于维持觉醒具有一定帮助，但对于睡眠通常是有负面影响的。

（2）咖啡

源自于非洲的咖啡树结出的果实，被深加工后成为了世界上广泛饮用的植物饮料之一 —— 咖啡。咖啡的主要成分是咖啡因。咖啡因是黄嘌呤衍生物，咖啡因对觉醒的作用机制涉及非特异性的拮抗腺苷受体，而腺苷是内源性的促睡眠物质，有神经元抑制作用。咖啡因对心理行为方面的作用包括增加警觉性、使思维敏捷条理、保持觉醒状态、减轻疲劳等，对生理上的作用包括心悸、血压升高、胃酸分泌增加、尿液增多等。咖啡因的半衰期一般在健康成年人当中为 3.5 个小时，当然不同的生理状态、服药具体状况、年龄状态其半衰期差异较大。所以咖啡对于睡眠通常是有负面影响的。[2]

（3）可可

源自于美洲的可可结出的果实可可豆，经过深加工后可制成可可脂、可可粉及巧克力，也是被广泛饮用食用的植物饮品食品之一。其中含有活性成分可可碱及咖啡因，均具有兴奋大脑的功效。

上述的茶叶、咖啡、可可并称世界三大饮料植物。三种饮品的主要活性成分都无一例外地具有兴奋中枢神经系统的作用。可乐也是最为畅销的饮品之一，其中所含可乐果提取物的主要成分之一也是咖啡因。由于其兴奋中枢神经系统的生理活性作用与睡眠的生理状态正好相反，如果不当饮用，就会干扰我们的正常睡眠。虽然基于个体差异不同的人摄入兴奋性饮料的反应会有所不同，但基本的反应基调不会改变。所以，通常建议晚饭后尽量不要饮用上述饮料，以免对我们的睡眠造成不良影响。

[1] 林乾良，陈小忆. 中国茶疗 [M]. 2 版 . 北京：中国农业出版社，2006：89-99.

[2] 赵忠新. 睡眠医学 [M]. 北京：人民卫生出版社，2016：52-53.

4. 牛　　奶

牛奶是最古老的天然饮料之一，被誉为"白色血液"。奶是哺乳动物出生伊始最主要的食物。我们经常饮用的包括牛奶、羊奶等，营养丰富而全面，吸收良好，是几乎所有人尤其是婴幼儿及老年人的营养佳品。牛奶成分复杂，由于其原本是牛喂养其幼崽的主要食物之一，因而主要包含各种丰富全面的营养物质以便供给个体所需，与普通食物无本质区别。传言牛奶可以帮助睡眠，所以很多失眠症患者都曾经尝试每晚睡前喝一杯热牛奶试图改善失眠。到底什么样的机制能够使牛奶具有助眠作用呢？网络搜索可以看到类似"因为牛奶中的 L- 色氨酸可以用于制造诱发睡眠的5- 羟色胺和褪黑激素从而有助于睡眠"的说法。但长期的临床观察发现，牛奶的助眠效果非常微弱，可能与安慰剂相当。看来或许心理暗示的成分更多一些。

三、气体类物质对睡眠的影响

（一）空　　气

气体摄入物主要通过口鼻进入呼吸系统进行物质交换。空气中的氧气是呼吸所必需的，是生存之必需要素之一。由于空气是我们的生存之必需，所以其本身当然被认为没有什么药理活性。空气中所包含的各种粉尘颗粒物或化学物质可能会影响健康，所以空气中的携带物越少其对健康的影响自然也越少。洁净新鲜的空气无论对于整体健康还是仅对于睡眠都是有益的。社会的高速发展带来环境代价，可喜的是环境保护越来越被重视。睡前适当地开窗通风可以改善室内空气质量，避免相对缺氧及污浊的空气对身体的不良影响。

（二）烟　　草

烟草原本是一种历史悠久的药用植物，能够被制成卷烟、旱烟、斗烟、雪茄烟，我们经常所说的吸烟其实就是吸入烟草制品燃烧后产生的烟雾。吸烟对于人体的影响是非常复杂的，其中最为人熟知最具影响的活性物质当属尼古丁了，这也是精神活性物质中的一种。尼古丁对于中枢神经系统的影响是比较复杂的，是先兴奋后抑制，可以使人放松或产生欣快感，其兴奋作用可能影响睡眠，而其抑制作用则可能影响觉醒。尼古丁是烟草致依赖的主要成分，烟草成瘾者在无烟可吸时，与其他成瘾者一样，对烟草有着强烈的渴求感，并出现阶段症状，如心率、血压下降，唾液分泌增加，头痛，失眠，易激惹等。[1] 其半衰期约为 2 小时。烟草燃烧产生的烟雾当中成分众多，其中不乏很多被证明具有促癌作用的物质，所以"吸烟有害健康"已经成为大众及各国政府的共识，而且被标识于外包装之上。由于烟草产生的成分极其复杂，因而烟草对于人体的影响也同样非常复杂，目前还不被完全了解。考虑到烟草对于健康的不良影响，建议避免吸食。

烟草对于人体生理方面的影响的确是非常消极的，而对于某些人的心理层面却有着一定的"积极"作用，当然这里所说的人是指已经习惯于吸烟或已经吸烟成瘾的人们。吸烟可能在很多情况下发生，包括礼仪社交、心烦气躁、思考问题、情绪郁闷或显示"坏人恶人"气势等时候。吸烟习惯的产生原因当中，榜样的作用是值得重视的。名人的示范效应在烟草的流行当中有着不可忽视的作用，影视剧中更是频频出现吸烟的镜头，或许是无心之举却在促成着烟草的流行。以一种有害的行为来获取好的感觉一定得不偿失，无论对自己、他人还是环境都是有害的，所以明确建议拒绝烟草。许多国家或地区都明文限制流通或抽吸，世界卫生组织成员国还签署了《烟草控制框架公约》。可喜的是随着社会进步及科学知识的普及，公共场所禁烟也逐渐广泛，吸烟人群在逐渐减少。

四、药物与毒品对睡眠的影响

（一）药　　物

药物是指可以改变或查明机体的生理功能及病理状态，可用以预防、诊断和治疗疾病的物质。[2]

根据消费者获得和使用药物的权限，国际上将药物分为处方药和非处方药两大类。处方药（Rx）是必须凭执业医师或执业助理医师处方才可调配、购买和使用的药品，其相关使用必须在医师指导下遵嘱使用。非处方药（OTC）是不需要凭医师处方即可自行判断、购买和使用的药品。[3]

药物的种类繁多，我们大多使用的通常是治疗性的药物。根据主要作用靶器官可分为神经系统药物、抗微生物药物、抗寄生虫药物、循环系统药物、血液及造血

---

[1]　沈渔邨. 精神病学 [M]. 5 版. 北京：人民卫生出版社，2009：488.

[2]　杨宝峰. 药理学 [M]. 7 版. 北京：人民卫生出版社，2008：1.

[3]　参考百度百科"处方药"词条。

系统药物、消化系统药物、内分泌系统药物、呼吸系统药物、泌尿系统药物、生殖系统药物、免疫系统药物、抗肿瘤药物等。不同的药物有不同的反应，同一种药物对于不同的人也会出现不完全相同的反应，同一成分但不同药厂生产的药物也会有不完全相同的反应，无论药效还是不良反应都是如此。很多药物都会对中枢神经系统产生影响，产生诸如疲倦、嗜睡、兴奋、烦躁等药理作用，从而对觉醒状态或睡眠状态产生影响。具体可能的影响各种药物差别很大。对于处方药，相关问题可咨询您的主诊医师或处方医师了解相关内容；对于非处方药，可详细阅读药物说明书了解相关内容。[1]

相对而言，作用于神经系统的药物对于睡眠的影响更大些，尤其是精神药物。精神类药物种类较多，包括镇痛类药物、抗焦虑药物、抗抑郁药物、抗精神病药物、抗躁狂药物、镇静催眠类药物等。

具有镇静作用的药物有很多。其中对睡眠或觉醒影响最明显的当属镇静催眠类药物了，包括地西泮、阿普唑仑、佐匹克隆等，这类药物通常被老百姓冠以"安眠药"的称谓。多塞平、阿米替林、氯米帕明等三环类抗抑郁药物，曲唑酮、米氮平、褪黑素等都有一定的镇静作用。苯海拉明、扑尔敏等抗组胺类药物，缬草制剂，加巴喷丁、水合氯醛等抗惊厥类药物也有不同程度的镇静作用。氯丙嗪、氟哌啶醇、奋乃静、奥氮平、喹硫平、利培酮、氯氮平等抗精神病类药物也具有镇静作用。应用此类药物时会引起镇静和注意力下降，干扰个体的觉醒状态，会促进个体的睡眠状态。[2]

上述我们谈了具有镇静作用的药物。还有一类药物与之作用相反，其具有兴奋作用，大多属于中枢神经系统兴奋剂。例如苯丙胺、哌甲酯、匹莫林、莫达非尼、马吲哚、安非他酮、司来吉兰、咖啡因等。这类药物具有潜在影响睡眠的可能，但只要在专业医师指导下使用，即可将不良影响降至最低，如若仍对自身睡眠有不良影响则可进一步咨询医生以便调整治疗方案。一般而言，促睡眠的药物可能影响觉醒，促觉醒的药物可能会影响睡眠，影响程度的大小取决于多方面因素，包括药物品种、剂量、用法、服用时间、个体差异、药效学及药代动力学等。

在此笔者将保健食品单独说明。保健食品是食品的一个种类，具有一般食品的

[1] 陈新谦，金有豫，汤光. 新编药物学 [M]. 15 版. 北京：人民卫生出版社，2003.

[2] 沈渔邨. 精神病学 [M]. 5 版. 北京：人民卫生出版社，2009：824-929.

共性，能调节人体机能，适用于特定人群，但不以治疗疾病为目的，经常被简称为保健品。很多人都会将保健品与药品相混淆，其实两者差别很大。药品的生产能力与技术条件都要经过国家相关部门的严格审查，并要通过药理、病理、病毒方面的严格检查，经过长时间规范的临床观察，经有关部门鉴定批准后方可上市。药品的生产过程质量控制要求很高，在疗效方面经过大量临床验证，有严格的适应症和禁忌证，经国家药监局审查批准。保健食品主要包括营养品及中草药制剂，多用于营养补充、中药调理等。因此正规合法生产的保健食品对于睡眠的影响与普通食物无明显差异，并无治疗作用。读者朋友们切勿相信保健品功效的夸大宣传，以免延误疾患的治疗。

中医理论认为药食同源。有很多中药都来源于普通食物，食物与中药之间并没有明确界限。在中国广东地区，民众喜欢煲汤，而此时经常会添加各种中草药成分用来滋补养生。何为中药何为食物，其实取决于多方面因素，包括摄入物的基本特性、个体的认识、个体的进食目的、个体的进食量等。当以营养和口味为主要目的时可以看作是食物，当以调整身体或心理某种状态为目标时，就可以将其理解为药物。很多时候我们自以为是的某些认识可能是有偏差的，所以当入口的东西一旦上升到药物层面，笔者建议在专业人员指导下使用。例如中药在中医相关专业人员指导下使用，精神科药物在精神心理专业人员指导下使用。

（二）毒　　品

毒品是一个社会学概念，毒品和药物的英文都是"drug"，可见本质上没有明显差异。毒品广义上泛指可以对人体造成伤害的化学物质。但在日常生活中，毒品特指被人类当作嗜好品所滥用的功能性药物。通常使用毒品只是为了产生身体上或心理上的娱乐，而非用于治疗，在西方也被称为"娱乐性药物"。

毒品的种类广泛。从来源可以分为天然、半合成及合成毒品。鸦片是天然毒品，海洛因是半合成毒品，冰毒则属于合成毒品。从药理学作用可以分为抑制剂、兴奋剂、致幻剂等。例如鸦片属于抑制剂，苯丙胺类属于兴奋剂，麦司卡林属于致幻剂。而从医学药物分类来看，毒品都属于麻醉药物及精神药物，主要作用于神经系统，对人的躯体或精神产生作用。

鸦片，又叫作"阿片"，俗称大烟，是罂粟果实中流出的乳液经干燥凝结而成，呈黑色或褐色，多次吸食会上瘾。鸦片对于中国而言几乎众所周知，鸦片战争就是因英国向中国输入鸦片而起，也成为中国近代史的开端。

白粉，即海洛因，学名二乙酰吗啡，来源于鸦片，是半合成的阿片类毒品。1897年德国拜耳药厂化学家霍夫曼将二乙酰吗啡制成药物，其止痛效力远高于吗啡，还注册了一个商品名"海洛因（Heroin）"，该词源自于德文的 heroisch，意指英雄。很多年后被发现其具有很强的成瘾性而逐渐被禁用。其基本药理为因作用于阿片类受体而镇痛镇静、抑制呼吸、抑制咳嗽中枢、兴奋呕吐中枢、缩瞳、抑制胃肠蠕动及致欣快，其所产生的快感十分强烈以致于使很多吸食者终生难忘，虽然很快耐受但却依然成为渴求毒品的原因之一。

K粉，学名氯胺酮，是一种分离性麻醉药，医学临床上用作手术麻醉药或麻醉诱导剂。氯胺酮可作用于大脑边缘系统，有致快感作用，还可以出现一种分离状态，表现为狂喜、偏执、厌烦、去真实感、梦境、幻觉等。

冰毒（主要成分是甲基苯丙胺）、摇头丸（主要成分是3,4-亚甲基二氧甲基苯丙胺，MDMA），都属于苯丙胺类药物，是中枢神经系统兴奋剂，此类药物在人体内作用快而强，可以提高大脑皮层的兴奋性，具有引起心率加快、血压升高、体温升高、支气管扩张等拟交感效应，在精神方面引起感知觉障碍，出现幻觉错觉、思维障碍、敏感偏执、妄想观念、精神兴奋、性欲亢进，易诱发性犯罪，对食物和睡眠的要求降低，服用摇头丸后受到音乐刺激后会随着音乐节奏而不由自主地手舞足蹈、疯狂摇头或摆动身体，由于此类药物在精神方面的强烈致敏致幻作用，常导致激动不安和暴力行为，非常容易诱发冲突及社会治安事件。[1]

上面介绍的是几种常用的被明确的毒品，还有一些临床使用的药物也会被人误用滥用而成瘾或致精神失常。2011年曾有媒体报道有人喝止咳水上瘾导致债台高筑，精神失常。其实市面上常用的止咳水的主要成分是可待因，其别名是甲基吗啡，这让人很容易联想到医用的吗啡、杜冷丁（盐酸哌替啶）。其基本作用是镇痛、镇静、呼吸抑制、镇咳、止吐等。吗啡是鸦片类毒品的主要成分，1806年德国化学家泽尔蒂纳首次将其从鸦片中分离出来，并使用希腊神话中梦神 Morpheus 的名字将其命名为吗啡。上述这些药物都属于精神麻醉药物，一般都被国家政府严格管控，管理上

[1] 陈红，莫尊理. 毒品的化学机制与检测 [M]. 兰州：兰州大学出版社，2003：43-205.

要比非精神麻醉类药物严格得多。可能也是这个原因，民众对于精神药物的普遍印象就是容易依赖成瘾。

毒品的种类非常繁杂，并且随着社会发展，还可能会出现更多的新型毒品，在此不一一列举。但毒品的特征则是非常明显的。非法获取、非治疗用途、滥用、对人的神经系统高度损害等都是毒品的典型特征。正常的药物则可以合法获取，用于治疗，在医嘱或说明书指导下使用规定剂量，对人的疾患有积极治疗作用，不良反应较少，尤其对于神经系统损害更小。由于毒品的非治疗用途，极易滥用，极易成瘾，对于人类神经系统的危害非常大，容易滋生诸多违法犯罪行为。所以在此看来，真正有罪的并非毒品本身，而是人类如何正确地适时适量使用这些化学物质，就如同一把刀既可以切菜也可以杀人，关键在于人如何使用刀，是厨具还是凶器取决于人本身。鉴于毒品严重危害性，全世界各国政府几乎无一例外地都支持禁止毒品，每年的6月26日也被联合国定为国际禁毒日。所以任何人都需要从自身做起，洁身自好，拒绝毒品，向毒品说"不"！

基于毒品对于神经系统的危害性，因而对精神活动的干扰是直接的，毒品会明显干扰中枢神经系统的运转以及协调性，严重干扰感觉系统，会对人的心理产生明显的负面影响，这些方面都在提醒我们其对于睡眠的干扰也是必然的。因此，毒品对于睡眠的不良影响也是显而易见且严重的。临床中因毒品造成的精神障碍包括睡眠障碍都屡见不鲜，预防相对于治疗要容易得多。

五、小　结

从前文的讨论可以看到，所有摄入物当中，空气、水和普通食物并没有药理活性，对于睡眠的影响其实基本可以忽略不计。更加容易影响睡眠的其实是具有药理活性的一些摄入物，包括烟、酒、茶、咖啡、药物、毒品等。其中的一些日常饮料和烟草由于在生活中司空见惯而很容易被人习惯和忽视，这方面需要防微杜渐。关于药物的影响其实并非都是负面影响，镇静催眠类药物就是利用其药理作用来帮助我们改善睡眠，如何规范合理使用以避免对睡眠或觉醒产生负面干扰才是我们尤其需要注意的问题。

第七节　总　　结

我们在本章主要讨论了睡眠的影响因素，包括躯体、感觉（环境刺激）、心理、行为习惯、摄入物五大因素。五大睡眠影响因素可以组成一个循环。摄入物是构建躯体的基础，感觉是构建心理的基础，心理引导支配躯体产生行为，行为最终可以满足包括饮食在内的各种需要，而需要又是以感觉的形式被个体觉察，感觉又是躯体感官的功能，如此循环，周而复始。五个主要的影响因素之间相互影响，难以严格区分。例如感觉是躯体的功能，又是心理的基础，感觉对应于环境刺激，感觉还是行为和摄入物的导引，各个因素之间存在着错综复杂的联系与重合。所以有关的分类只是为了更加方便明晰地阐述理解问题，希望大家不要绝对区分或机械理解。

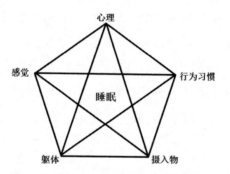

图 2-10　睡眠五大影响因素之间的相互关系

还可能有人会列举出其他的一些影响睡眠的因素，这些因素也会在各种睡眠相关书籍中提出。

首先，年龄因素。笔者在此没有单独将其作为睡眠影响因素之一，是考虑到年龄影响睡眠的复杂性。随着年龄的变化，个体的摄入物会逐渐变化，食物由从最初的奶逐渐变得荤素繁杂，甚至会有可能接触酒精或烟草，个体躯体生理机能逐渐生长发育或衰老，个体的感觉会变得更为敏锐更具有倾向性，个体的习惯也逐渐养成，个体的心理逐渐发育成熟，当然也可能有所偏差。所以谈到年龄对于睡眠的影响，就不得不分阶段地重新讨论上述五大因素。不难看出，就对于睡眠的影响而言，年龄越小，上述五大因素的影响就越简单，婴儿的睡眠影响因素中，行为习惯可以忽略不计，心理因素可以忽略不计，摄入物方面也非常简单，感官功能也未完全发展，因而躯体是其主要影响因素，年龄越大，上述五大因素的影响就越复杂，甚至"五因俱全"。这也可以从侧面解释为什么婴幼儿的睡眠会那么让人羡慕，而成年人的睡眠问题却如此之多，老年人的睡眠问题则更为司空见惯了！睡眠障碍可能会随着年龄增长而发病率上升。睡眠的年龄因素可以从上述五大影响因素去分别理解。

其次，性别因素。当精卵结合时我们的生命随即开始，并一开始就被遗传物质决定了个体性别的发育方向，或男或女。性别对于睡眠的影响仍然需要分为上述五大类来讨论。男性和女性的躯体结构首先是有明显差异的，这种差异不但体现在解剖学结构上，还体现在生化学的激素调控上。感觉方面女性则更显敏感细腻，心理上因为女性所承担的角色而更显复杂，习惯上因为女性特有的月经现象、其承担的不同社会角色等而派生出了与男性不同的行为习惯。食物方面两性之间差异较小，可由于种种复杂的原因女性更少接触烟酒毒品，而一旦接触所受到的伤害也更为严重。

女性还存在几个特殊的时期，例如经期、孕期、哺乳期、更年期。孕期女性存在明显的内在生理生化解剖结构等变化，胎儿的逐渐增大使得腹部变得膨隆，腹部的诸多脏器也受到挤压甚至移位，于是也会出现各种刺激感觉与躯体不适，心理上母亲对孕期的焦虑担心，习惯上的改变（例如睡姿等），上述种种因素都在或多或少地影响个体的睡眠。另外，女性的月经周期也会不同程度地影响睡眠。而女性的更年期也容易产生睡眠问题。更年期女性的卵巢功能衰退，体内激素水平的骤然下降、月经的停止、容颜的衰老、部分习惯的变化等也会干扰睡眠。

通过性别因素的讨论，不难看出，女性相比较男性而言，睡眠影响的五大因素当中，只有环境刺激与摄入物男女相当，心理、行为、躯体三个方面女性都要更复杂些，由此也可以看出，女性的睡眠障碍的发生更为复杂，或许更为常见。所以睡眠的性别因素同样可以从上述五大影响因素去分别理解。

所以概括而言，几乎可以将所有能够列举的睡眠影响因素都归为五大因素之下。通常而言，临床中所遇到的睡眠障碍或普通的睡眠问题，其病因包括五大因素的其中几个或全部五个，但以其中一两种因素为主。

虽然前面系统论述了影响睡眠的五大因素，即感觉、躯体、心理、行为、摄入物，也就是这五个方面都会影响睡眠，但反之也是如此。睡眠也会反过来影响感觉、躯体、心理、行为以及摄入物。这种交互作用尤其需要重视。临床中很多患者会这样告诉笔者"医生，我只要睡眠好，其他的都会好"，需要强调的是这种交互循环或许很难确定最终的源头，抑或最终的源头根本不重要，重要的是如何打破不良的交互循环改善睡眠。

有学者很早就提出失眠的三因素模型（"3P"模型），即易感因素、促发因素和维持因素。这也是经常被提到的睡眠影响因素理论之一。从中不难看出，对这个论点的分析是在睡眠障碍发病的时间维度上从作用的不同来解读的。笔者认为，对于这三因素，都可以从每个因素当中分析出前面所提到的五因素来，只是侧重不同而已。

当论述完影响睡眠的五因素之后，笔者意识到其实所有疾病都可以从这五个因素来分析病因。看来并没有病因不明的疾病，而只是很少有病因单一的疾病，感染性疾病与外伤性疾病被认为是目前病因明确的疾病种类，于是医学上经常用"原发性"来表示该疾病的原因不明。高血压、糖尿病、甲状腺功能亢进、胃肠疾病等都其实只是病因复杂，而非病因不明，五因素（躯体、感觉、心理、行为、摄入物）应该可以涵盖全部可能，但大多数专家可能更为关注的是躯体上的病因，因而当找不到时就会冠之以"原发性"的标签。举例来说，例如疾病对于睡眠的影响，就包括疾病病理生化机制对睡眠的干扰，疾病症状对睡眠的干扰，对疾病焦虑而产生的对睡眠的干扰，疾病治疗所服药物对睡眠的干扰，以及慢性疾病引起习惯改变对于睡眠的干扰五个可能的方面，而这五个方面的干扰必有侧重。

有很多学者曾悉心研究不同动物的睡眠时间及快动眼睡眠时间，希望寻找到睡眠与体型大小或寿命长短等的关系，事实上很难得出结论。通过前文我们对于影响睡眠的五大因素的分析，不难看出睡眠是一种非常复杂的生命现象。由于各种因素的差异性，对于不同物种之间睡眠差异的观察研究或许很难找出一致性的规律。

生命由既定的需要程序引导，环境刺激以感觉的形式成为构建心理的基础，物质则以摄入物的形式成为构建躯体的基础，感觉信息存储成为记忆，物质存储成为躯体的储备，心理与躯体共同完成行为来最终满足需要，需要周而复始直至死亡，

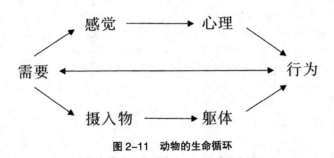

图 2-11　动物的生命循环

身心交互也周而复始直至生命终结。从图 2-11 也可以看出睡眠影响五因素的由来，这五大因素可能不仅仅影响睡眠，也是影响健康的五大因素。

第三章　梦的解析

第一节　梦的概述

梦是人类在睡眠中经常出现的一种现象，几乎每个人都做过梦，不同的只是梦的频率多少及内容而已。人们对于梦的理解在不断发生着变化，这种变化趋向于客观和全面，也越来越科学。

在古希腊神话中，身为五大创世神之一的黑夜女神尼克斯（Nyx）自己诞下双胞胎，其一是死神塔纳托斯（Thanatos），其二是睡神修普诺斯（Hypnos）。睡神有三子，即梦神墨菲斯（Morpheus）、福柏托尔（Phobetor）和樊塔萨斯（Phantasus），他们统领着其他梦神，其中墨菲斯化为人托梦给人类，福柏托尔化为飞禽走兽托梦给人类，樊塔萨斯化为除了人和动物以外的其他事物，包括植物、山水、风雨雷电等。睡神掌管着睡眠，具有催眠神力，但其总被认为在模仿死神。从这些神话传说可以看出古时人们对于某些现象的某种看法，映射了过去的人们对于睡眠的一些原始认知，例如"黑夜产生睡眠""睡眠产生梦境""睡眠和死亡是相似的"等。当然上面这些仅仅是神话传说，是古时候人们对于某种现象猜想后的杜撰，并不科学。

我们睡觉时，几乎每个人都曾经有过做梦的体验。梦的内容多种多样，千奇百怪。梦有故事性的，有意境性的，有以观察者为视角看到的，有自我参与其中的，有现实的，有虚幻的，还有现实与虚幻相互交织的，有对于过去的记忆重现，有对于未来的想象，有人梦到捡钱，有人梦到美女，有人梦到绣花鞋，有人梦到被人追赶，有人梦到美好，有人梦到邪恶，有梦到被弃坠落的；梦境中事物的发展是完全自由的，不受时间空间或定律规则的限定，所以有的梦会时空扭曲，在梦中我们可以自由穿越，回到过去或者未来，有的梦会"道德败坏"，有的梦会张冠李戴；梦的内容还包括很重要的一方面，那就是梦中自我的情绪情感体验，有喜怒哀乐，有悲欢离合，有麻木中立，有凶残冷酷，甚至会在睡梦中流泪哭泣、哈哈大笑或挥舞着拳头。在梦中，我们不会再受道德、法律、自然规律及各种常识的束缚，我们可能无所不能，我们也可能为所欲为，有可能化身超人拯救人类，有可能化身恶魔毁灭世界。

从古至今，梦都带着一层神秘的面纱，让人琢磨不透，由此也对梦产生了无限的想象空间。庄周梦蝶、黄粱一梦、南柯一梦是中国古代最为著名的梦境了。梦到底有什么意义？从古至今民间流传的《周公解梦》就是在试图解读梦境，其中对于梦的理解似乎是一种预言，预示着某件事情即将发生，可以占卜吉凶。希腊哲人柏拉图曾说过"好人做梦，坏人做恶"。亚里士多德认为"梦是一种持续到睡眠状态中的思想"。我们的先人相信"至人无梦"，意思是说圣人无妄念，所以不会做梦。《墨子·经上》曰：梦，卧而以为然也。东汉许慎《说文解字》曰：梦，寐而有觉者也。南宋朱熹则认为：梦者，寐中之心动也。1900 年《梦的解析》出版发行，弗洛伊德在他的书中将梦看作是理解潜意识心理过程的捷径，梦是愿望的满足，梦是一种受抑制的愿望经过改装的达成。荣格认为梦是人类集体无意识的反映，是"原始人的来信"，是潜意识智慧的启示，它超越了个人。人类由此向对梦的科学认识迈进了一大步。还有一些人认为梦中会暴露个人的秘密私隐，因而不敢轻易将自己的梦境告诉他人。2010 年，美国好莱坞的一部电影《盗梦空间》风靡世界，片中竟然可以盗取梦境中的意识碎片，其想象力之丰富也掀起人们对于梦境的一番追问与思考。

对于大多数人而言，梦是司空见惯的。当我们论述一个问题需要首先定义其相应的概念，于是有必要先来思考梦的概念。那到底什么才是梦呢？对梦下定义是很困难的。科学上制定的大多数定义，依据的或者是物理上的客观存在，或者是由内在机制可测量结果决定的过程，对于梦而言却缺乏上述的任何一种参考依据。但对于梦的定义却是有必要的。20 世纪 60 年代以来，不同的学者根据自己不同的理解所做出的定义也是各有不同。1962 年福克斯等人认为"梦就是睡眠中发生的任何伴有视觉、听觉或运动觉的影像"。1967 年卡莱斯等人把梦定义为"任何伴随精神活动进展而出现的有感觉的影像"。1978 年安特罗巴斯等人认为梦是"一种幻觉，当时却被当事人认为确实发生过的影像，它能引起广泛的视觉反应，有时是怪异的或戏剧性的"。类似的概括均力图描述梦的本质与特征，但似乎总有些不完整。因此，我们需要重新给梦以分析和理解。首先，梦是睡眠期间的心理活动；其次，梦还是个体对睡眠期间心理活动的记忆；最后，梦也是个体对睡眠期间心理活动的一种回忆与复述。所以梦是大脑活动或心理活动，梦的本质是意识，梦是睡眠期间的后台意识，是一种个体主观感受，目前还是无法科学测量的。由于梦是需要语言来表述的，也许以此才能证明其曾经存在过，所以其他动物是否会做梦至少目前还没有直接证据，但理论上来考量应该是普遍存在的，至少在脊椎动物门类里。所以梦可以这样来简单定义：梦是被个体感知回忆到的睡眠期间的后台意识活动。

梦的研究经历了不同的历史阶段。最先，是感觉决定论阶段，着重探讨刺激对于梦的影响，莫里在 1861 年出版的《睡眠与梦》中详细描述了外界刺激的作用。之后，便是需要决定论阶段，弗洛伊德在 1900 年出版的《梦的解析》中详细论述了他的观点"梦是愿望的达成"。再后来，荣格提出了原型决定的观点，他认为梦是未满足的原始意向的补偿，梦是无意识理性的表现。1953 年快速眼动睡眠的发现又开创了现代梦研究的新纪元。至此梦的研究与理解到了一个瓶颈，总是难以突破。接下来笔者便尝试着从各个角度全方位来立体分析解读梦的来龙去脉。

第二节　梦的触发

既然梦与觉醒时的意识并无本质的不同，那么就可以将梦理解为普通的意识活动。从意识程序而言，梦属于后台意识程序，从意识结构而言，梦属于高级意识当中的后台意识。从意识信息流而言，梦属于一种意识表达，所有意识内容的基础来源是感觉，所以由此推断梦的触发因素一定是环境刺激，也就是环境刺激形成感觉成为意识的输入信息，从而启动了梦。

前面的章节我们讨论过，环境刺激是与感觉相对应的，所以对于生存个体而言感觉是无法完全消除的。感觉是由环境刺激所引发的，但环境刺激并不一定能够被个体所察觉。所以感觉根据被大脑察觉的程度可以分为感而知觉、感而微觉和感而未觉。

机体在受到任何刺激时都会出现相应的反应，即所谓的"刺激—反应"模式。

"刺激—反应"模式的相关变量包括刺激强度持续时间、心身状态及个体经验等。刺激引起的反应是多方面的，我们可以概括为两个方面：一是躯体层面的反应，二是意识层面的反应。虽然身体与意识很难割裂区分，但在这里区分开来是为了更好地理解刺激反应的过程。身体层面的反应主要是刺激引起的身体局部或整体的客观反应，例如皮肤擦伤引起皮肤表层被摩擦受损，引起的反应是出血、红肿、炎症渗出等，而意识层面的反应主要是刺激导致的大脑意识反应，包括感觉、记忆和表达，例如感觉到疼痛、记忆和回忆受伤情景、现在如何处理伤口以及相关行为等。躯体和意识反应中有很多过程是不被个体觉察的。梦就是睡眠期间个体在意识上对环境刺激的反应。

大脑对于输入信息的处理都会进行不同的加工处理，这里的加工处理有几种：其一是主动处理，也就是个体意识察觉到并根据自己的经验与意愿主动处理；其二是自动处理，也就是个体意识接收到感觉信息后按照既定程序自动化处理；其三是前两者的混合。主动处理的最主要是感而知觉，觉醒时大多采用；而自动处理的最主要是感而未觉，任何时候都会采用。换言之，察觉到的信息通常会被主动处理，未察觉到的通常会被自动处理。在睡眠期间大多都无法明确察觉环境刺激，故大脑对于感觉的处理就是自动化的，于是形成了丰富多彩的梦境。

例如，皮肤被蚊虫叮咬，局部会出现红肿，在觉醒时我们一般会察觉到，感到瘙痒刺痛，会根据经验主动做出意识行为表达，例如拍打、驱赶，这时的意识行为活动是被个体察觉并主动控制的。在睡眠时个体对于环境刺激虽然无法察觉，但仍然会自动做出例如挠痒等动作，而这时在脑中便可能以梦的形式呈现出来。而睡眠时当个体所受到的环境刺激超过一定频度或强度时便可能唤醒个体。

在睡眠状态下，人的神经系统处于低水平的抑制状态，感觉器官对环境刺激的敏感度、感受性下降，但并没有完全失去感觉功能。环境刺激既可能来源于外界环境，也可能来源于身体内部，睡眠时的大部分环境刺激形成的感觉都属于"感而未觉"或"感而微觉"，虽然个体无法察觉但却已被大脑接收，从而引发意识的自动加工处理。无论能否回忆，这部分后台意识活动在大多数情况下主要以梦的形式出现。触发梦境的既可能是外部感觉，也可能是内部感觉，睡眠期间的尿意可能触发有关排尿的梦境，唐代诗人白居易在《寄行简》中曾这样写道"渴人多梦饮，饥人多梦餐"，也道出了身体内部感觉触发的梦境。

综上所述，梦是个体睡眠中对环境刺激的意识反应，梦是睡眠时大脑对感觉信息的自动化处理，所以可以说梦是由环境刺激触发的。由于睡眠期间个体的意识水平下降，所以通常无法识别到底是何种感觉触发了自己的梦。

第三节　梦的材料

巧妇难为无米之炊。那梦的内容为何如此丰富呢？梦的材料到底来自于哪里呢？梦的材料指的是梦境中的所有组成元素的来源。早在一百多年前精神分析学派鼻祖弗洛伊德的巨著《梦的解析》一书中就有对于梦的材料与来源的论述。弗洛伊德认为梦的材料与来源包括"最近印象""儿时经验"及"肉体刺激"。既然前面我们讲过梦的本质就是一种意识表达，那意识表达的来源只有两个：一是感觉（意识的输入信息），这属于基本来源，弗洛伊德所说的"肉体刺激"指的就是感觉；二是记忆（意识的存储信息），记忆也来自于感觉，记忆是我们已经存储的信息，这是另一个来源，这和弗洛伊德所说的"最近印象"和"儿时经验"相对应。下面我们分别叙述。

一、梦的材料——感觉

前篇我们论述过，我们的意识信息的基本来源是感觉。但值得注意的是睡眠时我们的感官功能明显减退，主动感知思维的能力同样减退，并受到感觉功能减退的阻碍，所以无法主动明确地察觉周围事物。但不可否认的是睡眠时的感觉的确会成为梦境中的元素之一，只是因为睡眠时无法明确察觉，此时的感觉便被大脑自动化处理，这很显然与觉醒时的主动处理有着明显的差异。

在睡眠时，虽然个体的感觉功能明显减退，但并非感觉功能消失，所以睡眠时其实个体仍然能够接收到一些感觉信息的。但是睡眠时的感觉功能虽然没有完全消失，感觉统合能力却明显下降，感觉与记忆的提取对应准确率明显下降，于是感觉的意识呈现就变得不准确。

笔者小时候经常重复做一个类似的梦境，梦中笔者急尿，于是到处找能够小便的地方，终于在一个没有人看到的矮墙下打算小便，总是心里感到有些异样，但看来看去又没发现什么异常，好像没有什么问题，于是开始小便，但奇怪的是这时感到身体的某些部分莫名的暖热，心里总感觉不对劲。醒后发觉自己真的尿床了。小时候总是害怕自己梦中找到小便的地方，可却每次在梦中总是能找到，以至于上了小学自己仍间有尿床，羞于启齿，从不敢向人提及，直到工作后才开始坦然面对。膀胱充盈产生的刺激以"感而未觉"的形式被输入意识后自动化处理形成上述梦境，整个过程在睡眠中不被个体察觉，行为引导就缺乏准确性，于是便"如愿"地尿床了。在这个梦中，尿意的感觉是组成梦境的元素之一。睡眠者的皮肤上被碰洒一些水滴时也可能产生下雨天的梦境。这就是弗洛伊德所认为的梦之材料"肉体刺激"。所以梦的材料有一部分来源于感觉，睡眠时"此时此刻"的感觉，只不过这种感觉在大部分时候并不能被个体明确察觉或回忆，于是梦变得"无缘无故"罢了。

环境刺激是梦的触发因素，而环境刺激所形成的感觉也就顺便成为梦的主要材料之一了。

二、梦的材料 —— 记忆

如此丰富繁杂的梦境仅用睡眠时的环境刺激来解释显然是不够的，梦境中的更多材料可能并非来自睡眠时的环境刺激。感觉是意识信息的基本来源，而所有我们曾经接收的感觉信息都会被大脑记忆存储。弗洛伊德在《梦的解析》一书中论述"最近印象"时举了一个他自己的关于植物学专论的梦：（D1）[1] "我写了一本关于某种植物的专论，这本书就放在我的面前，我翻到书中一页折皱的彩色图片，有一片已经脱水的植物标本，就像植物标本收藏簿里的一样，附夹在这一册里头。" [2] 事实上前一天上午弗洛伊德曾在某书商的玻璃橱窗内看到过一本标题为《樱草属》的有关植物的书。在论述"儿时经验"时有这样一个例子：（D2）"有一个人决定要回到他已经离开20年的家乡，就在出发的当晚，他梦见自己处身于一个完全陌生的地点，正与一个陌生人交谈着。等到他一回到家乡，才发现梦中的那些奇奇怪怪的景色正是他那老家附近的景色，梦中的陌生人也是真有其人——

---

[1]　以下每个梦境均以"D ＋数字"来标注，以便在重复引用论述时作为指代符号。

[2]　弗洛伊德. 梦的解析 [M]. 2 版. 北京：国际文化出版公司，1998：72.

是一位他父亲生前的好友，目前仍居于当地。"[1] 这里所谓的"儿时经验"其实就是人的远期陈旧记忆，只是被自身"遗忘"了。

人类的记忆容量像是一个无底洞，深不可测。在笔者看来，可以大胆假设我们接收到的所有感觉信息都被大脑记忆，而能够回忆的通常是个体需要的、注意到的或兴趣所在。"记"与"忆"其实是不同的，"记"是"大脑对信息的存储"，"忆"则是对大脑对存储信息的提取，"忆"属于表达的范畴。梦境元素的另一个主要材料来源其实是我们的记忆，这种记忆既包括新近记忆，也包括久远的记忆，包括我们能够回忆的记忆，也包括我们无法回忆的记忆。

下面我们列举一些梦境来看一看其中的记忆元素。

2013 年 12 月 26 日笔者叫醒 4 岁的孩子，孩子马上说了其刚做的一个美梦。

（D3）"梦中一只小鸟飞落床头，我用手抚摸小鸟的头和羽毛，小鸟并没有飞走，我很开心。"事实上家里养了两只鹦鹉，前一晚孩子还看了动画电影《飞屋环游记》。

（D4）"我坐在一辆巴士上，车上坐了一些人，但我知道他们都是贼，我的确上了贼车，我坐在靠前的窗边，他们散坐在我的周围，我发现前面有一个贼是我熟悉的一个人，但总是想不起他的名字。路途中我看到梁咏琪（香港明星）在向我坐的巴士招手，她穿着浅紫色的紧身裙子，衣服上还有亮片，我知道她想要上车，于是我小心地极力向她摆手示意她不要上车，最终她没有上车。可是我的举动似乎激怒了车上的贼，他们都向我围坐了过来，我很害怕，我很想前面那个认识的人帮我说句话求情以避免受到伤害。"这时梦者被闹钟吵醒了。现实中前一天梦者确实看到了有关梁咏琪的新闻。

（D5）"我发现自己有严重的痔疮，看医生后被建议住院手术，后来独自来到了骨科病房住院，手术很顺利，术后也并不疼痛，我还能到处走动，但发现我的右侧腹股沟处竟然有引流管，住院期间一直没有家人陪同，针水滴完后想要叫护士，发现病床的呼叫器在床尾，我于是用脚按了呼叫器，但护士一直没有来。"这个梦是一个产科护士于 2013 年 8 月 24 日晚睡觉时做的。梦者所工作的科室前一天确实有一个患严重痔疮的产妇，梦里面出现的各种元素几乎都在日常工作中经常出现。

---

[1]　弗洛伊德.梦的解析 [M].2 版.北京：国际文化出版公司，1998：90-91.

（D6）"我出国旅游。我留着长发，戴着帽子。目的地风景很美，有一条干净的河，河边的房子很漂亮，天气很好，我的心情很好，然后我拍了相片在朋友圈发了微信。"这是笔者的一个朋友在2013年8月的一天做的梦，做梦的前一天梦者的姐姐刚好要出国去迪拜，她打电话告诉了梦者。

（D7）"我的母亲责怪我，说我的前男友结婚了还生了一个孩子，说我没有珍惜，母亲还和前男友的丈母娘聊天，谈起前男友现在的妻子过得很幸福。而后不知怎么回事，前男友说要和自己复合，而我却拒绝了他。"这是一个28岁的未婚女性的梦境，她告诉笔者当时自己梦中醒来时心里感到有些遗憾，还说就在前几天在社交网络上看到了前男友结婚生子的照片。

（D8）"我坐在飞机上，看到几个人围坐在一个马桶边，用马桶煮面条吃，看不到热气腾腾，但吃来吃去总不见少，似乎闻起来味道怪怪的。"梦者稍有些洁癖，在睡前与一位朋友聊天时聊到有关某些人不讲卫生等不良生活习惯的事情。

（D9）"我身处在澳门的一个小广场。广场的小舞台上张学友正在唱歌，旁边有一个人弹着吉他伴奏，观众很少。一曲唱罢，张学友坐在长椅上休息，我靠近坐了过去，告诉张学友自己是他的歌迷，期望和他合影，张学友答应了。我正要拿手机自拍，恰好有两个人路过，我于是说明了想请他们帮忙拍照的用意，拿出一台单反相机给了其中的一位女性。我和张学友摆好了姿势，张学友还特意将头偏向我的一侧。可怎么拍都是黑的，模糊不清，我自己试着拍了也是一样，于是拿相机给张学友看看怎么回事。这时我想到可能是相机电量不足，我拿出电源线连接并插在小舞台旁边的插座上，相机真的可以正常使用了，于是我和张学友顺利拍照，也向帮忙的路人表达了感谢。这时看到有人在找张学友签名，我也想到需要张学友的签名。我心里有一个想法，要是相机上有张学友的签名那会更有价值，于是向张学友表达了我的想法。张学友反而问我有没有看他做的菜，我有些奇怪，回答如果他出了有关做菜的书我会买一本。说话间我在相机上找出一块地方并拿笔给张学友签名，张学友拿过笔竟然画了一幅简笔画，画的是一盘盛有两条鱼的菜，但我也没有再要求签名。这时广场上来了很多大妈，我赶紧收拾相机的电源线，还不小心刮到了一位大妈的脚背，被抱怨后我也表示了歉意，之后我收拾行囊离开。但离开时心里总感觉像是丢了什么东西似的。"梦者前一晚看到有关张学友的新闻，其妻子说要去澳门购物，当晚做了上述这个梦境，次日起床时觉得梦境比较有意思，于是记了下来。

（D10）"我身处一个自行车商店，我在挑选一辆我喜欢的自行车，在店员的帮助下我购买了一辆推出了店门，出去后我发觉似乎有什么问题，于是提起车轮，捏了捏轮胎，发现轮胎干瘪，车胎气压不够，像是漏气或者店员根本没有帮我打气。于是我又准备返回商店，这时从里面出来一个人，看起来像是店老板，我告诉了他自行车的问题，他便答应我更换并将自行车推了进去。过了一会儿，他推了一辆崭新的自行车出来，这辆与之前我买的有些不同，更大一些，而且车把及后座旁边有工具箱，里面各种修理工具都有，我非常满意。正要离开，似乎遇见一个认识的人，我和他攀谈了几句，并说起我打算骑车去珠海，想他和我结伴而行。"梦者前一天因为自己的单车车闸有些问题而想要修理或更换，于是当晚便做了上述这样一个梦。

（D11）"我骑着单车外出，来到单位门口的路口，过马路时被一辆电瓶车阻挡，我很有礼貌地对那个人说能否麻烦让我过去，那个开电瓶车的人并不理睬，我非常气愤，又连续说了两次仍未奏效，于是我也将单车横在对方电瓶车的前面互不相让。这时路口的车越来越多，交通开始阻塞，远处的交警赶来并未调解而是决定把我们拘留起来。我们上了警车驶往派出所，车上我看到单位的两位同事也坐在上面，似乎也犯了案，其中一位以前的主任告诉我自己因剽窃案被抓。到了派出所，轮着录口供，后来开电瓶车人的家属竟然也在派出所，其女儿还当面向我表示歉意承认其父亲确实做得不对，巧的是我的妻子也在派出所。快要轮到我录口供时突然被女儿的叫声吵醒了。"这是一个梦者在2015年第一晚做的一个梦，前一晚一家人在一个商业中心参加迎新年倒数晚会，遇到了人流拥挤交通阻塞的情况，而白天上班时也确实遇到了梦者警车上的另一位同事还有所交谈，梦中的大部分元素均是其新近记忆。

一位女士在一个周末的早晨吃了包括面包和豆浆的早餐后，感到有些困倦，于是躺上床睡着了，做了下面这样一个梦。（D12）"我买好了很多很多面包作为每天的早餐，可是不知道怎么回事我竟然都忘记吃了。当我发现时，全部面包都已经超过保质期了，我看到有的面包标签是2012年的，有的面包是2013年的，有的面包是2014年的。于是我将所有这些已经过期的面包都丢进了垃圾屋，我看到很多野猫野狗和老鼠在抢食着那些面包，我不知是我浪费食物还是在为这些动物做好事。"这个梦中的主要元素之一面包就是梦者刚刚吃过的食物，便以此为主要材料做了这样一个梦。

我们的记忆容量之大丰富至极难以想象，既然记忆是梦的主要材料，而每一次梦境的内容中元素有限，那么什么样的记忆容易成为梦的材料呢？上述的这些梦境中的主要元素均来自于梦者新近发生的事情，也就是其新近记忆。

由此可见，最容易被用作梦的材料的记忆就是新近记忆，也就是大脑对新近发生的事物的记忆，"近水楼台先得月"。如果将我们的大脑比作一个记忆池，记忆就像是池中物，漂浮在水面上的通常是新近掉落的，一些司空见惯的记忆甚至会溶解其中，这些内容最容易被择取。其次，寻常记忆也会容易成为梦的材料，这些寻常记忆包括水、食物、进食、如厕、天空、植物等，这些记忆几乎我们每天都会重复遇到。再次，是被压抑的记忆。一些消极的记忆会带给当事者非常负面的情绪，因而被长期无意识地压抑在记忆深处的角落，例如强奸、侮辱、丧亲。还有一些记忆是我们不大愿意主动面对的，例如人际纷争等。这部分记忆在我们清醒时通常被有意或无意地压抑，但睡眠时心理几乎放松，警觉大多被解除，主动压抑减弱，因而被压抑的记忆会很容易在我们睡眠时被释放而在脑中浮现。最后还有一些记忆似乎已经被我们不知不觉遗忘了，但其实还存储在大脑之中，由于并不重要，所以平时很难回忆起来，当然也并不需要刻意地压抑，这部分记忆散落在记忆池的底层，偶尔会被提取而成为梦的元素，由于清醒时不能明确地回忆，因而类似的梦经常被某些人理解为"预言或超能力"。有人会报告说自己梦中所梦到的场景自己从来没

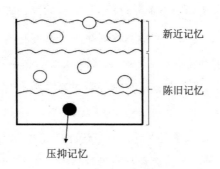

图 3-1 记忆池

有见过接触过，但梦醒后自己依据梦里的提示确实能够找到梦境现实的对应，会以为自己可以以梦来预见或穿越。其实并非如此。虽然个体否认自己从没有接触或见过，

但事实上只是不记得而已。无源之水是难以理解的。各种各样的记忆元素在我们睡眠时被排列组合便成为我们的梦境。

（D13）"我戴着帽子，穿着裙子，好像和另一个同学坐着一辆黄包车，前男友骑着单车在旁边的路上行进，我的心里有些得意。这时突然来到一块水田，地里有水，有矮草，很难行进，前男友又出现在身边，他在地里好像是在画着什么，之后我顺利通过水田来到一个礼堂，礼堂里人不多，我和大学寝室的宿舍长坐在一边，还有两个同学远离我们坐在另一边。"梦者醒来后只记得上述的梦境，前男友已经多年未联系，当初自己本想跟随他一起上研究生，没想到他竟然提出分手，到现在梦者都感到对他有些鄙视厌恶，近来从没有接触过前男友的任何消息，却在梦中出现。这就是被压抑的记忆在梦中浮现的典型个案。

（D14）"我很晚才回到家，看到母亲穿着睡衣，可能是刚洗完澡没有穿文胸，可以隐约看到乳头在衣服上形成的凸点，心里燃起欲火，我走上前去想要抚摸，母亲有些不悦，但肢体上没有反抗，我开始得寸进尺，直到我们翻云覆雨一番。"一位24岁的男性患者因自感思虑多而来诊，谈及上述的梦境自感羞愧，认为自己道德败坏，深感内疚，甚至后悔自己把梦说给医生听。性欲在日常生活中很容易被道德、法律、舆论、伦理等抑制，而在睡梦中上述的束缚暂时消失，从而容易出现乱伦的梦境。

（D15）"我正在书桌前做着什么，忽然间感到右边耳朵不舒服，于是我侧向右边低下头，但可怕的是突然感到耳朵里有沙子一样的东西掉落下来，我赶忙用手接住，但掉出来的东西越来越多，一只手都接不完，必须要两只手才可以。等掉完了我看了看手中的东西，发现有一些白色的颗粒，还有一些黑色的条状物，还有挖耳勺，我感到奇怪而且有些慌张，赶忙前去找我的同事——五官科的陈医生，我将耳朵里掉出的东西给他看，他看了看说不知道是什么，又帮我看了看耳朵，说没有什么问题。"梦者做梦之前的确右边的耳朵有些不适，曾经看过"陈医生"，的确也被告知没有什么大问题。

（D16）"我看到一个心肌梗塞患者被一个精神病人杀死，我在精神病人的唆使下轻易地同意并割下死人的头颅，后来有殡仪馆的人来收尸，将无头的死人装入一个方正的金属盒子里并上了螺丝，抬向葬礼的路上有个警察边走边谈论杀人犯的变态，还说无论尸体被切割成多少块都能够装走，我听后惶恐不安生怕警察知道是自己砍下的头。来到葬礼，发现精神病人也被捆绑固定在一个木板上，似乎要被处死，葬礼像是一场宴席，人很多，吃完饭后每位客人还收到一份礼品和一个大利是封。"梦中的恐惧让梦者醒来后非常不安。梦者前一天在网络上看到关于 2017 年 2 月 19 日湖北武昌某持有精神残疾二级证的人砍杀并斩首饭店老板的新闻。

感觉是记忆的源头，也是所有意识内容的最终来源。感觉可以被分为不同种类，而记忆中的基本元素也是由不同形式的感觉信息组成的，例如各种声音的记忆、各种光影画面的记忆、各种腥臊香臭、各种酸甜苦辣等，我们在提取记忆时也是以感觉的形式呈现在大脑中的。我们可以根据梦境中的感觉类型来做出一定的区分。前文我们提到的梦境基本上都是由视觉性画面呈现的，其实也有听觉性的，还有触觉等其他感觉型态的。在感官功能完整的普通人群中，梦境通常是以视觉性画面呈现为主的混合型态，原因可能在于普通人在视觉上的信息接收量是具有明显优势的。以此类推，可以想象先天性的盲人所做的梦境中不可能有视觉性的记忆元素，而先天性的又盲又聋的人其梦境也不可能有视觉和听觉的记忆元素。

总的来说，梦的材料主要有两方面，一方面是环境刺激引起的感觉，另一方面是记忆。由于睡眠期间个体对于感觉的察觉水平下降，所以感觉在梦境中通常都有一定的变形，因而个体很难知晓到底哪个元素是与环境刺激对应的感觉。因此记忆便成了梦的主要材料来源。记忆的宝库容量之大，内容之丰富难以想象，取之不尽，用之不竭，从而形成了不同人千姿百态、五光十色的梦境。

第四节　梦的运作

前面我们讨论了梦的触发是环境刺激，梦的材料是感觉和记忆，那么梦是如何表达的呢？梦的内容是如何运作呢？

一谈到梦，在很多人看来，内容的特征性就一定包含虚幻性。很多人对于自己眼前发生的一切不敢相信时会经常质疑自己是否在做梦，由此可见梦在大众心中的印象似乎就是不真实。但梦境就果真如此吗？下面我们可以先来回顾先人的两个著名梦境。

（D17）南柯一梦：相传唐代有个姓淳于名棼的人，嗜酒任性，不拘小节。一天适逢生日，他在门前大槐树下摆宴和朋友饮酒作乐，喝得烂醉，被友人扶到廊下小睡，迷迷糊糊仿佛有两个紫衣使者请他上车，马车朝大槐树下一个树洞驰去。但见洞中晴天丽日，另有世界。车行数十里，行人不绝于途，景色繁华，前方朱门悬着金匾，上书"大槐安国"，有丞相出门相迎，告称国君愿将公主许配，招他为驸马。淳于棼十分惶恐，不觉已成婚礼，与金枝公主结亲，并被委任"南柯郡太守"。淳于棼到任后勤政爱民，把南柯郡治理得井井有条，前后二十年，上获君王器重，下得百姓拥戴。这时他已有五子二女，官位显赫，家庭美满，万分得意。不料檀萝国突然入侵，淳于棼率兵拒敌，屡战屡败；金枝公主又不幸病故。淳于棼连遭不测，辞去太守职务，扶柩回京，从此失去国君宠信。他心中悒悒不乐，君王准他回故里探亲，仍由两名紫衣使者送行。车出洞穴，家乡山川依旧。淳于棼返回家中，只见自己身子睡在廊下，不由吓了一跳，惊醒过来，眼前仆人正在打扫院子，两位友人在一旁洗脚，落日余晖还留在墙上，而梦中经历好像已经整整过了一辈子。淳于棼把梦境告诉众人，大家感到十分惊奇，一齐寻到大槐树下，果然掘出个很大的蚂蚁洞，旁有孔道通向南枝，另有小蚁穴一个。梦中"南柯郡""槐安国"，其实原来如此！[1]

（D18）黄粱一梦：唐开元七年（公元719年），卢生郁郁不得志，骑着青驹穿着短衣进京赶考，结果功名不就，垂头丧气。一天，旅途中经过邯郸，在客店里遇见了会神仙术的道士吕翁（明代剧作家汤显祖创作的《邯郸记》，将吕翁改为八仙之一的吕洞宾），卢生自叹贫困，道士吕翁便拿出一个瓷枕头让他枕上。卢生倚枕而卧，一入梦乡便娶了美丽温柔、出身清河的妻子崔氏，中了进士，升为陕州牧、京兆尹，最后荣升为户部尚书兼御史大夫、中书令，封为燕国公。他的5个孩子也高官厚禄，嫁娶高门。卢生儿孙满堂，享尽荣华富贵。80岁时，生病久治不愈，终于死亡。断气时，卢生一惊而醒，转身坐起，左右一看，一切如故，吕翁仍坐在旁边，店主人蒸的黄粱饭（小米饭）还没熟哩！此即黄粱梦（黄粱一梦）的由来。[2]

南柯一梦和黄粱一梦的梦境都比较复杂。这两个梦都是不真实的，但还算可以理解，因为现实中的确有人发生过类似的经历。类似的梦境临床非常常见，下面我们列举一些梦境了解一下不同梦境的内容、特点和分类。

（D19）"我怀里抱着一个孩子，但不是我的，孩子还垫着尿片，感觉尿片里可能有大便，但我并没有打开看。旁边还有我的姨夫、外公、外婆、爸爸等人，后来

---

[1] 见唐代李公佐《南柯太守传》。

[2] 见唐代传奇《枕中记》。

我们一起去菜市场买菜，但看了看，什么也没有买到，就要坐公交车回家。等的人很多，一辆车停下后我打算从前门上车，但司机抱怨说不能上了，我质问司机后门下了那么多人，为何不能上。于是我们上了车，车上只有一侧车窗边有一排座位，我们坐下，亲人坐在我的左右。"这个梦境虽然并非真实发生，但内容具有现实性。

（D20）"我在一艘船上，周围看不到海看不到水，船上并没有多层的客房，只有平坦的甲板。我似乎是在走过，路过时突然看到我的父母。爸爸趴在妈妈的身上，他们都没有穿衣服，他们在做着性爱动作。我非常好奇。这时爸爸转头看到了我，可却若无其事地继续了下去！"这个梦境内容相对稍显奇怪，但内容仍具有一定现实性。

（D21）"我的大哥被货车压死了，旁边似乎还有两个人我认识，我不断地向旁边的路人急切地呼救，可并没有人帮忙，我放声哭泣！"梦者的小弟在3个月前因肝癌病逝，女儿还没有嫁人，这个梦境也具有现实性。

一个已婚男性，做了下面一个梦。（D22）"我在一个体育场的中心草坪上和几个人玩，体育场四周看台上没什么人，但外面有人陆续进来参与到我们的游戏中来，还有一些人进来后又绕道离开。"现实中梦者人际关系比较被动，深交者很少，这个梦境也是现实性的。

（D23）"我正在大伯家上厕所解大便，伯父伯母突然要外出，我还没有解完，但还是被催促赶了出门，非常狼狈。"这是一个女孩的梦，梦境稍显不合情理但仍具现实性，笔者听完这个梦后感到女孩和她的伯父关系可能不好，女孩说的确有些隔阂。我们的梦如同自己想要说的话一样都存在一个中心思想，只不过在梦中组织这个中心思想有些随意和夸张而已。

（D24）"我姐在首尔（韩国首都）有房子，我在她家暂住，奶奶也在，我的同学朋友都在那里。突然有一天我姐说要烧烤，让奶奶去准备，我不答应烧烤，就跟姐姐吵了起来，她让我搬出去，起初我不答应，最后因为赌气就收拾东西搬走了。到了火车站看到初中同学也在等车，我坐在椅子上，然后她们和我打招呼，问我要去哪儿，我说坐火车去明洞（韩国代表性的购物街，地处首尔中区），于是我和妈妈坐火车去了明洞，爸爸留在首尔工作，还说找机会把我的衣服从姐姐家拿出来给我，我和妈妈到了明洞的一个公园，然后我们一直走，行李也没有，目的地也没有，就一直走！"梦者是一个高一女生（中国人，没有留学或移民背景），开学后因为适应不良而来诊咨询，小时候和姐姐一起由奶奶照顾，父母在外工作，奶奶偏爱姐姐，自己小时候经常感到孤独，在家里与母亲关系较好，近期开始心理治疗后一直没有决定什么时候再去上学。

（D25）一位女性患者预约来诊的前一天晚上做梦梦到自己来看过心理医生后忘记了缴费取药，心里有些自责，醒后方知自己根本还没有去医院。

上述这样的梦境中基本按照时间空间规律先后顺序发生，虽然并没有在自己身上真实发生，但在其他人身上可能会真实发生。其实还有很多人的梦境都是其过去亲身经历过的事情。曾有一位老人近期总是经常梦到自己参加革命期间的一些事情。一位女孩在亲眼目睹好朋友在自己的学校跳楼自杀后夜晚总是反复梦到好友跳楼的一幕而被吓醒。这样例子很多，类似梦境如果记录下来就如同个人日记一样。所以在此不再详细举例说明。

还有更多的梦境则更显玄幻离奇，梦中的一些情节在现实中完全不可能发生，多了一层玄幻色彩。474年，南朝朝廷幕僚江淹被贬，来到福建浦城当县令。据传，一天夜宿城西孤山，（D26）梦中见到一神人授他一支闪着五彩的神笔，笔尖生出五色花。自此江淹文思如涌，成为了一代文学大家，当地人称"梦笔生花"。江淹到了晚年，才思微退。（D27）传说一天晚上做梦，梦中见一自称郭璞（东晋文学家、风水学鼻祖）的人对自己说"我有一支五色彩笔留在你处已经很多年，请归还给我吧"，于是江淹从怀中取出笔归还给了那个人。之后其写的文章日见失色，于是便有了"江郎才尽"一说。

（D28）我正在上班，保洁员拿着抹布擦拭领导办公室墙壁上的插座，突然间着起了大火，我慌乱着一边呼喊办公室主任，一边在某个角落里找来像是沙子一样的东西企图掩灭火苗，可实际上徒劳无功，最后竟然烧死了保洁员。我不知道怎么回事被要求办理保洁员的后事，我买了一口棺材，路上正在发愁不知道到底应该在棺材里摆放什么东西时，突然遇到奶奶，我有些欣喜，奶奶告诉我当初她自己过世时曾经摆放的各种东西，我明白了一切，并顺利办完了保洁员的后事。现实中梦者的奶奶已经去世很多年，有些玄幻色彩。

（D29）战争爆发，国内动乱，钱币也不能流通使用，只能使用黄金来交易购买，而且需要将黄金熔化成整块的才能使用，当地设有专门的工厂来帮民众熔化金饰，于是我拿着家里仅有的金饰独自去熔化厂，去的路上看到每个人拿的都比自己的多，到了熔化厂，排队的人很多，轮到我时不小心把几个戒指掉在了柜台里面，柜台服务员态度恶劣，说她可搞不清楚哪个是我的，这时一个同学面孔的人帮我捡了起来，我非常感谢，熔化好之后离开，回去的路上发现路上被人遗落的金饰竟然比自己有的还多，于是我不断地捡金子，这时突然听到丈夫在向自己喊，还不快走，敌人打过来了，这时一个大浪打了过来把我和其他人卷进了海里。这时梦者醒来了，过了一会儿再次入睡，接着开始做梦。我在海里拼命地游，根本不用换气，自己很着急慌乱，想着小心地躲避鲨鱼等的袭击，担心敌人侵略战火来临，自己好累，想到逃过此劫后要盖房子好好生活。这时梦者醒来了。梦者是一位已婚中年女性，梦中的时空转换很快，现实生活中自感孤单，经常因经济问题而困扰担忧，几年前举债建房，去年刚刚偿还完欠债。

（D30）几周后上面的这位梦者又做了下面这样一个梦。我来到一片槐树林玩耍，不知不觉迷了路，行走间来到河边，河水湍急，河边坐着一位老人，神似姜太公，于是我问老人该怎样走出这片树林，老人问我为何来到此地，我告诉他说我贪玩来树林里摘野花哪知却迷了路，老人便说现在天色已晚，邀请我先到他河对岸的家里住一晚。我心里有些不安却看到老人慈眉善目，便接着问我们没有船怎样过河呢，老人说他自有办法。说着便举手拔起一颗大树横架到河对岸，我便跟着老人小心翼翼地过了河来到他家，老人告诉我这里住的人很多，我却很纳闷闷为何看不到，老人解释说我只能看到他，而他却能看到这里的所有人，我更加疑惑，老人便回答我说因为他是我爷爷，这时我感到异常恐惧，因为我知道爷爷已经去世很多年了。我忽然感到很饿，就问老人这里有没有什么吃的，老人拿着几只点燃的香对着自己的嘴鼻一吸，接着告诉我他每天就是吃上面的人给他烧的香，我说没人给我烧香我也不会吃香，我现在很饿怎么办，老人接着告诉我这里有青蛙，抓上几只剥了皮就可以吃了，于是老人张开嘴吐出很长的一条舌头即刻就捕到一只青蛙。吃完以后我感到很累很困，这时老人带我来到一副红色棺材旁边指着说他每天就是睡在这里面，我越发惊恐显得很不愿意，老人便安慰我说："睡在外面又冷又没有被子，如果嫌弃我的棺材，我去其他地方再看看，好像隔壁有几家这几天投胎转世，有空出来的棺材！"一听此言我立即勉强答应。躺在棺材里，我整晚没睡，非常恐惧，总是担心被孤魂野鬼抓去。这时梦者醒来了，过了一下再次入睡，接着开始做梦。次日天一亮，我就急着问老人到底该怎么走出槐树林回到家，老人说："你顺着昨天来的路返回一直走会看到一副黑色棺材，那是以前老村长的，他对这里的路很熟，你问他就知道了。"我又问："我又看不到他，怎么问？他要是不告诉我，又怎么办？"老人说："你就直接对着棺材说话就行了，你告诉他你是老陈的孙女，他会告诉你的！"我按老人所指引的路走着，果然看到一副黑色棺材，于是我对着里面说话问路，里面果然传出一个声音说："你左转走300米再右转直走下去就走出去了。"我于是又好奇地问道："老村长，你这么多年怎么不投胎转世呢？"里面的声音抱怨道："我们这里的鬼太多，投胎转世都需要排队，谁知你们上面还搞什么计划生育，经常流产打胎，搞得我们老是白费，好惨啊！"我按照老村长所说的果然走出了树林。这时梦者醒了。梦中她迷路，找路，受到指引，重新回归，但情节显然具有玄幻色彩，现实中的她也是深陷迷局，心里期望有人能够带领她走出来。

（D31）"我在一个陌生的房子里，正坐在客厅里，这时我感到有东西咬我的脚，低头看却什么也看不到，但那东西越咬越紧，并将我拖进一个房间里，我异常恐惧。"梦中梦者感到自己被无形的某种东西咬住拖拽，现实中梦者对于自身的心理疾患仍存在误解，以为自己的疾患仍然没有查出问题根源，担心越来越糟糕，企图继续在身体上查找原因。

（D32）"我的面前有三个佛祖一样的人，非常高大，我仅仅相当于其脚趾一样高，于是我叩头跪拜，最左边的一个佛把我扶了起来，对我施了什么法术，我立刻变得像他们一样高大，接着他带着我去参观他的佛寺，我还不小心踩到了一个弥勒佛像，那个弥勒佛像如同我的脚趾一样大，虽然我极力躲避但我还是踩到了，后来我还将一个金刚杵放在佛门之上，就像是摆积木一样。"梦境具有玄幻色彩，梦中梦者可以在法术的帮助下放大成巨人，现实中梦者正在受心理医生引导指点，内心渴望征服病痛。

（D33）"我突然感到自己的胸前像是坐着一个人，如同观音座像一样，我想看却看不清看不见，所以我不断地挣扎，这时我挣脱了，胸前坐着的那个人倒在了床边，我睁眼看去，发现竟然是我的父亲，于是我大声地叫喊着：'爸爸，爸爸，对不起，对不起！'"这时梦者醒了过来，睡在一旁的丈夫问梦者叫什么发生什么事。这个梦是梦者在2013年清明前夕做的，当时其父亲已经过世。

（D34）"我在和一个日本女武士决斗，我们都是高手，需要切磋较量，对方好像是全身赤裸，身材性感，我有些怜香惜玉，内心兴奋、欣快，想借机触摸对方的身体，不忍下重手却又不想被对方打倒，最终仍不得不与其过招，后来是输是赢很模糊。"梦者是男性，夫妻关系差，自诉妻子像是个男人婆，性生活不满意，自己不太想与妻子改善关系。

（D35）"我快要离世，我向各位亲友一一道别，其中有我的妈妈。我印象深刻，当时的心情并不是特别伤心，反倒不快中有些平静。后来我感到自己死去，灵魂离开自己的身体，向前飞去，又像是爬着前行，不远处遇到一样东西，像是一团白光，又像是有人，我看不清。有一个声音在问我，有什么心愿想要达成？我回答说我很想要变成一个很漂亮很漂亮的女孩子。接着我变成了一个小女孩，样子完全变了，长相穿着打扮非常漂亮，像是身处在一间学校，身边的人看到我都在议论说这是哪家的姑娘，这么漂亮。我非常开心、非常满足，我这时顺着一个旋转楼梯下楼，看到很多人的腿和脚在走动！"一位未婚青年女性做了上述的梦境，她一个月前开始看医生，情绪好了很多。

（D36）"我竟然有一个女儿，女儿不慎杀了人，我非常着急，在想着怎么去保护我的女儿。于是我只身来到杀人现场，看到一具男尸，像是死了很久，尸体有些干瘪，衣服上有些淡淡的血迹。我拖动尸体到另一个地方，准备焚尸了之。这时尸体突然站了起来，就像是僵尸，不知是死是活，一直追着我跳。我心怀恐惧，极力逃跑，途中遇到一些人，我还向他们呼喊，叫他们赶快跑。这时我醒了。"梦者是一个未婚的女性，梦中梦者的情绪焦急恐惧。

有了记忆，就有了梦的材料，那大脑到底是如何组织这些材料的呢？情绪状态就在此发挥了重要作用。做梦就像是写小说一样，小说仅仅是以讲故事的方式表达作者的某些情感或观点。在睡眠中，人脑会根据当时的感觉任意抽取记忆任意组合形成梦境来倾向性地表达内在的优势情感，或矛盾，或付诸行动。

一个女孩做了下面一个梦：（D37）"我回到了老家，感觉累了，于是躺下睡着了，梦中自己感觉身边躺着的好像是头猪，这时睁眼一看果然是一头猪，我异常惊恐。"接着女孩就真的醒了。女孩前一天被母亲告知家乡有禽流感，猪肉都不能吃了。这是一个梦中梦。

（D38）"我坐在外公生前睡的床上，这时我突然看到外公从门外走了近来，神情严肃，在床上坐了下来，我非常开心，正要攀谈，外公却告诉我说我的命不长了。我疑惑而又紧张，我问外公那我的父母怎么办，外公说他们还能活很长很长时间，不用担心，我感到了一种诅咒，我开始向外公解释自己为何很久没有回来看望他，为何没能见到外公最后一面，但我只说了一半，外公便扭头离开了。我感到外公在埋怨我。"一个月前梦者的外公去世，自己没能见到最后一面，深感遗憾，之后自己做了上述的梦境。

约一周后上面这位梦者又做了下面这个梦。（D39）"我身处某一个城市，不大确定到底在哪里。我有一种超能力，在某个地域界限内能够看到冥界的人。路途中偶然遇到两个人，其中一个是我的同事，她送我一双绿色的鞋，让我试穿一下，虽然我不大喜欢，但还是收下并试穿了一下，但奇怪的是后来厄运接踵而来，经常被恶鬼缠身，于是我感到自己被害了，我意识到那双鞋是冥界的物品，接触了这些物品就会厄运缠身，我不断地告诫自己以后不要再随意收受礼物或将不明来历的东西带回家。我来到一家电影院准备看电影，令我惊奇的是影院前半部分坐的都是冥界的人，后半部分坐的才是人间的人。有一位冥界的人似乎在主持着什么仪式，冥界的人都被特别关照，端茶倒水或派发小礼物，当轮到人类时似乎起了什么争执，我看到主持人的身体被人用刀一片片地割下肉来，可并没有看到红色的血，影院变得混乱，冥界的人开始追逐人类，于是我保护着我的家人急忙逃离电影院，当走出影院走过一条界限时我们变得安全了，冥界的人都不敢靠近那条界限。"这时梦者从睡梦中醒了。

（D40）"我和一个老年人在一起，好像是外婆。我们去一个山上，打算找一块墓地埋葬一位逝者，逝者到底是谁已经不大记得了。我们来到山脚下，看到满山几乎都被墓地占满，山脚下还有很多尸体未被埋葬，每个尸体头脚相连排在一起围成一圈，尸体都已经腐烂，头肩暴露在外，身上盖着绿色的塑料布。我们想要上山必须要跨过尸体才行，我们没有找到任何空地，在旁人指引下我们来到一个人工开凿的山洞里，一边的洞顶已经密密麻麻竖着挂满了棺材，另一边有些地方空着。我们站在洞口，一阵风吹过来，一块破烂不堪的油布在风中摆动，风中夹杂着沙尘、纸灰等杂物扑面而来，我们的身上也变脏了。我们有些害怕，看到山下有个村子，最前面有一间商店。这时突然风向一转，吹向山下的一座房子，我们于是走下山去，来到商店。我发给左边的人一些各种形状的绿色糖果，右边桌边坐着一个中年妇女，我知道她是一个大胃王，可以吃下几百个烧饼，可她只吃了一两个便将其余的烧饼递给一个坐矮凳的婆婆，那位婆婆将烧饼放进绞肉机后，烧饼便变成了糊状的东西。"

这时梦者醒了。梦者是一位护士。

一位中年男性告诉笔者他的困扰。两年多以来自己的睡眠变得越来越糟糕，入睡虽然比较容易，但入睡后大脑从未停下来，脑中不断地在思虑日间工作的种种问题及解决方法，直到被小便憋醒后再也无法入睡，笔者问他是否在做梦，但他也不清楚不确定是否在做梦，但可以确定的是他确实睡着了，因为他和妻子孩子一起睡觉，夜晚妻子孩子的所有声响自己都全然不知。这位患者对于"睡眠期间大脑活动"无所知之甚至不能确定是否在做梦还是在思考，或者到底自己是在睡觉还是在觉醒。这在某种程度上也在提示我们梦与觉醒时的思维活动并不存在明确的界限，唯一的区别在于是否在睡眠。在很多人看来，梦似乎意味着内容的虚幻离奇，内容越是虚幻，就越容易被理解为梦，而内容越是真实或是与现实越是连贯，就越容易被混淆为现实。

从上述的梦境可以发现，梦境中时间线索还是非常明显的，睡眠时的时间感觉和觉醒时差异不大，如果有差异的话可能也就是时间加快（压缩）或减慢（拉伸）了。梦境中的空间感可能会被扭曲，而有可能呈现空间的快速转换，让人感觉梦境离奇。梦境中没有什么不可能，但都可以用文字语言来描述。

前文我们列举了很多不同的梦境。根据其中内容的真实程度可以大概分为三类：其一就是真实内容的梦境，即梦境中的内容是完全真实发生过的，是真实记忆在梦中的重现，像是录影再现的纪录片；其二是现实内容的梦境，即梦境中的内容具有现实性，但并非真实发生在梦者身上，存在记忆元素的重构，像是现实题材的影视剧；其三是玄幻内容的梦境，即梦境中的内容有一定的不现实性，具有玄幻元素，其记忆元素的重构更加自由，完全不受任何约束，像是魔幻科幻题材的影视剧。梦境中的元素与现实相比经常被张冠李戴，被任意组合，被随意嫁接，于是便有了五光十色的多彩梦境。在本章中基本上并没有罗列真实内容的梦境，举例说明的梦境大多属于后两种类型。

还有一些人对于梦境中的内容与现实难以分辨而产生混淆，从而造成一定的误会困扰。2012 年的一天，一位老人在儿女陪同下来诊。老人诉说自己常年有腰椎间盘突出的毛病，经常感到疼痛，有一次需要丈夫帮自己擦药时听到对方的埋怨，于是自己心里很不舒服，越想越生气，因此夫妻多次争吵。可老人的儿女及丈夫都断然否认，反复追问之下才知道原来老人一个多月前做梦梦到了上述情节，但后来自己也分不清是梦境还是真实。

还有一些梦境与现实活动的衔接非常紧密，以至于常常被梦者以为是真实的。一位大学女生曾有一次半夜醒后再次入睡，便梦到自己刚睡着就听到动静发现其他同学全部都已经起床了，同学们也都没有叫自己，自己心里很纳闷和不悦，开口询问同学们为什么这么早起床为什么不叫自己。而事实上自己的确在梦中叫出了声而吵醒了自己，这才发觉是自己在做梦。现实中的女孩刚刚被男友提出分手，女孩说自己的梦与现实中的活动完全衔接，梦中的感觉非常真实。

（D41）庄子是我国战国时期的著名道家学派代表人物之一，庄周还在做漆园吏时，没事就在家中空想。一天，庄周睡觉时突然做了一个梦，梦中自己变成了一只蝴蝶，翩翩起舞，飘飘荡荡，十分惬意轻松，但醒后发觉自己还是庄周。于是庄子就开始思考，到底是庄周梦中变蝴蝶还是蝴蝶梦中变庄周呢？最终成就了一篇《逍遥游》。以上就是"庄周梦蝶"的典故。这种哲学思考其实就源于梦境体验的几近真实，使得梦境与现实的界限有些模糊不清。

根据梦者在梦境中的参与程度，梦境也可以分为观察者视角及参与者视角两种。所谓的观察者视角就如同我们在看电视一样，梦者都是在观看别人的故事，自己则像是一个观察者或摄像师一样；而参与者视角就如同是我们在演电视一样，梦者自己参与在梦境的故事之中，自己像是一个参与者或演员一样。通常后者比较常见，本章中列举的也大多属于后者。

根据梦境与觉醒时意识或行为活动的连续性，也可以将梦分为以下几种：其一是连续式的，睡前的某些思维或行为会持续映射到梦中；其二是非连续式的，这种梦境最为常见，上述我们列举的大部分梦境都属于此类。

根据梦的叠套程度，也可以将梦境分为一重梦境和多重梦境。普通的一重梦境是最为常见的。但还会出现两重梦境，也就是梦中梦，还可能出现三重梦境甚至四重梦境，当然后者非常少见。前面所举的"女孩梦中睡觉又梦见和猪躺在一起"其实就是多重梦境。梦境的重次越多，个体梦境意识的能量消耗相对就越大，醒后可能会感到非常疲倦乏力。所以好莱坞电影《盗梦空间》中的多重梦境情节绝非完全虚构，仅仅是有些夸张罢了。

梦是怎样运作的呢？由于梦定义为睡眠中出现的心理活动，而睡眠状态是人最为放松的一种状态，所以梦加工是没有规范的没有原则的。睡眠时个体的意识水平明显下降，对感觉的识别度降低，对记忆的主观选择性也降低，大脑活动大多数时候无法自我主观控制，所以这时的大脑活动是自动化的，是有些随意的。记忆和感觉是梦的材料，大脑在睡眠时更容易择取新近记忆或压抑记忆来作为梦的主要元素，而其他元素则可能随意提取，如何组织就要看梦者"意愿"了。个体的近期优势情绪情感或需要主要起到组织串联的作用，由此来构建梦境。做梦就像是做菜一样，首先要有材料——菜，最容易选用到的是现有的或最近手的，而对于同样的食材，不同的人会有不同的加工方法，这取决于个人的饮食喜好或意愿需要，煎炒烹炸由个人选择。

梦境越鲜活生动，情绪体验越强烈，也就意味着个人觉醒期的情绪越焦虑，个体警觉性更高；反之，梦境越简单平淡，也意味着相对焦虑水平偏低，而如果个体都不觉得自己在做梦，那意味着个体放松得更好或警觉性更低。

结合前文我们列举的梦境，我们可以知道从本质上而言，在梦境中与觉醒时的所思所想并无不同。不同点之一是梦境中较少出现逻辑、抽象、概念性思维，大多属于形象化的思维；不同点之二是梦境中所受到的逻辑、科学定律真理、道德、法律等各种束缚更少，自由度更高；不同点之三是梦境中时间空间线索发展上有时会出现内容或时空跳跃。也由此可以推断，越是感性，想象力越是丰富的人梦境也会越容易丰富离奇，相反，越是理性，想象力贫乏的人梦境也会越简单。笔者在临床中发现女性的梦境相比于男性要丰富一些，当然这其中或许存在梦境表述的偏差。

第五节　梦的情绪与行为

绝大部分的科学家相信所有人类都会做梦，每个人的梦境也各形各色，梦中的自己也必然会有一些情绪感受。中国古代典籍《类经·梦寐》中记载了周礼六梦，将梦分为六类：一曰正梦，谓无所感而自梦也；二曰噩梦，有所惊而梦也；三曰思梦，因于思忆而梦也；四曰寤梦，因觉时所为而梦也；五曰喜梦，因所好而梦也；六曰惧梦，因于恐畏而梦也。从其对梦的分类可以看出多与梦者的情绪有关，梦的情绪情感体验可见一斑。

前文我们讨论了梦的内容，看似杂乱无章的每一个梦境中梦者都有不同的情绪感受，大部分梦境都表现了某种情绪或情感。梦的情绪情感体验是指个体对梦境中不同强度的不同情绪情感的内在体验。复杂的梦境中情绪情感体验也是复杂的，例如南柯一梦和黄粱一梦中梦者的情绪情感就很多，喜怒哀乐都在其中。而简单的梦境中情绪情感体验则是简单的，例如（D37）女孩梦到自己睡着了做梦变成猪，其中的情绪就是惊恐。周礼六梦及我们所说的好梦恶梦就是以梦境的情绪情感内在体验来划分的，好梦会有快乐等相对积极的情绪伴随出现，恶梦则会有恐惧等相对消极的情绪伴随出现。

梦境中的情绪情感体验在做梦的当时个体其实是能真实感受到的，但基于意识水平下降而梦者不自知，在睡醒后如果能够回忆起梦境的话，就会感受到梦境中的情绪情感，有时即便是想不起具体梦境也会有情绪体验的记忆。

梦的内容和梦的情绪情感体验都是内隐性的，而其仍会有不同程度的外显性表现。外显性表现包括表情、发声、言语、姿势、动作、行为等，例如流泪、发笑、说梦话、叫喊、牙关紧咬、拳头紧握、挣扎、躲避、挥手、蹬踏、跳跃等肢体动作及更为复杂的行为活动。当我们梦到开心的事情时，梦中的自己感受是心情愉悦，而这种愉悦的情绪也会同时在躯体层面以微笑或笑声的外在形式表现出来。

外显性的程度与情绪情感体验的强度有关，一般强度越大，就越容易外显，强度越小，就越不容易被他人察觉。一部分人的梦境感受仅停留在内隐的意识层面，如在梦中表现为快乐、恐惧等情绪，或者没有什么明显的情绪；还有一部分人的梦境感受则会出现真实的表情变化，如在做梦的同时会出现笑容或流泪；还有少部分人的梦境感受更加真实，会出现与梦境相关的行为动作，如对话、挣扎甚至起床活动。更有甚者，会将梦境与现实混淆，分不清是真是假。

笔者本人当然有做梦，曾经有很多次梦醒后发现自己在流泪，而当时回想起自己的梦后发现确实让人伤心。闲暇之余会观察孩子睡觉时的模样，有时无意中会看到她的笑容，会听到笑声，当然有时半夜也会被孩子睡时突然出现的哭闹惊醒，虽然她那时还无法确切地说是否在做梦或具体做了什么梦，但笔者相信外在的情绪表现与梦境中的内在情绪体验是相吻合的。

在我们的觉醒时间里，内心悲伤时可能会哭泣，但也可能因为种种原因认为此时的哭泣不合时宜而采取情绪掩饰或压抑，甚至会以另一种情绪表达出来，所以我们清醒时悲伤未必会流泪哭泣，开心未必会有笑容，愤怒未必会发脾气或攻击。但是在我们进入睡眠后，警觉性明显降低，相关的主观意识束缚也明显降低甚至完全消失，通俗地讲，心理几乎所有的顾虑基本解除，情绪压抑掩饰很少，所以内在情感情绪体验与外在的情绪情感表现更容易同步一致，正所谓表里如一。

内在情绪情感外显的第一站就是表情。表情顾名思义就是外表的情绪，是情绪外显的基本表现。表情包括面部表情、声音表情和动作表情（肢体语言）。睡眠时梦境中的表情一般都可以被旁观者所察觉，但梦者自己一般是感觉不到的，在情绪到达一定强度时就可能会被梦者感受到。例如梦境中开心，面部表情会表现出笑容，声音表情可能会笑出声或语言表达出来（咯咯笑、哈哈笑等），动作表情可能会笑得前仰后合、手舞足蹈等。

面部表情顾名思义就是以面部肌肉或五官来表现的个体情绪情感。睡眠时人的表情通常都是平静轻松的，但有时也会有哭、有笑、愁眉苦脸、严肃、惊恐或愤怒等。在孩子三四岁时笔者时不时就能听到她睡觉时发出的笑声。生活中由于睡眠伴侣之间大多作息习惯类似，而且面部表情的干扰性较低，在睡眠中很少能唤起他人注意，所以梦境中的面部表情通常较少被人发现。但如果睡眠伴侣之间睡眠作息习惯差异较大或一方存在睡眠障碍等情况时，则可能被发现；而梦者在梦时或醒后也可能会发现或推断自己睡眠时的某种情绪。

（D42）"我最近一年多以来逐渐地感觉睡眠时的梦越来越多，而且最近半年来还变得经常说梦话，有时晚上梦到自己陪小儿子玩耍，自己在和儿子说话逗乐，不知不觉自己醒了，这时才发现自己真的在说话。还有一次，梦到自己在床上找手机，这时实际上自己确实是在床上摸来摸去，直到摸到身边的妻子后才醒来。"梦者是一个已婚中年男性，事业正兴，夫妻各自有各自的工作，孩子则放在家乡由老人照顾，平时自己性格比较谨慎，经常习惯性地查看手机以防漏接电话。

声音表情顾名思义就是以声音来表现的个体情绪情感。很多人睡眠中都有发声的情况，其中有一部分是个体生理功能或生理不适造成的某种声响，例如清嗓、肠鸣等；还有一种是情绪情感支配下所发出的声响，例如哭声、笑声等；最后一种情况是睡眠中的言语或歌唱，这通常称为说梦话或梦呓。后两者通常与睡眠期间的梦境有关。因为睡眠是意识水平下降，所以睡眠中的言语构音能力是相对下降的，单词式的梦话最常见，其次就是成句的梦话，成段的梦话较少，而且睡眠时构音并不清晰，故很多时候旁人往往听不清也听不明白其在说什么。而同时由于睡眠中个体感觉功能的减退，所以大多数时候说梦话者对于他人的插话难以接话对答。睡眠中的声音表情的干扰性相对较大，容易引起睡眠伴侣的注意或干扰他人的睡眠，临床干预的必要性相对大些。由于睡眠期间的警觉性明显下降，主观上压抑或掩饰的程度非常低，所以会有诸如"梦话都是真的"的类似论断，"酒后吐真言"也是类似情形之一。但从另一个方面而言，不同个体在睡眠期间警觉下降的程度是不同的，而且睡眠期间的言语表达也难以准确充分，加之构音不清，所以对于梦话很难准确理解，更何况也未必真是"梦话"。因此对于梦话的理解就不能一概而论。

（D43）"一位 65 岁的老人在女儿陪同下来到咨询室。老人告诉我，约 1 年前开始逐渐感到自己睡眠多梦，经常说梦话，当然是老伴告诉自己的，自己次日基本都想不起来自己还说过什么梦话，逐渐地，自己还出现睡眠中挥手蹬踏等动作，几个月前这种情况越来越明显，甚至多次自己因睡眠中的动作而使自己肢体受伤，几次滚落床下，还有时会无意打到自己的妻子，第二天被问起时自己还能记得自己是因怎样的梦境而出现动作。此种情况变得越来越严重，老伴及子女也意识到其危险性，于是带其来诊。老人表示自己睡眠还好，只是梦多，入睡很快，即使半夜醒来也会很快再次入睡，一般早上六七点醒来。军人出身，已经退休 5 年，平时喜欢看书把玩奇石，儿子 2 年前结婚但至今未育，自己有些担忧，几个月前外孙生病不适，担心加重。在之后给予情绪调整治疗后老人的睡眠症状明显缓解。"梦者的睡眠中动作很多，这通常与梦境有关。

动作表情顾名思义就是以动作来表达的个体情绪情感，也称为肢体语言。例如紧张地手抖、愤怒地紧握拳头、开心地手舞足蹈、伤心地捶胸顿足、赞赏地竖拇指、蔑视地竖小指等。睡眠中有些动作是生理功能或生理不适引起的，如翻身、挠痒等。还有其他一些动作则主要与梦境有关，例如推、拉、摸、蹬、打、挡以及其他复杂手势或动作姿势等。梦境中的动作表情大多数相对简单，而且由于睡眠中感觉功能减退，梦境与现实的差异会造成现实中的某些事物成为梦境中事物的替代而成为实际操作对象，当然也就容易对梦者、睡眠伴侣等造成干扰或伤害。

（D44）"一位已婚中年男性告诉我他经常'梦游'，经常会出现诸如自己起床开衣柜、摸索找东西等行为，多是被妻子发现告知的，有时自己也会在梦游时醒来，此时自己能够意识到自己的行为是源自于梦境。曾经有一次可怕的经历。

一天晚上，他做了一个梦，梦中他在一列飞驰的火车上，火车即将爆炸撞毁，于是情急之下，从车窗一跃而出，但不幸的是似乎撞到了什么东西而没能跳出去，这时自己醒了，发现自己竟然正站在卧室的飘窗上，此时感到了手臂及额头的些许疼痛，自己才恍然大悟，原来自己梦中的跳窗其实正对应着现实中自己的跳窗，惊出一身冷汗。其全然不知在做梦的同时自己竟然起床做了一件可怕的事情。之后许久回想起这件事总有些后怕，于是决定前来咨询心理医生求助。给予情绪调整治疗后患者的梦游也明显减少。"梦者的睡眠中行为更加复杂，同样与梦境有关。

　　前面我们讨论过，我们受到的所有环境刺激并非都会被我们所察觉到，故感觉分为感而知觉、感而微觉和感而未觉。觉醒时感而知觉对于个体生存行为而言显得更有意义，并更容易对行为产生引导作用。但感而微觉或感而未觉也同样会在进入意识后被自动化处理，因此睡眠中在梦境支配下人也可能完成非常复杂的行为动作，这就不难理解了。睡眠中出现的复杂行为活动我们通俗地称为梦游，医学上称为睡行症，目前医学上的睡行症是指在睡眠过程中尚未清醒而起床在室内或户外行走，或做一些简单活动，一般发作时不说话，询问也不回答，可规避一些常见障碍，多数能在梦游后自动回到床上继续睡觉，有时也会就地卧睡。笔者认为梦游的外显行为可界定为睡眠期间的复杂行为动作，一般会离开床或至少上半身起床。梦游多见于儿童，随着年龄增长梦游会逐渐减少消失，其隐含的心理学意义很有限，由此可以推断此类梦游与神经系统发育水平有关。而在成年人群中也会出现，笔者认为过分鲜活真实的梦境产生强烈的驱动力而出现躯体行为，更多的与其自身心理冲突有关，在临床中被认为所隐含的心理学意义相对更大。所以我们需要将不同年龄段的梦游区别对待。

　　睡眠中的动作表情及复杂行为的干扰性相对更大，不但容易影响睡眠伴侣甚至伤害到对方或自己，临床干预的必要性更大。

　　梦魇是指在睡眠中被噩梦突然惊醒，对梦境中的恐怖内容能够清晰回忆，并心有余悸。一般发生在夜间睡眠的后半夜。梦魇是梦境中情感体验极度强烈的一种表现，以恐惧与极度焦虑为主要情绪。

　　前面我们讨论的都是梦境中的情绪情感体验，即梦境当中个体的情绪感受。还有一个维度，就是醒后个体对于梦境的情绪感受体验。大多数人对于梦的基本印象就是"不真实"，所以质疑一个人的想法不现实通常会说出"你做梦去吧"，因此大多数人醒后对于梦境的基本情感体验就是"原来是做梦，好在不是真的"，于是多数人的反应就是不把梦当回事。但有部分人的梦境过于真实，梦境中的情感体验非常强烈，于是醒后的感受是或恐惧或欢喜，虽然明知是假的但仍然有回避或期望，醒后总是担心或希望"梦变成真"。

综上所述，大多数梦境都有一个情绪线索，这个情绪线索有时简单，有时复杂，它可能与个体近期的优势情绪情感有关。那么这些梦境内容与其附带表达的情绪有什么意义呢？

第六节　梦的意义

梦一直被认为富含各种意义，所以解梦也自古有之。在很多有关解梦的书籍中，梦中的元素经常被用来解读梦的意义，由此而被赋予了各种各样的含义。例如《周公解梦》中就认为梦到某样物品就意味着会发生某种事情，其认为梦是一种预言。通过对梦之材料的分析，不难看出其实我们梦中的元素组成有一定的随意性，梦的材料主要是在记忆库中提取的，机械地赋予记忆库中被提取为梦之材料的某些元素某种意义，显然这是很不全面也很不客观的。还有人认为梦的意义是在强化记忆，但通过我们前面对于记忆的讨论不难发现强化记忆的论点很难成立。

弗洛伊德在《梦的解析》中认为，梦是愿望的达成，梦中的各种元素都被赋予不同的象征意义，所以弗洛伊德对于梦的解读也显得相当复杂。例如书中记录了德国著名政治家俾斯麦于 1863 年春天做的一个梦：（D45）"我在狭窄的阿尔卑斯山小径上骑着马，右边是悬崖，左边是岩石。小径越来越窄，因此马儿拒绝再前进。因为太狭窄的缘故，所以转回头走或下马都是不可能的。然后我以左手拿着马鞭，拍击着光滑的岩石，要求上帝的援助。马鞭无限止地延长，岩石壁像是舞台的背景一样跌下去不见了，展开出了一条宽敞大路，能够看到小山与森林的景色，像是波西米亚的，那里有普鲁士军队的旗帜。"[1] 弗洛伊德认为马鞭象征着阴茎，左手隐喻着错事，波西米亚在敌国境内，整个梦境蕴含着政治家对于危机境况的焦虑与对未

---

[1] 弗洛伊德. 梦的解析 [M]. 第 2 版. 北京：国际文化出版公司，1998：252.

来的意愿。可是看起来弗洛伊德对于梦的解读有些过度，就如同他人看我们的眼神意义为何一样，其意义也许本人会更清楚些，抑或是根本没有特殊意义。

梦中的各种元素到底是什么含义，或有些什么象征意义呢？不同的人会从同一个梦境中解读出不同的意义，也许是因为大家的认识不同，也许是因为大家的角度不同，也许还和大家的心情有关，抑或还可能与对梦者的了解程度有关。

对于梦的解析，仁者见仁智者见智。在很多时候，梦境中的元素都被解梦者赋予某种象征性的意义，以此来窥探梦者的内心。但这种象征意义是否准确恰当呢？例如"刀"，刀可以切菜，也可以伤人，可以防御，也可以攻击，那么刀的象征意义是什么呢？也许每一个人都可能存在不同的理解。但可以将其归纳为一种工具去理解。有人将"箱子、行李"理解为沉重的负担，过去的经验和记忆，在笔者看来也可以理解为必需品、相对的秘密。

（D46）"初中时代的一个傍晚，我在路边偶遇三个男同学。我们坐在一棵大树下聊天，言谈间忽然发现其中一个不见了，我问另两个同学，他们告诉我说他去游泳了。于是我们接着聊了一会，之后两个同学告别，从一个地洞里走了。我很好奇，地洞很大，下面黑漆漆的，可以看到石头砌成的不规则台阶。后来我看到另一个同学一脸疲倦地回来了，我问他为什么这么疲倦，他告诉我说去游泳游累了，现在想回家休息，于是告别后他也从刚才的地洞里走了。这时梦醒了。"梦者是一位几近退休的护士，即将独自出国旅游。梦中的地洞代表什么呢？代表家还是代表入土为安的终极归宿呢？其实在不同的旁观者来看会有不同的解读。但将这个梦境简化来看其实就是一种分别，代表的就是梦者当时的情绪。

前面我们分别论述了梦的触发、材料、内容、情绪和行为，可见梦的复杂性。本节我们想要分析出梦的意义，也需要从不同的角度分别解读。可以发现，在觉醒状态下我们单看个体的表达内容，还不足以理解其想要表达的意义，同样如果单看个体的情绪也不能知晓其想要表达的意义，而两者结合在一起就形成相对立体系统的整体而容易被理解。在网络世界我们表达时通常由文字和表情符构成，从而更容易被接收信息的人所理解。因此我们对于梦之意义的理解同样可以从梦的内容和其情绪体验来分析。

一个11岁的小女孩报告了这样一个梦：（D47）"地球受到了陨石撞击，我看到了那块陨石，上面有一些橙色的点状物，我不清楚那是什么。第二天我坐公交车，下车时发现车门上也有像陨石上一样的橙色点状物，我不小心碰到了其中一个，它便破了，爬出来一个像蛇一样的生物，体形挺大，嘴里吐着黏液，还逐渐变得越来越多，我于是赶快跑回家尝试各种方法消灭异形。起初用杀虫剂没用，后来我研制出一种药水，对着异形一喷，异形就死了。但后来发觉异形身上也有很多橙色点状物，而且逐渐破壳而出变成更多的异形，而我手中只有一点点药水，我被异形包围了，我倍感绝望。这时我惊醒了。"梦境中描述了女孩遇到危险后想到了解决方法，但之后危险层出不穷之下的绝望。女孩因为适应不良而在父母的安排下放弃了常规的学校教育，转而去了一间国学馆学习。大概相隔几个月，做了以下这个梦：（D48）"我的考试成绩不好，妈妈知道后很生气，我做了一些辩解，但妈妈越来越生气。妈妈的身体变得越来越大，越来越高，最后变成了一个巨人，用两个手指头抓起我举得很高，接着一放手，我掉了下来，但还在半空中时我飞了起来，从而使自己缓慢平稳着地。但我依然很害怕。"事实上，女孩的确非常缺乏安全感，母亲的管教比较严厉，虽然从没有经历过特别的惩罚，却心里感到害怕。还有一个简单而奇怪的梦：（D49）"我去买酱油，售货员问我要不要吸管，我说不用了，那个售货员用奇怪的眼光看着我。"事实上女孩在离开常规教育后虽然自己觉得没什么却感到会被人以另一种眼光看自己。一个月后女孩在父母陪同下复诊时又告诉了我一个梦境。（D50）"我身处战争年代，为了保护妈妈，我参军成为一名战士，而爸爸则是敌军的一名将领，我心里很是纠结。自己的上级总是询问爸爸的事情，我不敢说实情，但又知道这样隐瞒不好，同时还担心万一有一天在战场上与爸爸兵戎相见。于是有一天，我万般无奈选择了以跳崖自杀来作为了结，哪知自己跳下去后竟然莫名其妙地又飞了起来，然后又落了下去，安然落地，毫发无损。"女孩告诉我她经常梦见自己在悬崖边上，悬崖的含义或许是不得不选择时的界限标志，梦境显示的是女孩无奈选择后却得到与自己预期完全不同的结果。

有些梦的内容是属于梦者现实的映射，梦境中的情绪就是梦者近期的占据优势的现实情绪，即近期开心梦里也开心，近期忧虑梦里也忧虑，江淹还笔的"江郎才尽"的梦反映了其年老时面对日渐衰老的无奈，却不得面对的心情，这个梦只是其现实心境的写照；有些梦的内容则相反，是属于梦者不满现实的补偿，梦境中的情绪是梦者近期的占据优势的期望情绪，即近期不开心希望开心梦里也开心，江淹得笔的"梦笔生花"的梦其实反映了其当时仕途坎坷怀才不遇的心境，期望有贵人神人相助的心情；有些梦的内容就是现实的继续，即可能是某种思维在梦的继续，也可能是"水落石出"式思维的继续，梦境中的情绪可能是梦者近期被压抑的某种情绪，南柯一梦中的淳于梦空有一身武艺却不得志，现实生活很不如意，经常借酒消愁，内心压抑，于是梦中让自己得到重用加官晋爵实现理想但最终仍变回普通人一个；而有些梦的内容则似乎与现实无明显相关，梦境情绪与梦者近期情绪无明显相关，偶然为之。

中国宋朝时期的著名词人苏东坡曾做过一首《江城子·乙卯正月二十日夜记梦》，词中写道："十年生死两茫茫，不思量，自难忘。千里孤坟，无处话凄凉。纵使相逢应不识，尘满面，鬓如霜。夜来幽梦忽还乡，小轩窗，正梳妆。相顾无言，唯有泪千行。料得年年断肠处，明月夜，短松岗。"苏东坡通过这首词表达了对于亡妻王弗的思念，而这种思念恰恰是由自己夜里的一个梦表现出来的。

（D52）"一天，我打开家门走出来（家里只有我一个人，女儿不在家），听到一个男性的声音，却总是看不到对方。我很着急，很不安，可还是看不到那个人。接着，我通过声音知道那个人进了我家，还听到家里搬动物品的声音。这时我醒了。"梦中体现的是一种无形的压力对患者造成的困扰。

（D53）"我一直在过着一种安逸的生活，感觉很轻松舒服。有一天，我突然意识到有一场重大的考试即将来临，于是自己开始后悔自己过往没有抓紧时间复习，总是担心自己无法通过考试，心情总是焦虑不安，惶惶不可终日。"患者是一位青年女性，性格本来比较急躁，做事求快，4个月前自己更换了一份工作，自己发觉新工作节奏比较慢，认为本来可以快速搞定的事情在新单位总是需要拖泥带水拖拖拉拉好多天才能解决，可自己却慢慢地开始习惯这种工作节奏。患者其实是在担心自己能否适应未来可能的快节奏工作状态。

一位因情绪焦虑来诊的中年女性讲述了自己这样一个梦境：（D54）"我来到了另一个奇怪的世界。这个世界里有很多人，但其实都是魔鬼，其中的人我如果相信他，他就会变成人形，这时我的处境会非常危险；而我如果不相信他，他就会变成魔鬼被打回原形而被镇压，或呈现为骷髅，或化为一道青烟，这时我的处境就会比较安全。我不断地试图极力控制自己的思想千万不要相信他们，我非常惊恐。我似乎感到这是在做梦，于是我极力使自己醒来。"虽然患者醒来知道自己在做梦，但再次入睡后还是同样的梦境，又醒来再睡仍是同样的梦境，如此反复五六次方到天亮。患者的梦境显示的其实是其本身现实生活中人际关系的境况，自卑使其对人缺乏信任感，很少深度交往，人前总戴着一副面具不敢袒露真实。

一位因害怕去学校而来诊的女孩午睡时做了这样一个梦：（D55）"我看到一个男孩拉着一条狗，这条狗看到一只树袋熊便猛扑上去，这时我有些害怕，狗咬伤了树袋熊的前胸，流了很多血，地上满是红色的血液，我急切地问树袋熊的主人怎么办，其主人说要包扎伤口，便抱着树袋熊走了。"女孩的梦中显示的是伤害，更显示出女孩遇事后的不知所措，这些恰恰是女孩现实的写照。

（D56）"我考上了一所护士学校，于是我和丈夫前去报到点报到，报到点有两所学校，丈夫急匆匆地告诉我应该是那一所，但我觉得那一所学校像是冒牌的一样，我前去另一所报到点报到，丈夫没有陪同。有一个远房亲戚也考上了同一间学校，于是我们一起走路前往学校，那个远房亲戚是一位白衣长发的女孩，她走得很快，很快就看不到她的身影。我只身走在一条土路上，路中间有草，但很平坦，天气有些阴沉，我不住地回头看担心被人跟踪面临危险。快到学校时看到一个很大的坡，下坡后是一段被污水淹没的路，还散发着臭味，我跳着过去并没有搞脏衣服。到了学校见到了老师和同学，但这时发现自己的白大衣是脏的湿的，后来我被安排好宿舍后更换了干净的衣服，这时我感到很舒服。"患者是一位已婚职场女性，工作中多独处，做事干练但却经常受到无故的批评，倍感苦恼。

（D57）"我似乎走在大街上，像是一个人逛街，我突然感觉到我的牙齿全部断掉了，口里感到空空的，口腔里有很多牙碎，我用手摸了摸。断掉剩下的下半段牙根竟然能够直接拿出来，没有血，不觉得疼痛，我看到了整个牙根，我又把它放了回去。我感到非常诧异，心里在疑惑为何牙会断掉。"一位45岁的男性告诉我这个梦境他已经做了不下5次了，他觉得梦境非常奇怪，也不解为何反复做同一个梦。询问后得知他在20多年前曾经拔过一个智齿，后来另两个智齿经常发炎逐渐松动，于是后来自己便拔了出来。这个梦在说什么呢？牙齿可以看作是象征享受劳动果实的基本工具，现实中梦者在孤独地付出却很少有机会享受。

（D58）"我的母亲不知什么原因五个手指头断了，但却没有流血，也没有看到痛苦的表情，就连姐姐也不怎么惊慌，我内心有一种说不出的无法言表的感受，不是心痛，内心很挣扎。母亲叫我用刷子刷干净凝固的血液，我用小牙刷轻轻地刷着，刚开始不害怕，当刷到第三只时我无法再进行了，有一种想要摆脱扔下手指头不管不理的冲动，我清晰地看到已经刷过的两个手指头很干净。"患者表示其母亲对金钱的需要显得比对其他任何事物都迫切，平时自己一味地付出，结果却让自己心痛。手是劳动能力的象征，刷手代表患者的付出，其他的人都在索取，患者感到疲惫。

前面我们讨论过，梦的材料主要来源于记忆，由于意识水平下降，个体在睡眠状态下对于环境刺激识别的准确性下降，并且对记忆材料的提取准确性下降，具有一定的随意性，但其实通过诸多梦境的分析可以发现梦境看似随意却并非完全随意。一个人或一种文化之下，某一事物通常有着相对稳定的一些标签化特征或联想，例如裸体与性爱、乌鸦与不祥之兆、床与休息、手与劳动等。梦境中的元素所隐含的意义与其在梦境中的作用、相关文化背景及梦者本人理解有诸多关系，切不可照搬挪用。想要更准确地理解各种元素在梦中的意义，还需要结合梦境的上下文。近期情绪或优势情绪、近期需要或优势需要都比较容易成为梦境的中心思想，而近期记忆或优势记忆则容易变成梦的材料，个体会围绕着中心思想对记忆材料做自动化的模糊化的选择，最终构建形成梦境。

（D59）"我即将进入一所学校，像是我的中学母校，奇怪的是校门口有一位老婆婆似乎在检票。我有两张票，但在进门前另一位阿婆塞给我一张有签名的纸，我隐约感到她的好意，她可能以为我没有票而想要我顺利进门而已。进门时我顺手将纸条给了把守门口的老婆婆，老婆婆左看右看一脸不悦但又似乎不能拒绝，便出口骂了我一句'请进，大哥，大便的哥哥'，我也回击骂道'好的，小妹，小便的妹妹'。"这是笔者曾经做过的一个梦。起初我总是想不清楚为何做这样的梦，多次思考回忆后才想起缘由。我记得在中学时期经常要坐公车回家，有一位公车司机对我很好，经常暗地里给我车票，而售票员有时会因为收不到钱而不悦。

我们的情绪有很多种，并自动将其收纳在记忆库当中。在梦中到底会以哪种情绪来作为梦境的中心呢？其实就如同梦的材料中所述一样，个体对于梦境的情绪情感的择取也是相对自由的，但同样"近水楼台先得月"，越容易记住的就越容易成为梦境的元素，记忆越清晰的就越容易成为梦境的元素。于是此时的情绪、近期的情绪、优势的情绪就很容易成为梦境的情绪元素了。梦其实就是陈旧的情感记忆在梦境中的偶然呈现。梦境中关于感觉、记忆、情绪的选择既有偶然性随意性，也有必然性有意性，就像是雾里看花，只是准确性相对于觉醒时可能会有所下降。

前面讨论过，情绪情感是个体基于需要而产生的某种高级感觉，情绪的背后都附带了某种需要，意识程序的进行最终都是为了完成需要。而梦是睡眠中的意识活动，所以可以推断，梦也不会例外，即梦最终表达的可能也是某种需要，因此梦表达的某种情绪、担忧、期望等都指向的是个体的现实需要，需要的未满足会形成一种意识张力而持续到睡眠期间，睡眠中的释放便形成了梦境，只不过睡眠意识水平的降低使感觉、记忆和表达的准确性下降，个体无法明确觉知自身的需要，因而才可能会以梦的形式来表达。所以梦最终所要表达的其实可能是个体近期的、远期的、临时的或稳定的某种优势需要，只不过表达的准确性和效率偏低而已，甚至会比较混乱或晦涩难懂。

中国汉语有一个成语"梦寐以求"，就形象地表达了当一种愿望足够强烈时如何影响到睡眠与梦境，也表达了梦所指向的现实需要。黄粱一梦中的卢生对于自己的现实生活也很不满意，好高骛远，功成名就的需要使其在梦中体验了科考中举后屡次升迁官至宰相最终难逃一死的人生。

2013 年 8 月台风"尤特"过境广东，带来连日降雨。一位女性患者向笔者对讲述了自己的一个梦境。梦中梦见自己一直在洗衣服，洗床单被单枕套等织物，不觉得累还感到挺开心，洗完后凉起，阳光照在衣物上。这个梦其实是在表达患者对连日阴雨的忧虑不满和对晴天的期望。

性梦很多人都曾经做过，也就是在梦中自己的性爱过程。类似的梦中我们会跟某个人翻云覆雨，这个人可能是生活中的任何一个人，醒后很多人都会自责或存在内疚感，但类似的梦境其实仅仅是性欲望的一种表达。

在睡眠时个体感受尿意可能产生找地方小便的梦境，笔者小时候就时常会做找地方小便的梦，事实上却真的尿床当时甚感羞耻。这个梦其实是很直接地表达了当时的躯体状态，只是在梦中自动产生合理化的梦境而使得主观难以辨识躯体真正需要的是什么！所以梦的意义有时就是在表达梦者当下、近期或远期的主导需要。

需要的种类很多，无论哪种需要，对于思考问题的需要有时会使人在梦中迸发灵感。德国著名的化学家弗里德里希·凯库勒于 1865 年提出了苯环单、双键交替排列、无限共轭的结构，即现在所谓的"凯库勒式"，苯环结构的诞生，是有机化学发展史上的一块里程碑。他曾记载道：（D60）"我坐下来写我的教科书，但工作没有进展；我的思想开小差了。我把椅子转向炉火，打起瞌睡来了。原子又在我眼前跳跃起来，这时较小的基团谦逊地退到后面。我的思想因这类幻觉的不断出现变得更敏锐了，现在能分辨出多种形状的大结构，也能分辨出有时紧密地靠近在一起的长行分子，它围绕、旋转，像蛇一样地动着。看！那是什么？有一条蛇咬住了自己的尾巴，这个形状虚幻地在我的眼前旋转着。像是电光一闪，我醒了。我花了这一夜的剩余时间，做出了这个假想。"于是，凯库勒首次满意地写出了苯的结构式。[1] 这个梦境是思维的继续，延续的是现实中的需要，而梦中的充分自由度迸发了灵感。

意大利著名的小提琴家塔蒂尼（Tartini）有一部作品名叫《魔鬼的颤音》，关于这首曲子的来历，还有一段颇为诡异的故事。传说塔蒂尼经常梦想学到世上最神奇的小提琴技巧，于是有一次在梦中向魔鬼出卖了灵魂，用来交换琴技，于是魔鬼给他演奏了一段优美的曲子。梦醒之后，塔蒂尼凭记忆把这首曲子记了下来，便是我们现在所知的这首曲子，由于曲中有很多优美而又极具难度的颤音，所以叫作《魔鬼的颤音》。这个传闻也并不是完全的传说。实际上在法国天文学家热罗姆·德拉朗德（Jér & ocirc; me de Lalande）的 *Voyage d' un François en Italie*（1765—1766）里，记载着塔蒂尼本人自述一段话。（D61）"1713 年的一个晚上，我梦见我以灵魂与魔鬼订了一个契约。一切就像我期盼的那样进行：我的新仆人能清楚地感知并实现我每一个欲念。这时，我把我的小提琴递给了他，想看看他会不会演奏。于是我听到了一首让我震惊地无以言表的极优美动听的曲子，它是如此艺术，充满了惊人的智慧，即使是之前我最为大胆地幻想里也从来没能有过类似的灵感。我是如此地狂喜，万分地激动，无比地心醉，乃至于我听到窒息了，于是我醒了过来。醒来后我立即抓过我的小提琴试图留住记忆，至少留住一小部分我梦中那首曲子给我的印象。完全徒劳无功！我写得这首曲子是我写过的最好的曲子，但我仍然想把它命名为'魔鬼的颤音'，虽然它与那首把我彻底感动的曲子相差是如此的大，大到我情愿把我的乐器砸掉，从此跟音乐永别——如果我没有音乐也能活下来的话。"[2] 音乐创作的需要使梦者在梦境的自由空间里迸发了创作灵感。

上述两个梦境产生了如此强大的创造力，梦境引导梦者思考化学分子式的构建及作曲，原因在于睡眠时人的思维是完全自由的，不受任何约束控制，发散思维变得自由，惯性思维减少，从而容易出现不可思议的创造力。

---

[1] 摘自百度百科"凯库勒"词条。

[2] 摘自百度百科"魔鬼的颤音"词条。

在我们思考某一问题时一旦需要中断或转移思考另一个问题，这种思维中断或转换是需要一定时间的，就像是一辆疾驶中的汽车一样，如果需要停车或掉头，就首先要克服一定的速度惯性，并非即刻可以停下的，思维如同车速一样，并非想停就能即刻停下的，有些人停的快，有些人停的慢，而有些人则一直停不下来，因而，相应地也会出现睡梦的现象。思维持续式的梦境就是睡前思虑问题的继续，是思维的一种惯性，思维并未停止，在入睡后大脑仍在思索相关问题，这种思考的愿望有时会在梦中变身为一种创造性思维，有助于现实问题的解决，令人迸发意外的灵感，使得有人在某些领域做出一番成就，但不得不承认大多数时候都是对梦者睡眠的一种烦扰。（D60）和（D61）两个梦境就属于这种思维持续式的。经常有患者表示，自己半夜醒后思考的一些问题在自己睡着之后还会以梦的形式继续，梦中可能会表现出问题的发生发展甚至是解决，"日有所思，夜有所梦"说的也是这个含义。

有人会将梦境中的某些元素片面或直接理解而容易进入误区而焦虑不安。一位40余岁的男性患者做了如下一个梦，（D62）"我在中学一次考试成绩不合格，被老师批评，接着还被校长在学校大会上点名批评。这时不知怎么回事会场突然出现骚动，人群开始逃离会场，我也急忙随着人群往外跑，出去后竟然发现学校周围似乎被全副武装还有警犬的军警戒严，这时奇怪的是周围的街道变成了河，人们都尽力退向陆地上。我赶忙往里面跑，不知怎么跑进一间四合院，我感到被一种无形的东西追逐，我慌张地逃跑，身后总有一根像是毛细血管一样的红色细丝在跟随，还会遇到柱子或桌腿后环绕打结，跑到后来遇到几个同乡，还有毛主席，他们说不用跑了，还告诉我应该返回逐步将打结缠绕的红色细丝解开，并临场指导，当我慢慢解开后红色细丝变成了像是白色面条一样的东西，这时传出一个声音说'现在少了14亿年了'。"这时患者被闹铃唤醒，梦境结束。患者回想起自己的这个梦境后将梦中的红色细丝理解为血管，认为梦预示着自己的血管有了病变，因此而不安，咨询时谈及此梦。梦中的元素指代其本意还是象征性，这不能一概而论，但在大多数时候看来，象征性的情况更为多见。因为睡眠中意识对于信息的选择随意性非常大，但随意性有时也容易暴露本来的突出问题。当然这仅仅是事后对于梦的主观解读，仁者见仁智者见智，不能定论。

坐在椅子上，闭目养神，这时脑中浮现出一些画面情景。这是在做梦吗？很显然这不是梦。一般而言，个体对于觉醒期的意识常常是全程觉知的，而在梦中个体则一般很难感知，只有醒后才有所回忆，两者本质上其实没有什么不同。那么在觉醒时人的大脑思维同样有时是现实的，有时是玄幻的。同样离奇的内容在觉醒时的大脑中出现，这当然不被认为是梦，而称为白日梦、幻想、科学幻想、构想、异想天开等，还会将之形成图画文字而成为文学艺术作品，甚至有人出现幻觉妄想而同样与现实混淆。这些觉醒时的幻想指向的仍然是需要。

梦是非常复杂而奇妙的一种心理现象。虽然我们上述的解析都将梦设定为睡眠期间出现的一种大脑活动。但其实也有一些清醒时出现的似梦体验，只要状况与睡眠相似（放松、环境感觉刺激很少）就容易出现。一位已婚女士因为得知好朋友背后说自己坏话而开始心情抑郁，压抑了4年终于情绪爆发，在妹妹陪同下来诊。她在经过治疗后情绪逐渐改善，一次复诊她告诉笔者这样一种感觉：在无聊时脑海中会反复出现一个黑色盒子，有东西从里面飞出来，起初是一些彩色翅膀的蝴蝶，反复多次重复闪现这样的情景，过了一天，从黑色盒子里飞出来的东西变成了黑白相间的羽毛的小鸟，飞出来后这种情景会在脑中很快消失，每天重复七八次。

有一次笔者梦到自己在一个石头堆中突然发现了一个红色的三角形的石头，非常开心。这个梦境有什么含义呢？或许各位有五花八门的不同解读。但接着告诉你其实梦者前一天的确在一个石头堆中突然发现了一个红色的三角形的石头，非常开心。那么这时你认为这个梦还有意义吗？梦是一种表达，这种表达有时就是简单的拿来主义，这些梦境中的内容有些是真实发生过的，有时则会重新组合再加工，这些梦境是现实但并没有发生在自己身上，还有时是更加复杂的再加工，这些梦境在现实中不可能发生，带有一定的玄幻色彩的。是否所有梦境都有意义呢？真实回忆性的梦境有什么意义吗？在很多人看来似乎只有后两类梦境才被赋予各种意义，于是便乐此不疲地解读出各种意义。笔者想要告诉大家的是其实任何梦境都具有意义，只是大小不同而已。再加工的原始动力来自于个体的需要，进化论中制造工具被认为意义重大，哪怕只是极其简单的再加工。由此可见，对感觉和记忆的再加工更容易显示出个体的需要而让梦境显得更有意义。

我们想要对一个梦境予以解读，需要以下几步：首先，了解整个梦境内容，包括梦境内容的来龙去脉、主要元素、主要情绪情感；其次，要确定其是真实、现实还是玄幻，这能够影响梦境意义的大小；再次，对梦境简化、概括、压缩，去除血肉分离出骨架，就如同将一句话的主谓宾找出来一样；最后，根据具体情况做出一定的判断，相对偏负性的梦境通常可以理解为梦者现实状况的映射，相对偏正性的梦境通常可以理解为梦者的愿望的投射。所以在笔者看来，梦其实并没有什么神秘的。这里只是列出了对梦境的解读过程，具体如何解梦，需要具体情况具体分析，最好在有经验的心理医生指导下进行，切勿机械照搬或迷信。

梦是意识的表达，所以表达就意味着梦是有意义的，梦相对于觉醒期意识的优势在于被压抑掩饰的可能性更小、自由度更高，通过梦我们的确会发现一些觉醒时无法觉察或是被忽略的情感或愿望，在这一点上我们不容否认。而梦的相对劣势在于表达的准确性较低，但梦的意义如果过度解读也是不必要的。探究一件事物是没有限度的，可深可浅，有何种必要取决于我们有何种能力及有何需求，而无须太过执着地追求真实。这就如同我们看一幅画一样，远看近观不同，显微镜下更加不同，感觉当然也不同，怎样看、看到什么在于我们能看到什么、想看到什么，而未必一定要看到真实，真实是没有底线的。不同的人会做不同的梦，不同的人对于同样的梦也有着各种各样的理解，常言道"说者无心，听者有意"，梦的意义到底是什么，仁者见仁智者见智，谁又说得清呢？很难去评判孰是孰非，谁对谁错。但需要注意避免两种极端：一是对梦的过度解读或将梦神秘化；二是忽视和否定梦的意义。通过对梦的解析可以发现个体内心真实存在的一些问题，从而更有助于我们改善自己的情绪甚至对自身的心理疾患起到治疗作用。对于梦的意义的探寻长久不会有定论，争议也从不会停歇。

第七节　梦的记忆

有人睡醒后会说自己根本没有做梦；有人睡醒来有感觉自己做过梦，但具体不记得到底是什么梦了；还有人醒后不但知道自己做了梦，具体梦境还历历在目，但过了没多久就忘记了；还有人会把梦境与现实相混淆。笔者认为梦的存在是绝对的，能否回忆才是有梦或没有梦的真正原因。

觉醒时个体的意识是如何被人知晓的呢？个体自己在觉醒时基本能够察觉到自己的思维活动所以自己当然知晓自己的心理活动，而他人则只能通过个体的外在表达才能部分知晓。相比而言，梦是睡眠期间的大脑意识活动。那么梦到底是如何被人知道的呢？我们通过前面的论述知道，睡眠期间个体的意识水平明显下降，感知功能也明显下降，肌张力下降，动作行为能力也明显降低，所以大部分人在做梦的当时是很难感知到梦境的内容的，外在表达的能力也明显下降，故在梦境中出现的一些言行表达缺乏足够的准确性，虽然有时也会被睡眠伴侣所知晓，但若想知道梦者具体的梦境仍然困难。由此看来，在大多数情况下想要知道梦境的内容当然需要借助梦者的记忆了。因此可以说我们几乎所有人陈述的梦境其实只是梦者对于其睡眠期间大脑活动的记忆而已。

记忆已经被很多心理学家深入研究，他们发现了一些关于记忆提取的规律，也就是回忆的规律。按照现有的心理学知识理论，心理学家根据信息保持时间的长短将记忆分为感觉记忆、短时记忆和长时记忆，但其实回忆是否与信息保持时间对等呢，仔细想来也有些牵强。记（记忆）是对信息的存储，忆（回忆）是对存储信息的提取，所以笔者认为遗忘并不一定是"没有记忆"，而是"记忆无法提取"而已。

想知晓梦既然与我们的记忆有关，那么我们下面先来梳理一下影响回忆的一些因素。

目前看来，记忆提取的影响因素有：第一，记忆提取与意识水平有关，一般而言中枢神经系统抑制，意识水平偏低，感官感受性低，回忆也越困难，反之中枢神经系统兴奋，意识水平偏高，感官感受性高，回忆相对越容易；第二，记忆提取与注意力有关，注意也就是将对象置于关注焦点之处，持续的注意就是专注，个体对记忆材料越专注就越容易回忆，而注意力难以集中则难以回忆；第三，记忆提取与个体对记忆材料的兴趣需求都有关，兴趣越大越需要就越容易回忆，兴趣越低越不被个体需要就越不容易回忆；第四，记忆提取与记忆材料的新近程度有关，越新近的越容易回忆，越久远的越容易遗忘；第五，记忆提取与对记忆材料的重复感知程度有关，记忆材料重复越频密时间越长就越容易回忆，重复的越少时间越短就越容易遗忘；第六，记忆提取与记忆材料的属性有关，个体对客观物质世界的感知材料容易回忆，个体对主观意识世界的感知材料容易遗忘；第七，记忆材料的信息越系统立体越鲜活，就越容易回忆，记忆材料的信息越零碎孤立越平淡越容易遗忘。当然记忆还有一个最重要的基础，就是大脑本身的解剖完整程度和健康程度，阿尔茨海默症就是大脑衰退后造成的记忆障碍。

因此梦的记忆提取也相应存在以下一些规律和现象：第一，记忆提取与意识水平有关。一般而言睡眠中的梦境相比于觉醒时的意识活动而言难以回忆，睡眠越浅梦境越容易回忆，慢波睡眠时脑电波频率更低，神经系统抑制更明显，梦境更难回忆，而快波睡眠时脑电波频率相对偏高，神经系统抑制水平相对偏低，梦境更容易回忆。第二，记忆提取与注意力有关。睡眠期间的注意力是基本丧失的，故梦境也就相对难以回忆，但如果梦者对某些对象持续警觉的话，梦境可能更容易回忆。第三，记忆提取与个体对记忆材料的兴趣需求都有关。大多数人对于梦境没有什么兴趣和好感，自然难以回忆，但有些人很乐意甚至很希望记住自己的梦境，自然就越容易记住，对某些需要的高警觉容易促成对梦境的回忆。第四，记忆提取与记忆材料的新近程度有关。所以刚做过的梦容易回忆，梦境越久远的越容易遗忘。第五，记忆提取与对记忆材料的重复感知程度有关。所以睡醒后如果马上将梦境回忆一遍相对就不容易忘记，如果将梦境向他人诉说一次，或许相对更容易回忆，否则就相对容易遗忘。第六，记忆提取与记忆材料的属性有关。梦属于主观意识世界的材料，因此更容易遗忘。第七，记忆提取与记忆材料的立体鲜活程度有关。越鲜活生动新奇的梦境越容易回忆，噩梦就很容易记住，而梦境若平淡无奇则容易遗忘。

由此可见，梦的回忆程度在一定程度上也能反映出梦者睡眠质量的优劣。一般而言，梦的回忆程度越高提示睡眠质量可能偏低，例如没有梦的睡眠要比有梦的睡眠更好，少做梦的人一般比经常做梦的人睡眠好，醒后无法回忆具体梦境的睡眠要比能够回忆清晰梦境的睡眠好，多梦的睡眠要比容易梦醒的睡眠好些，但这也并非绝对。

2017年2月27日早上孩子醒后告诉笔者其做了一个噩梦。（D63）"有一个很大很大的床，上面有很多卡通形象，包括熊大熊二光头强等，他们在一起玩，他们的眼睛就变成了一把锁，再打不开。我也不知怎么回事在那个床上了，我的眼睛也变成了锁，打不开了，也看不到东西，我却很害怕，这时爸爸把我从床上拉了下来救了我，我的眼睛也恢复了原状，发现原来我在家里，这时看到爸爸靠着墙看手机。"第二天早上我再去问她这个梦时她依然记得很清楚。的确复述自己的梦境有助于梦的记忆。

由于上述梦境回忆的种种影响，人们对于睡眠中梦境的回忆程度呈现了一个连续的谱。回忆程度从高到低依次表现为：对于自己的梦境能够清晰完整的回忆 — 对于自己的梦境能够大致回忆 —— 对于自己的梦境部分记得部分遗忘 —— 对于自己的梦境只记得其中的某些有印象的元素 —— 只知道做过梦却基本不记得什么梦境 —— 自己感觉可能做过梦但完全不记得内容 —— 自己完全不记得有梦。人们对于梦的多少的记忆也有一个连续的谱。有人感到只要睡觉就会做梦，有人感到自己经常做梦，有人感到自己偶尔会做梦，有人感到自己从来不做梦。这种睡梦记忆连续谱的现象似乎也在某种角度提示梦是绝对存在的，只是人们各自的状态不同记忆程度不同而造成梦的回忆不同而已。

我们所描述的梦境是否就是全部的梦境呢？上面我们列举种种因素或许并不全面，但的确看得出影响梦的记忆的因素很多，对于梦的回忆似乎障碍重重，所以我们描述的大多数梦境可能并不是全面的。就如同清醒时我们对某件事情的记忆一样，回忆的并非是有关事情的所有，而可能仅是其中的一部分。对于梦的回忆同样如此，我们所记得的梦境可能仅仅是相对印象更为深刻的某些情节而已，我们所能够回忆的梦境可能永远比原始梦境本身要少一些。所以虽然前面我们罗列讲述了非常多的梦境，其实可能其并非梦境的全部，而仅仅是梦者所记得的那一部分梦境而已。

我们所听到的梦在大部分时候都是梦者对于其睡眠期间后台意识活动的一些回忆。因此从意识内容的角度来看，梦境是个体对于环境刺激结合自身记忆的一种内隐表达；从意识需要的角度来看，梦境是由个体的优势需要或情绪情感来引导构建的；从意识结构的角度而言，梦是睡眠期间的后台意识活动。

第八节　梦的表述与记录

梦是内隐的意识活动，将其以各种外显的表达方式表达出来，以便能够被梦者更好地记忆或被他人更好地知晓，这就是梦的表述。在有些梦境中其实已经有一些外显的表达，例如梦话、梦中的肢体动作或更为复杂的行为，但这是一种自动的表达。我们在这里所说的表达当然是觉醒后的主动陈述。表达的方式很多，包括语言、文字、图画、表情动作等，其中最为常见最为高效的当然是语言表达了，无论口头语言还是书面语言都可以准确地用来表达梦者的梦境，本书中的梦境案例就是梦者口头述说后笔者书面记录得来的。对于聋哑人来说手语也是常见的表达方式。梦的记录形式则主要包括听觉材料和视觉材料两大类，例如现场面谈、音频材料、视频材料和文字材料等。

梦的表述和记录是梦的材料收集的第一步，是梦的研究的基础。梦的表述记录也存在很多干扰影响因素。

影响梦的表述记录的首要因素就是梦者的表达能力了。对于无残疾的健康人而言，表达能力从小就在学习生活中自然而然地训练了，受过文化教育的人语言表达能力或许会相对稍好一些，无论如何都可以通过语言、文字、图画或肢体动作等多种方式表达。而对于残疾人而言，某种残疾造成某项生理功能的缺失，容易造成一定的表达障碍，例如聋哑人难以用口头语言表达，盲人难以用普通文字表达。

另一个影响因素就是第七节我们提到的记忆了。梦境提取的最为常见的障碍就是遗忘，想不起来当然也就说不清楚，这就是表述的最大障碍。

再一个因素与梦境内容有关。有些梦境内容违法、有违伦理、有违宗教禁忌，或包含秘密、暴力、反动、暗黑、变态、色情等其他各种原因而造成当事者感到自惭而羞于启齿，从而被主动删减。这在生活中其实非常常见。还有些梦境的内容怪异离奇有时真的很难用语言来表达，也是常见的影响因素之一。一位中年男性患者讲述了一个梦境：（D64）"不知道怎么回事，我身边的人都变成了僵尸，就像《生化危机》中的场景一样，这些僵尸想要攻击我的妻子和孩子，我奋力击退僵尸。我忽然发现我的儿子吐血，我非常紧张害怕，我问妻子怎么回事，妻子支支吾吾地告诉我，已经看过医生了，医生说儿子只有 20 年的命。这时我突然得知自己中了六合彩，但似乎并不是特别开心兴奋。"当笔者反复询问患者梦境里还有什么时，患者有些不好意思地又补充道："我奋力击退僵尸后看到了一个女孩，长得有些微胖，但容貌身材都挺好，我开始和她做爱，她没有拒绝，而且还在过程中表现得很享受一样，过后我便发现自己在床上，之后便看到了儿子吐血的情形。"其实类似的梦境并不少见。梦里性爱的对象可能是随意的而现实中却有悖于伦理，因而类似的梦境就很有可能被个体掩饰删减掉，使得我们获取的往往是梦境的删减版。

（D65）"我似乎是在一个单位同事的聚会上，我在和一位年轻同事聊着什么，这时一位陌生女子走过来，从相貌装扮来看似乎是学生，但来到我身边却问我需不需要特殊服务，我意识到对方可能是一位性工作者，我便让她落座并靠近她开始闲聊起来，最后还互相加了微信以便联系，后来聚会结束后各自散去。"这个梦境是一位男士向笔者描述的，是否完整或有没有修改呢？我们不知道。其实在本书中也的确有难以或不便描述的内容而已经做了删减。可能还有更多描述出来的梦并不一定和真实梦境本身完全一致。其实前面的一些梦境又有谁知晓是否存在有意的删减修改呢？

梦的表述记录还会受到个体对于梦的意义的一些既有观念认知的影响。例如部分人认为梦会泄露自己的某些秘密而不愿将自己的梦境告诉他人甚至是自己的心理医生。记得笔者曾经向某个同事表示收集梦境的意愿时被委婉拒绝，理由是对方认为自己的梦有很多潜意识的秘密，这可不能告诉他人。

梦的表述记录还与表达的对象有关，个体更愿意将自己的梦境告诉自己信任或关系亲密的人。表述梦境的场合环境和时间当然也很重要，在公共场合可能很少有人愿意将自己的梦境说给他人听。

有部分心理治疗师会出于解梦的需要而建议患者及时记录自己的梦境，这在某种程度上会干扰患者的睡眠。从"梦的意义"一节的讨论不难看出，刻意地记忆梦境解读其意义，其现实意义其实非常有限。这需要引起治疗师的注意。

第九节　小　　结

我们的意识活动自从出生到死亡从未停止，在我们睡眠时意识水平下降，相关的意识活动无法被察觉和回忆，从而出现大脑活动停止的感受，而实际上意识活动仍在继续，有时出现的梦就是意识活动的证据。

梦是睡眠期的一种大脑意识活动，和觉醒时的大脑意识活动并没有本质上的区别。觉醒时个体在各种不同需要的驱动下进行感觉、记忆、表达的一连串的意识活动，周而复始，环环相扣，调控个体完成各种行为活动来满足自身的各种需要。而睡眠时意识水平降低，个体的其他需要驱动相对低下或暂停，感觉、记忆、表达的整体功能水平下降，虽然无法调控个体完成复杂的行为活动，但基础的生理功能并没有停止，这其中的一部分后台意识会以梦境的形式呈现，所以梦是以感觉和记忆为材料的意识表达的过程，梦的潜在驱动力仍是个体的某种需要或优势情感，这也是梦的意义所在。

梦的内容千奇百怪，不同的人几乎不会做完全相同的梦境。不同个体的不同记忆库、不同的情绪情感和需要以及偶然的随机性造就了不同的梦境。也因为记忆的关系而使得有人记得梦境，有人却忘记，有人干脆根本不觉得自己做过梦。

与觉醒时的意识活动相比，梦的特征有以下几个方面。梦发生在睡眠期，梦是自动化的后台意识活动，主观可控性较低，梦境元素组合呈现的自由度较高，有相当一部分的梦境呈现的具体内容并非个体此时此刻的现实状态，所以多数梦境具有一定的非真实性，梦境大多在醒后才可能偶尔被回忆。但这些特征也是相对的，因为梦与非梦并不存在严格清晰的界限。觉醒状态下有时也会有做梦一样的梦幻感觉，还有一类睡眠障碍患者会经常诉说自己都不知道到底自己睡着了没有，感觉像是自己在思考问题，但感觉也像是在做梦。

笔者认为梦并不神秘。梦的意义只是个体潜在需要或优势情感的意识表达而已，并没有传说得那么夸张，预言的意义有时只不过是自我心理暗示的曲解罢了。所以大家无论梦到了什么都无须过于在意，如果做梦的话就当是在睡觉时免费看场电影罢了，只是这场电影自己在客串或主演，自己也是导演，而且还是 3D 逼真效果，何乐而不为呢？

偶尔做梦是完全正常的。但经常做梦甚至天天做梦往往提示个体的焦虑状态，某个时期梦境的频繁也提示个体的情绪状态变化，睡眠梦中频繁出现的各种动作行为会给个体或他人带来诸多干扰或潜在风险而被医生定义为某种睡眠障碍，这也需要积极治疗。长期的或短期的或偶尔的梦境确实会不同程度地干扰睡眠质量，而进一步影响觉醒期的行为活动。所以笔者认为偶然的梦无须在意，完全属于正常。长期或短期的多梦噩梦现象值得重视，如果自我调整无法改善，建议就诊查找相关因素。即使自己感觉自己的睡眠良好甚至没有做梦，但只要睡眠期间出现的言行举止对他人造成了影响或对自己产生了潜在安全威胁，那么同样非常需要就诊治疗。

前文我们所讲述的梦是狭义的，特指的是睡眠期间发生的。其实在现实生活中有一些东西与梦有着很大的相似性。文学作品中的小说或故事传说何尝不是作者的一个梦呢，影视作品又何尝不是作者或导演的一个梦呢？沉淀的记忆与丰富的阅历是写作的素材，自由的想象力与想要表达的某种情感或思想是写作的线索。一部小说到底在说什么，仁者见仁，智者见智，就如同对梦的意义的探讨一样，其实没有定论。但只要每个人能够从中获得自己的一点感悟就可以了，作者自己想要表达的东西也只有作者才最清楚，或者即便是作者也未必清楚，但他人的分析揣测也仅仅是分析揣测而已。

第四章　睡眠结构

第一节　脑 电 波

随着医学技术的发展，我们可以用越来越多的各种理化指标来评估身体的生理状态、健康水平或疾病的严重程度，例如血压、体温、血红蛋白浓度或心肺的 X 线透视表现等。通过这些检查方法或指标来提示健康或疾患，逐步使我们对于自身的认识更加客观立体，有助于我们更好地保健、预防与治疗。

而睡眠时人的身体会发生哪些变化，在过去的很长一段时期都一无所知，因此而对睡眠有着各种神秘的解读，当人类逐渐发现或发明各种检查方法或监测指标后也慢慢地应用到了睡眠领域，于是发现了前面章节我们叙述过的一些情况，例如睡眠时血压相对下降，体温会相对下降，呼吸会变得相对深慢，心率也会相对变慢，还发现某些激素存在昼夜节律现象，这增进了我们对于睡眠的科学认识。

当荷兰科学家爱因托芬（Einthoven）因开创体表心电图记录的历史而荣获诺贝尔奖的 5 年后，即 1929 年德国精神病学家贝格尔（Berger）在人的头皮上记录到了脑电活动，并提出"脑电图"这一术语，脑电活动的发现被认为是人类研究睡眠的一个里程碑。如果在一个人睡眠时给他做脑电图，我们会发现，人在睡眠时脑细胞发放的电脉冲相比于觉醒期会有特征性变化，但有时并不比觉醒时减弱，这也证明了意识活动的存在。

脑电波根据频率从低到高可分为 δ 波、θ 波、α 波、β 波，而相应的波幅则是由高到低。δ 波的频率范围为 0.5—3.5Hz，波幅为 100—200μV，在颞叶枕叶较显著，主要出现在深睡眠或昏迷期；θ 波的频率范围为 4—7Hz，波幅为 50—100μV，在颞叶顶叶较显著，主要出现在浅睡眠期；α 波的频率范围为 8—13Hz，波幅为 30—50μV，在枕叶较显著，在成人闭眼放松的觉醒状态下出现；β 波的频率范围为 13—30Hz，波幅约为 30μV，在额叶顶叶较明显，主要在脑活动活跃状态如主动思考时出现。举例来说，在我们觉醒期卖力工作时我们的脑电波是 β 波，而安静闭目养神时就进入 α 波了，一旦昏昏欲睡，这时的脑电波就是 θ 波，进入深睡眠阶段，我们的脑电波就是 δ 波了。根据脑电波频率快慢，通常将频率较慢的 δ 波、θ 波称为慢波，而将频率较快的 α 波、β 波称为快波。

客观上意识水平的高低也可以大致以脑电波频率的高低来衡量。脑电波频率越高，意识就越趋向觉醒或兴奋，意识水平较高；相反，脑电波频率越低，意识就越趋向睡眠或抑制，意识水平较低，一旦脑电波消失，也就是脑电图呈现平直，超过规定的观察时间窗，那就意味着脑死亡。睡眠的快波睡眠时相则属于例外，后面我们再详细论述。

在医学上，曾经一直对于死亡标准有着诸多的讨论与争议。自古以来，人们对于死亡的认识基本都保持着这样一种观念：一个人只要心脏停止跳动，自主呼吸消失，这就是死亡。随着医学的发展，在 20 世纪 60 年代前后，有学者提出脑死亡的概念，并逐渐被广泛接受。脑死亡被定义为脑功能不可逆性丧失，标准包括不可逆的深度昏迷、自发呼吸停止、脑干反射消失、脑电波消失等。其中脑电波消失是脑死亡标准之一，由此可见脑电波可以被认为是生存的最基本标志，脑电波的存在可以理解为脑作为中枢控制系统的功能存在。但是脑电波需要相应的机器监测，实际应用中相对而言很不方便，所以其他判断标准其实更为常用和实用。

第二节　睡眠结构分期

目前国际通用的方法是根据睡眠过程中的脑电图表现、眼球运动情况和肌张力的变化等，将睡眠分为两种不同的时相：一个是非快速眼动睡眠相（non-rapid eye movement，NREM），也称为慢波睡眠（slow wave sleep，SWS）、同步化睡眠或正相睡眠；另一个是快速眼动睡眠相（rapid eye movement，REM），也称为快波睡眠（fast wave sleep，FWS）、去同步化睡眠或异相睡眠。其中非快速眼动睡眠相又分为Ⅰ期（入睡期）、Ⅱ期（浅睡期）、Ⅲ期和Ⅳ期（深睡期）。通常非快速眼动和快速眼动两种睡眠时相在一次睡眠中周期性交替出现。

正常成年人入睡后，首先进入慢波相，通常依次为Ⅰ—Ⅱ—Ⅲ—Ⅳ—Ⅲ—Ⅱ—REM—Ⅱ—Ⅲ—Ⅳ—Ⅲ—Ⅱ—REM，以此类推，每个周期历时70—120分钟不等，平均每个周期约90分钟，如此周而复始地进行下去。整个睡眠过程，一般有4—6个循环周期，慢波睡眠相逐次缩短，而快波睡眠相则逐步延长。在睡眠后期即深睡期可能会缺失，表现为"Ⅱ—Ⅲ—Ⅱ—REM—Ⅱ—Ⅲ—Ⅱ—REM"甚至"Ⅱ—REM—Ⅱ—REM"的睡眠结构表现。以睡眠全时为100%，则慢波睡眠约占80%，而快波睡眠约占20%，深睡约占整个睡眠时间的15%—20%。

从总睡眠时间来看，随着人的年龄增长，个体的总睡眠时间有下降趋势。出生3天后的婴儿每天要睡眠12—22小时，平均16小时，随着婴儿的成长，白天睡眠的时间逐渐减少，而夜间睡眠仍保持在10小时左右，青年人每夜一般睡6—8小时，中老年人进一步减少。

目前睡眠深度并没有严格统一的衡量标准。由于唤醒需要施以感觉刺激，所以实际操作中一般是以感觉阈作为衡量的指标，也就是唤醒睡眠者所需最小刺激的强度越大，睡眠越深，否则睡眠就越浅。这个指标存在一个问题，由于刺激与感觉是相对应的，因而这个指标个体差异性较大，存在主观性，作为睡眠深度的指标存在诸多问题。睡眠深度字面意思可以理解为睡眠深入的程度，由于睡眠时意识水平降低，感觉灵敏度降低，所以睡眠深度与意识水平可以理解为同一个概念。也就是说，睡眠深度就是睡眠时的意识水平降低的程度，脑电波也可以来衡量睡眠深度。

我们可以根据脑电波的变化来这样理解：睡眠时大脑意识水平会呈现由高到低，再由低到高的周期性变化，换句话说，睡眠时相转换基本上是由浅入深，再由深入浅的周期性转换。

第三节　非快速眼动睡眠

一、非快速眼动睡眠的表现与特点

非快速眼动睡眠期的躯体会出现一系列的生理变化。此期的特点包括全身感觉功能减退，肌肉张力降低处于相对放松状态，无明显眼球运动。脑血流量减少，脑大部分区域的脑神经元活动减少，神经反射减弱，交感神经系统的活动水平降低，呼吸、循环、消化等生理活动水平都有一定程度的降低，体温下降、呼吸及心率减慢、血压轻度下降、新陈代谢的速度减慢，与入睡前安静状态相比，睡眠期间总体代谢率明显降低。

根据睡眠时脑电波出现的特征性变化，通常将非快速眼动睡眠分为 4 个不同的时期：非快速眼动睡眠第一期是入睡期，此期 α 波波幅普遍降低，波形不整，连续性也差，可出现低幅的 θ 波，此时的个体对周围环境的注意力已经丧失，处于似睡非睡、迷迷糊糊的状态，有时会出现身体漂浮感，此期持续时间较短，一般持续 1—7 分钟就会转入其他期。非快速眼动睡眠第二期是浅睡期，此期可出现驼峰波或纺锤波，肌张力显著降低。非快速眼动睡眠第三期和第四期为深睡期，出现中或高波幅的 δ 波，此期睡眠最稳定，对外界的刺激阈值明显升高，不易唤醒。非快速眼动睡眠的一、二、三、四期对应着睡眠由浅入深的变化过程，脑电波的变化也呈现为规律递进式的脑电频率降低、波幅升高，故又称为慢波睡眠。由于这时的脑电变化与躯体变化是一致的，所以也称为同步化睡眠。

由于非快速眼动睡眠是从 α 波开始的，而 α 波是闭眼、安静放松的觉醒状态下出现的，所以睡前需要从安静、闭眼来开始酝酿睡意。

二、非快速眼动睡眠的意义

在《睡眠医学理论与实践》一书中，对于其他动物的睡眠有着这样的论述。海洋哺乳动物有着特殊的睡眠模式，例如某些海豚和鲸类表现为单半球睡眠，每次仅有一侧半球表现为同步的慢波活动，而另一侧半球则表现为清醒状态下的去同步活动；海狗在水中睡眠时会保持一种不对称姿势，一侧鳍肢划动，对侧不动，不动肢体对侧的大脑半球显示慢波。[1] 这些现象在说明一个事实，即睡眠时动物的能量消耗在尽可能下降。

非快速眼动睡眠时脑电频率与躯体生理功能状态同步降低，并与睡眠状态相吻合，机体能量消耗明显减少，有利于合成代谢，慢波睡眠期间脑垂体的多种促激素分泌增多，特别是生长激素分泌增多，而生长激素有助于蛋白质和核糖核酸的合成，在一定程度上直接或间接地促进了生长发育。事实上非快速眼动睡眠期生长激素的分泌随着年龄增长也逐渐减少直至停止。[2] 于是很自然可以推测到，慢波睡眠的主要意义在于能量的保存，对于生长发育、消除疲劳及恢复体力精力有着至关重要的作用。

第四节　快速眼动睡眠

一、快速眼动睡眠的表现与特点

快速眼动睡眠是在睡眠过程中周期性出现的一种激动状态。该期脑电波类似清醒时的脑电波，为间歇性低幅 α 波，快速眼球运动和肌张力极度降低几近消失是此期的主要特征。脑代谢和脑血流灌注增加，神经元活动增加，脑组织温度升高，除脑以外全身代谢率降低，临床表现为自主神经系统功能不稳定，如呼吸血压波动、心率加快、体温及瞳孔变化等，支配眼球运动、中耳听骨运动及呼吸运动的肌肉持续活动，此期还可能出现阴茎勃起或阴蒂勃起等表现。

快速眼动睡眠时脑电频率增高，以 α 波为主，故称为快波睡眠，而躯体生理功能状态的变化则不完全一致，有脑代谢增加、心率加快、体温上升等功能状态增高的表现，也有肌张力消失等功能状态降低的表现，与睡眠状态的外在表现不同步，

---

[1]　Meir H.Kryger 等 . 睡眠医学理论与实践 [M]. 4 版 . 北京：人民卫生出版社，2010：122-123.

[2]　赵忠新 . 临床睡眠障碍学 [M]. 上海：第二军医大学出版社，2003：30.

也并不吻合，所以此期的睡眠也称为去同步化睡眠。

二、快速眼动睡眠的意义

为何会出现快速眼动睡眠呢？快速眼动睡眠的基本特征是类似于清醒时的脑电波及快速眼球运动。我们首先来谈一谈类似于清醒的脑电波对于睡眠期间的动物意味着什么？在《睡眠医学理论与实践》中曾提到，据研究，快波睡眠是广泛存在的，尤其是在哺乳动物和鸟类，当然也有例外。出生时没有防护能力的晚熟动物如鸭嘴兽、雪貂、飞袋貂和穿山甲，出生时均有较长的快波睡眠时间，随着年龄增加，快波睡眠时间逐渐减少；而出生时就相当成熟的早熟动物例如豚鼠、羊等，其快波睡眠比例在出生时就较低，接近成熟期水平。[1]慢波睡眠的失活状态导致代谢过程减慢到动物不能对掠食者做出反应的程度，这将使其在失活后的不应期里反应力下降。虽然快波睡眠时产生的思维及大量运动输出被抑制，但觉醒和快波睡眠都应当被看作是大脑处于活动状态[2]，这种睡眠期间的大脑活动状态会使动物能够在遇到危险时更快地做出必要反应。虽然觉醒与快波睡眠的大脑都处于活动状态，但躯体状态则完全是不同的。从睡眠结构而言，REM 所占比重在婴幼儿时期是最大的，可以达到 50%，在成年人中REM 所占比重减至 20%，而衰老往往伴随着睡眠质量的改变，通常是慢波睡眠显著减少（Ⅲ或Ⅳ期），快波睡眠减少，睡眠中醒来的次数和时间增加。[3]上述数据也可以提示 REM 睡眠的作用可能在于警觉状态的保持和机体生长发育。首先婴幼儿阶段生长发育是重中之重，但婴幼儿由于缺乏独立生存及自我保护能力，所以警觉相对偏高水平的保持会使婴幼儿及时表达所需或发现危险并以哭声作为提醒呼救信号。当个体处于婴幼儿时期，因为自身自我保护生存能力的脆弱，这时的警觉性就会相对升高。小时候笔者的父亲曾经常调侃我的睡眠"睡着时被人抬走了都不会醒"，也可能是在说我睡得太好一点警觉性都没有。所以由此可以推测快波睡眠的意义就如同夜晚的岗哨一样定时巡逻，对于生存至关重要；当生长发育的任务比重较大时，快波睡眠的比重也会同样偏大，就如同巡逻时顺便做些其他重要事情一样。

那么快速眼动睡眠为什么会出现快动眼现象呢？视觉是人类的优势感官，视觉

[1] Meir H.Kryger 等 . 睡眠医学理论与实践 [M]. 4 版 . 北京：人民卫生出版社，2010：123.

[2] Meir H.Kryger 等 . 睡眠医学理论与实践 [M]. 4 版 . 北京：人民卫生出版社，2010：103.

[3] Meir H.Kryger 等 . 睡眠医学理论与实践 [M]. 4 版 . 北京：人民卫生出版社，2010：273.

信息占所有感官总信息量的 80% 以上，人类对于视觉的依赖性非常显著，当人类个体丧失视觉时相比于丧失其他感觉功能而言其活动范围会明显缩小。而且个体对于事变或危险的识别也主要依赖于视觉，眼球活动的基本意义在于对周围环境的扫描并获取视觉信息。当我们需要进一步明确危险时通常会下意识地左顾右盼或环视四周。所以我们可以推测，睡眠期间的快速眼动现象可能源于对危险的习惯性警觉。人类个体在快速眼动睡眠期对危险的警觉性相对非快速眼动睡眠期增高，对视觉的倾向性依赖使得出现了环视四周（快动眼现象）的动作表现。所以快速眼动睡眠的首要意义就是其附带的警觉增高对生存的意义。

觉醒时间过长意味着机体能量消耗的增加，这对于个体的生长发育是不利的，足够的睡眠时间对于个体的生长发育及能量储存非常重要。人类的夜视能力相对不足造成了人类以日间活动为主。但如果有反复的睡眠需要就可能使日间活动时间变得片段化，因此保持长时间的觉醒以备活动就显得非常需要。如何睡眠才更为高效呢？以一天为一个时间段，我们可以分为多个小的时间段用来睡眠，也可以只用一个大些的时间段来睡眠，哪个更为高效答案应该非常清楚。所以我们可以大胆做一

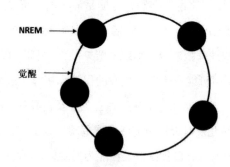

图 4-1　假想没有 REM 的睡眠

个假想，快速眼动睡眠的另一个重要意义可能就在于作为一个链接，如同几段绳子连成一条的绳结一样，使所有的慢波睡眠通过快波睡眠连成一个整体，而使我们的睡眠时间延长成为一个整体，使睡眠更为高效，相应地也使个体的觉醒期成为一个整体，使觉醒活动更为高效，也同时更好地适应了地球的昼夜节律。睡眠剥夺的试验也验证了快波睡眠的这种作用。如果这样假想的话，可能会有人想为什么慢波睡眠不能时间再长一些呢？笔者猜想可以将原因归结为慢波睡眠期的低警觉造成的安全隐患。我们可以用串珠手链模型来简单理解快动眼睡眠的链接作用。

所以笔者认为，睡眠的出现是基于对能量的更好保存，而漫长的自然进化使得生物趋向于产生更为高效的能量保存方式，于是出现了快速眼动睡眠期。快速眼动睡眠的意义在于周期性适当提高自身警觉性以便危险来临时快速反应，意识保持低水平警觉而躯体还可以继续睡眠，连接慢波睡眠使睡眠成为整体，从而使人类的睡眠和觉醒更为高效。

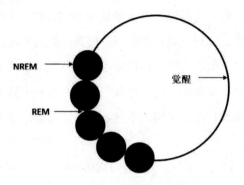

图 4-2　有 REM 的睡眠

我们如果把觉醒看作是身醒脑醒，那么慢波睡眠就是身睡脑睡，快波睡眠则像是睡眠与觉醒的混合体，身睡脑醒。快速眼动睡眠既可以将多个非快速眼动睡眠连接成整体，提升睡眠的效率，又可以保持一定程度的警觉性，如同岗哨周期性巡逻一样，无事时继续安睡，有事时快速反应，继而更利于保存能量，利于生长发育。

所以结合上述睡眠中的两相睡眠的意义，不难看出睡眠的基本意义。睡眠的基本意义是更好地为机体保存能量，促进个体生长发育及自我修复痊愈以利于个体更好地生存下去。

三、快速眼动睡眠与梦

在很多人看来，"快速眼动睡眠揭开了梦研究的新篇章"。的确，科学研究证实，从快波睡眠中醒来的大多数人都会报告做梦，从慢波睡眠中醒来的少部分人会报告做梦，是否我们可以将快波睡眠理解为做梦的专属时间呢？这个逻辑很容易被推翻。举一个不恰当的例子，黑夜里大部分人在睡觉，但黑夜并不能被认为是睡眠的专属时间。所以笔者认为答案是否定的，原因很简单，因为慢波睡眠时还是有少部分人报告做梦，所以快波睡眠与梦并不能画上等号。笔者看到很多关于睡眠的书籍中经常将两者等同，甚至有的书中说平均每个人每晚做四五个梦，其实笔者推测他能够肯定的是每晚四五个快波睡眠而已，而并非四五个梦，以睡眠中出现了多少次快波睡眠来推断睡眠中做了多少次梦，这是非常不严谨的。所以将快波睡眠等同于梦是非常不科学的。

那么到底为什么会呈现这样一种现象呢？前篇我们已经讨论过，梦是一种个体对于睡眠期间大脑意识活动的记忆，简单地说，梦是回忆性的材料。清醒时我们对大脑的既往活动更容易回忆，而睡眠期的大脑活动则相对容易忘记，我们很多人对于自己之前做过的梦很快会忘记就是一个例证。慢波睡眠的睡眠深度较深因而个体不容易对此阶段的大脑意识做出回忆，而快波睡眠的睡眠深度相对较浅因而个体相对更容易对此阶段的大脑意识做出回忆。在我们的生命过程中意识活动不会停止，变化的只是意识水平的高低和意识结构的不同，所以说无论是快波睡眠还是慢波睡眠，都可能会做梦。

快波睡眠的脑电波与觉醒时相似，但快波睡眠的躯体表现却和觉醒时是不同的，既表现为肌张力松弛，又常出现全身翻转和面、指肌抽动；在感觉方面，外界无关的刺激较难唤醒睡者，可是当刺激具有特殊含义或者和做梦的内容有关时，则相对容易唤醒。这些矛盾的表现提示，在快波睡眠中脑内发生一种主动过程能切断它和外界无关刺激的联系。如果依自主神经系统活动强弱来判别，则异相睡眠更接近觉醒状态，但睡眠者的感受却与躯体状态未必成正比。可以推测这种主观的睡眠感受与梦境等多种因素有关。

从意识结构的角度而言，在睡眠开始后前台意识关闭，在慢波睡眠时随着睡眠深度增加，后台意识随之趋于停止，基础意识的活动水平也有所下降，在快波睡眠时后台意识相对增加，睡眠相对变浅，此刻的梦境更容易被回忆。

四、快速眼动睡眠与阴茎勃起

在快波睡眠期间还有一种常见的生理现象，男性表现为阴茎勃起，女性则表现为阴蒂勃起或阴道分泌物增加。由于男性阴茎勃起的外在表现比较突出，因而易于观察测定，也更容易被男性感受到，有很多男性都会报告曾经或者经常有晨勃的现象。而女性的阴蒂本身比较小，分泌物的增多也不易观察测定，所以很多女性都没有睡眠期阴蒂勃起或阴道分泌物增加的体验。

上述的现象都集中于生殖器官部位，且相关生理反应并不伴随或很少伴随性梦或性爱刺激想象，此时通常缺乏心理上的性幻想，也缺乏性刺激，所以可以界定为生理上的性反应。阴茎勃起通常发生于睡眠的快波睡眠期，这已经被很多学者研究证实，具体的生理神经机制非常复杂，仍然不够清楚。笔者更关注的并非机制而是意义。目前还未知阴茎勃起的意义为何，有可能生理上的性反应会抑制其他的生理感觉，例如尿意等，所以笔者推测阴茎勃起的意义就在于抑制尿意以减少夜尿行为而增加睡眠的连续性。也或者睡眠期的阴茎勃起根本没有什么生理意义，就如同药物的不良反应一样，仅仅是各种生理机能复杂调节下恰巧出现的一种生理表现而已，并不存在特殊的功能意义。关于睡眠期阴茎勃起的生理意义并无定论。在临床实践当中经常通过监测睡眠中的阴茎勃起来鉴别诊断器质性阳痿或心因性阳痿。[1]

[1] 赵忠新. 睡眠医学 [M]. 北京：人民卫生出版社，2016：18.

第五章　与睡眠类似的一些现象

第一节　催　　眠

其实催眠（hypnosis，源自于希腊神话中睡神 Hypnos 的名字）在过去很长一段时间里，都被应用在宗教、祭祀、有关迷信神灵的一些仪式活动当中，但那时并未称为催眠，所以自古以来催眠就经常被赋予一种神秘的色彩。直到 18 世纪一位叫梅斯梅尔（Franz A.Mesmer）的奥地利医生才将催眠真正用于患者的治疗当中，的确起到了神奇的疗效，但他将这种现象理解为"动物磁力说"而不被认同，因而在当时被当作骗子。后被夏尔科（Jan M. Charcot）、弗洛伊德（Sigmund Freud）、艾瑞克森（Milton Hyland Erickson）等人发扬光大，并逐步赋予了科学的意义。

通常而言，睡眠时的环境是黑暗、安静，尽量减少所有环境刺激，这时个体意识的感觉输入减至最少。而催眠时的环境一般是昏暗而隔音的，除了来自于催眠师的环境刺激（例如言语或背景音乐等）以外，尽量减少其他环境刺激，这时个体意识的感觉输入主要以催眠师的言语为主。

催眠状态影响因素复杂，表现各有不同。通常情况下催眠与睡眠的状态是有些类似的，大多都眼睑闭合，肢体放松。催眠时以舒适的卧位或半卧位居多。与睡眠状态不同的是催眠时个体会对催眠师的言语保持定向感觉和表达，所以个体会在催眠状态时出现一些遵嘱动作或期望状态。催眠状态时的脑电监测也没有发现特征性、一致性的脑电波变化规律。催眠时的脑电记录与个体在清醒状态时是一样的[1]，与睡眠期间的脑电波并不相同。

从过程而言，催眠是催眠师主导的一系列过程，其中通常存在必要的放松暗示过程。睡眠状态则没有其他的人为主导而是一种生理过程，身心放松后自动逐渐进入自然的睡眠状态。

从感觉（输入信息）的角度而言，被催眠者的感官功能并没有全面下降，某些感官功能例如听觉仍保持一定的活动水平并指向催眠师的言语或背景音乐，保持接收来自催眠师的感觉信息输入，而其他感官功能则处于一定程度的抑制状态。从催眠开始，基于对催眠师的信任，被催眠者的大脑始终有对催眠师的言语等保持开放接收，也就是说被催眠者的意识对于催眠师言行以外的任何信息相对迟钝，仅仅接受催眠师的暗示指令，进而完成各种催眠动作或催眠治疗。如同欣赏一幅画一幅照片一样，清醒时我们自由欣赏自由选择重点自由想象理解，而我们被催眠时则会按照催眠师的暗示指令去观察图画的某部分或按照催眠师的暗示想象理解。有学者提出，催眠产生的两个基本条件是注意的相对集中和周围区域的抑制，凝视和聆听恰恰作用在此。所以催眠状态下个体的感觉范围在变窄。催眠的大致过程首先是前期准备的放松暗示过程，其次是主要的干预治疗性暗示，最后是准备结束的催醒暗示。

从记忆（存储信息）的角度而言，被催眠者会自动持续地将从催眠师处接收到的感觉信息存储到记忆当中，并在催眠师的暗示下自动提取自己的相关记忆。

从表达（输出信息）的角度而言，被催眠者会将来自于催眠师的各种信息在催眠师引导暗示下加工处理或直接原版表达。被催眠者专注于催眠师的暗示，在进入催眠状态后很容易在诱导下无条件地、不加判断地接受认同催眠师的引导而自动表达。

从需要的角度而言，催眠通常作为一种治疗方法而被用于治疗患者的心理或躯体疾病，当然少数情况下也可能被人滥用于娱乐或其他。由于被催眠者通常存在这种求治动机，加上对催眠师的信任很容易在暗示诱导下接受服从，达到治疗的预期目标。如果催眠仅仅是催人入眠，那么催眠将变得没有多大意义，因为我们每个人总会入眠。催眠最重要的目的在于意识输入，这其中包括感觉输入（催眠师的言语、背景音乐等）、记忆输入（被催眠者将感觉信息记忆）、表达修饰（催眠师提供一

---

[1] 彭聃龄. 普通心理学 [M]. 北京：北京师范大学出版社，2004：185.

个新的信息加工方式或结果或创设场景）、强化或弱化某种需要，通过这个过程可以使被催眠者产生各种不同程度的治疗变化。所以催眠本质上是一种对被催眠者的意识输入。被催眠者的防御心理下降，警觉性降低，需要目标明确，专注性升高，催眠师的权威性加之与被催眠者良好的工作关系，同质性个体越多，相对而言催眠状态及效果就越容易达成。

大多数人在睡眠时的感受通常是不知不觉，而大多数人在被催眠时也有类似的感受，只是程度不同而已，这与意识水平下降的程度有关。

催眠是一种意识输入。但实际上意识输入无处不在。我们的感觉功能在一生当中从未停止，睡眠时感官功能活动水平低下，而觉醒时感官功能活动水平升高，所以觉醒状态下个体会有意或无意地接收各种环境刺激，包括来自于他人或群体的。所以，包括广告、文化、风俗、教育、演讲、道德、法律等都属于意识输入，有时我们称为学习，这其中绝大部分都是积极的、非治疗性的，但在我们的社会生活中也存在很多消极负面的意识输入。有人将其称为"类催眠"或"清醒催眠"现象，或者我们可以称为广义的催眠。例如日常生活中的骗术、传销、邪教组织以及曾被央视"315"曝光的针对老年人的保健品骗销等。例如个体（被催眠者）进入传销组织后，首先限制个体人身自由、没收手机、禁止上网和私下交谈等，封闭个体的其他信息通道以排除干扰，包装演讲者（催眠者），使听众信服，通过赞扬、鼓励、关心来建立关系，还会通过同质化的其他个体（陷入传销的其他人）来影响，反复的演讲、掌声和集体生活，最终个体被"洗脑"，最终深陷传销的人可能变得坚信传销可以使自己实现价值变成百万富翁。其整个过程与催眠治疗几乎类同。

经过上面的论述，我们应该清楚催眠与睡眠的区别与联系。催眠表面上类似于睡眠，但被催眠者对环境刺激仍保持某些形式反应，被催眠者似乎只与催眠师保持联系，按照暗示自动地、不加批判地来加工处理环境刺激信息，引起记忆、表达的变化，催眠的效果可能延续到催眠完成之后。可见催眠与睡眠是完全不同的。作为一种心理治疗技术，催眠是需要严肃正确对待的，不可以娱乐化，不可以将其当作一种表演，不可滥用，应该由经过专业培训具有相关资质的催眠师实施，并在遵守伦理道德规范的前提下针对具有明确适应症的相关人群开展。

第二节 冬 眠

冬眠，也叫"冬蛰""蛰伏"。某些动物在冬季时生命活动处于极度降低的状态，是动物对冬季外界不良环境条件的一种适应。多发生于一些小型哺乳动物，例如蝙蝠、刺猬、极地松鼠等。

诱发冬眠的主要因素是气温降低和食物短缺，而气温降低与食物短缺都会直接造成动物的能量供给缺乏，漫长的进化使得某些动物出现了以冬眠作为应对的生存方式。在冬眠时，动物体温下降至略高于环境温度，血液不被冻结，神经几乎麻痹，全身新陈代谢水平明显降低，呼吸心率减慢，血压明显降低，其间基本不进食，很少排泄。这种冬眠的状态在保证生存的基础上最大限度地降低动物自身能量消耗，以便能够顺利度过寒冷的冬季。冬眠的主要唤醒因素是环境温度上升至适宜温度。

表 5-1　冬眠、睡眠、催眠的对比

	冬眠（刺猬）	睡眠（人）	催眠（人）
启动因素	气温下降、食物缺乏、季节变化	放松、困倦、昼夜变化	催眠暗示
状态表现	身体僵硬，静止不动	身体放松，基本静止不动	身体放松，暗示下遵嘱动作
神经系统相对抑制程度	+++	++	+
维持时间	四五个月	6—8个小时	一般数十分钟
相对警觉性	+	++	+++
终止因素	气温上升	环境刺激	催醒暗示

冬眠是动物为适应环境而进化出的一种生存方式，其过程与睡眠相似，其整个生理活动水平明显降低，不同的是其生理活动水平抑制程度要比睡眠更为深，以至

于冬眠期间无法唤醒除非气温回升。由于冬眠时的动物不能在客观环境刺激下快速唤醒，所以这时一旦被猎食者发现捕获，那将几乎没有生存的机会，所以动物通常会选择隐秘而安全的巢穴度过冬眠期，而且冬眠期对感染或外伤不敏感。漫长的进化使得动物出现了以冬眠作为应对的生存方式。

冬眠与睡眠的本质是一样，都是基于对能量的保存以便更利于生存。如果把睡眠看作是动物对光线的昼夜节律性变化的一种适应，那么冬眠则是动物对温度的季节节律性变化的另一种适应。

第三节　意识障碍

睡眠本身可以理解为一种意识丧失，当然这是周期性的、生理性的。当躯体或心理出现重大创伤或机能紊乱时，则会出现病理性的意识障碍。从觉醒度改变而言，意识障碍包括嗜睡、昏睡、昏迷等，表现为不同的意识水平。昏迷是一种严重的意识障碍，难以唤醒，在临床医学中被分为浅昏迷、中昏迷、深昏迷等不同程度级别。我们在这里讨论昏迷并非去分析其机制，而是想去理解在功能学方面的意义。

由于昏迷的状态与死亡类似，所以被认为是最严重的疾病征象之一，通常被理解为濒临死亡。而死亡是生命迹象的完全消亡，个体生命循环的终止，完全没有能量消耗，更加不会被唤醒。昏迷通常意味着重大疾病尤其是严重的中枢神经系统疾病，或者存在严重的创伤疼痛等症状。所以昏迷的基本意义在于可以最大限度地降低自身能量消耗，减少或隔断感觉输入，减少痛苦保护自身，以便自身更好更快地痊愈。所以昏迷可以在一些极端病理状态下降低个体自身的能量消耗，从而为恢复或治疗赢得时间。由此看来，昏迷在罹患严重疾病时对于我们自身是有积极意义的。

从意识结构来看，觉醒状态下，包括基础意识和高级意识在内的意识整体结构完整存在；睡眠状态下个体的基础意识和少部分后台意识存在，睡眠越深，留存的后台意识越少，睡眠越浅，留存的后台意识越多；昏迷则与睡眠有些相似，不同的是随着昏迷程度加深，意识水平更低，高级意识几乎暂停，基础意识的活动水平也下降，唤醒更加困难。

第六章　睡眠障碍的诊断与治疗

第一节　睡眠障碍的症状表现

一、睡眠障碍的常见症状表现

睡眠往往是一种当时无法察觉的神经系统抑制状态，与觉醒状态相比较，睡眠的时候个体无法察觉环境，人与环境的接触互动明显减少，个体也不能主动控制自身的行为活动，不再能在主观意愿下控制自己说什么或做什么。睡眠的本质其实就是机体的一种休息，只不过更加高效而已。

我们讨论睡眠问题时需要厘清几个问题。首先，个体是需要睡眠的，或者说个体对睡眠的需要是被大多数人所理解的，这可以理解为生理上的需要；其次，个体是想要睡眠的，对睡眠是期望的，这种主观意愿也是非常需要的，这可以理解为心理上的需要；最后，心理上或生理上对于睡眠的需要应该是合理适度的，并且应该满足睡眠的基本客观条件和有合适的睡眠机会。

"想睡睡不着"是问题，"想醒醒不来"也是问题，除了"睡不着、醒不来"外，"想"得是否合理可能也是问题。"睡得慢（迟）"是问题，"醒得快（早）"可能也是问题。何谓"迟、早、快、慢"，每个人的定义理解都是各不相同的，而且这种对于"迟、早、快、慢"的理解和期望很有可能被个体习惯化而被认为是正常的。这里所说的"想、定义、理解"其实是个体的一种期望和意愿，这种期望可能是合理正常的，也可能是不合理不现实的。

对于自身睡眠的期望大部分人都不同。有人希望自己想睡的时候就能马上入睡，有人希望自己睡觉时不要做梦，有人希望自己每天都要睡足 8 小时，有人希望自己睡觉足够深沉一动不动，有人希望自己每一次睡醒后都神清气爽，但上述这些期望要求是否合理和现实呢？我们每个人入睡都是需要一定时间的，或快或慢，三四岁的孩子入睡是非常快的。绝大部分的科学家相信所有人类都会做梦，梦是睡眠的一种正常现象。对睡眠 8 小时的要求不是绝对的，鉴于睡眠对于生长发育的重要性，对于处在发育期的儿童青少年睡足 8 小时是有必要的，但也并非绝对，每个人的睡眠需要变异度很大。睡觉时一动不动是很难做到的，即使做得到也绝非是好的睡眠，长时间固定的睡姿会造成身体受力部位的相对缺血，瘫痪在床的病人如果缺少翻身会容易出现褥疮就是一个例证，所以自然变换睡姿是有必要的。睡醒后是否精神，影响的因素很多，绝非睡眠一项，从醒到睡需要一个过渡，从睡到醒也需要一个过渡。实际上过高的期望有些不现实而难以做到。所以对于自己睡眠的苛刻要求和过分期望同样会产生睡眠困扰。

睡眠障碍的表现主要在"质""量"、睡眠觉醒节律等多个方面。睡眠障碍在"质"的方面的表现主要是指睡眠维持期间感受欠佳或表现欠佳，如多梦、浅睡、梦游、说梦话、梦魇、打鼾等；睡眠障碍在"量"的方面主要表现是指睡眠持续时间的不足或过长，如入睡困难、易醒、早醒、睡眠时间过长等。睡眠的质与量两方面是密切相关、相互影响的，很难绝对区分。睡眠的量可以理解为睡眠时间方面的障碍，而睡眠的质则包含了更为复杂的多方面内容，既包括自我感受方面的问题，也包括他人感知观察到的问题。下面我们尽可能罗列出大多数睡眠障碍的各种表现形态。

（一）入睡困难

在探讨入睡快慢之前，首先，需要界定一下入睡时间的基本概念。有的人将入睡时间理解为从开始出现睡意到入睡的时长，有人则将其理解为从个体想要睡觉开始到入睡的时长，有人将其理解为从个体上床到入睡的时长。其实上面都未必准确。通常我们认为，入睡时间在既往睡眠作息习惯基础上从做好睡前准备后个体想要睡觉开始到入睡的所需时长，也被很多学者称为睡眠诱导时间或睡眠潜伏期。

其次，我们判断入睡时间快慢需要有一个适当的参照标准。在患者就诊之前，通常已经对自己的睡眠有了一定的判断，患者对自己入睡困难的判定可能未必准确，需要详细了解患者的参照对比标准及其期望值是否适当、个体的主观感受与客观入睡时间的差异、个体主观想要睡觉的时间点是否符合其既往睡眠习惯等。例如一位习惯于零点睡觉的人突然想要晚上 9 点就睡觉，这时出现入睡困难是正常的，这在改变睡眠习惯的人群中非常常见，这或许不应界定为入睡困难。通常在不改变既往睡眠习惯的基础上将患者的既往入睡时间作为参照更有意义，医生还需要了解其具体的入睡时长，以免被患者的判断所误导。

入睡困难是最常见的睡眠障碍表现之一，也是失眠障碍的主要表现之一。入睡困难是指相比于个体的预期入睡时间过长的表现，即通常所说的"想睡睡不着"。一般而言，入睡时间超过半小时，个体就会感到入睡慢或入睡困难，"翻来覆去""辗转反侧"都是形容一个人难以入睡，也从一个侧面表现了失眠者的烦躁痛苦。一般人睡眠诱导时间都在半小时以内，多数都在 10 分钟左右。程度轻者称为入睡慢，程度重者称为入睡困难，两者之间没有明确界限标准，无须刻意区分。入睡困难对睡眠造成的客观影响是缩短睡眠时间或延后睡眠时段，主观影响则是继发产生明显的焦虑感。打个比方，如果把睡眠比作一场音乐会的话，入睡困难可以看作是音乐会推迟开始。

（二）入睡过快

快速入睡是大多数人追求的目标，很难想象入睡过快可能会是一种睡眠障碍。从年龄段而言，婴幼儿阶段通常入睡比较快，快的可能半分钟至 1 分钟就可入睡，慢的一般也在 10 分钟以内，到了成年人入睡就会相对慢一些，当然也因人而异。入睡本应该在个体有适当的睡眠机会并做好睡前准备后方可开始，这时入睡再快都不为过，但如果在还没有做好睡前准备之前就过快进入睡眠，那么则很容易出现各种意外，这可以视为睡眠问题了。前面所说的入睡困难是个体想睡该睡却难以入睡，相对应的，入睡过快则是不想睡不该睡却很容易入睡，所以入睡过快在某些情况下也可能是睡眠觉醒障碍的临床症状表现之一。没有做好睡前准备没有睡眠机会的情况很多，例如在个体还在工作时、正在驾驶或操作机器时，或正在活动站立体位时，诸如上述的各种情况下一旦个体出现无法预测的过度睡意和不可抗拒的睡眠发作，这种想睡觉的感觉十分强烈导致个体快速入睡，一方面入睡快得有些"不可思议"，另一方面可能造成猝倒发作，造成各种安全事故和危险伤害。此类症状在生活中也比较常见，日常生活中最为常见的就是"打盹"了，例如在过度缺乏睡眠时的疲劳驾驶或疲劳作业时容易出现入睡过快，还有在个体摄入具有神经系统抑制作用的摄入物时也会造成入睡过快，这些可以归为非病理类的范围，原因显而易见。还有一些属于病理范畴的，病因不明确，在临床中以发作性睡病最为常见。

（三）早　醒

入睡是一段睡眠的开始，而觉醒是一段睡眠的结束。早醒指的是在上床睡觉时间稳定不变的情况下比原来正常习惯觉醒时间提前醒来，醒后再也无法入睡。一般而言正常习惯觉醒时间有两种，一种是习惯的自然觉醒时间，另一种则是习惯的闹铃唤醒时间。在个体生活习惯长期规律的情况下，这两个时间会逐渐接近甚至变得一致。早醒时个体大多数时候不确定自己为何醒来，简单地说，早醒通常被个体感受为"自然醒"，早醒对于睡眠的客观影响在于因提前结束睡眠而缩短了睡眠时间，对个体感受而言也是消极的。依据早醒的程度不同，其意义是不同的。轻度的早醒可以被理解为提前几分钟或十几分钟醒来，这在长期固定的闹铃唤醒人群中是常见的，原因在于固定习惯生物钟的形成，结果就是无论工作日还是休息日在闹铃闹响前后的时间个体会自动觉醒。偏重的早醒可以被理解为提前1—2小时及以上觉醒，这种早醒难以用生物钟来解释，通常被认为具有临床意义，例如情绪抑郁，或次日有重要的日程安排，或短时的心理事件。早醒是睡眠期警觉性增高的表现。同样如果把睡眠比作一场音乐会的话，早醒可以看作是准时开始的音乐会提前结束。

（四）易　醒

易醒也即睡眠容易醒转，属于睡眠维持困难，睡眠难以维持较长时间，睡眠期间很容易醒转，醒后有时也容易再次入睡，有时也较难再次入睡，继而造成醒睡醒睡的反复，个体感受则同样非常糟糕。易醒也是失眠障碍的主要临床表现之一。有的人会感觉自己的易醒没有缘由，像是"自然醒"；而有的人则能够意识到自己是被环境刺激干扰而醒来，"一点点声响就会吵醒自己"，但这种刺激只是对自己影响大，对于别人而言并没有什么影响，还有些人的易醒是被自己的梦境弄醒的，通常都是噩梦或伴有消极情绪的梦境。易醒将整个睡眠分割而变得零散，还会延长入睡时间而降低睡眠效率，个体感受更加糟糕，易醒通常与浅睡相关，易醒也是睡眠期警觉性增高的表现。同样，如果把睡眠比作一场音乐会的话，易醒可以看作是音乐会虽然按时开始按时结束但期间却反复中断。

（五）睡眠—觉醒节律障碍

睡眠—觉醒节律障碍是指个体的睡眠觉醒节律与所处社会文化环境中的大多数人所认可的睡眠觉醒节律不同步，在主要的睡眠时段失眠，而本应该清醒时却嗜睡。也就是俗话说的"该睡的时候睡不着，不该睡的时候睡得香"。睡眠觉醒周期依赖于内源性昼夜节律系统和外部环境信息的同步化，否则就会出现相关睡眠障碍，表现形式包括延迟型和前移型睡眠觉醒昼夜节律障碍，相应可以理解为"晚睡晚醒""早睡早醒"，有时严重到一定程度会表现为完全昼夜颠倒，即"昼睡夜醒"。睡眠觉醒节律障碍对个体的客观影响是睡眠时段的不当，其睡眠质量可能是好的，总睡眠时间也是正常或稳定的，但不当的睡眠时段使得睡眠干扰因素相对增加，对个体的睡眠质量以及其原本的工作生活交际适应等造成明显的消极影响。睡眠觉醒节律障碍通常都与不良的睡眠作息习惯、长期的工作时段突然改变有关。同样，如果把睡眠比作一场音乐会的话，睡眠觉醒节律障碍可以看作是音乐会更改举行时间，推迟或提前演出。

患者为中年女性，36岁。年轻时曾经常年在夜总会、KTV等娱乐场所工作，起初只是因为工作原因需要晚睡晚起（一般凌晨两三点下班，睡眠时间多在凌晨3点至中午12点之间），约10年前结识某男性后两人相恋，于是在男友建议下辞去工作，生活安逸富足，男友说她无须工作，也不用做家务，会有保姆去做，整日赋闲在家，她每天要做的事情就是看电视上网逛街，日复一日，年复一年，她的睡眠变得几乎昼夜颠倒，早上6点左右睡到下午两三点，她也想早些睡觉，可自己总是睡不着，加上自己不需要做什么事情，没有压力的她不知不觉顺应着自己的坏习惯。直到有一天，男友无力或者不愿供养她的花费支出，她意识到危机可能会到来。她想工作，可自己的睡眠作息几乎昼夜颠倒，夜班工作又影响自己和家人的相处，于是自己才来看心理医生。

（六）睡眠时间偏少

睡眠时间偏少也就是个体每天的总睡眠时间偏少。这里需要注意睡眠时间是指每天个体的总睡眠时间，夜晚睡眠时间偏少未必是真正的睡眠时间偏少，需要了解其日间睡眠状况。睡眠时间偏少主要有两类参照：其一是与大多数普通人群的睡眠时间做参照而相对偏少，这有可能属于真正的睡眠问题，也有可能属于一种个体差异。据报道有国家发现了不睡觉的人，理论上这并非不可能，因为睡眠本身仅仅是一种高效的休息方式，即使不睡觉仍可能以其他方式休息，而且不睡眠未必是绝对真实的，睡眠碎片化后也会使个体产生没有睡眠的感受。其二是与自己过去的习惯睡眠时间做参照而相对偏少，这往往具有更多的临床意义，也是失眠障碍的主要表现之一，需要及时干预治疗。睡眠时间减少客观上造成睡眠缺乏，与个体的睡眠机会、睡眠环境、主观意愿、摄入物、躯体和心理状态等因素有关。长期的睡眠缺乏都会造成不同程度的负面影响而干扰工作生活或情绪感受。

（七）睡眠时间偏多

睡眠时间偏多是指个体每天的总睡眠时间偏多。同样与睡眠时间偏少一样，睡眠时间偏多也主要存在两类参照：其一是与大多数普通人的睡眠时间相比而言偏多；其二是与个体既往的习惯睡眠时间相比偏多，睡眠时间增加更加具有临床意义。

发作性睡病是以难以控制的日间过度思睡、发作性猝倒、睡眠瘫痪、入睡前幻觉、夜间睡眠紊乱等为主要表现，大约有 1/3 的发作性睡病患者具备上述所有症状。Kleine-Levin 综合征以反复发作的严重思睡伴认知、精神和行为异常为主要表现，俗称"睡美人综合征"，病因不明。

患者为 29 岁男性，自诉约 10 年前开始反复出现阵发性睡眠，每次睡眠时间长达 5—7 天，发作前半天到一天有听力与视力下降、肢体乏力的现象，后开始逐渐进入睡眠，睡眠期间仍可自己起床大小便，床上进食，进食量少，基本上整日睡觉，家人唤醒后发现其神情淡漠，答非所问，不能认人，也不能遵从家人的就医建议，感觉期间恶梦偏多，经常梦到死人，偶尔出现幻觉，凭空听到嗒嗒声，完全醒转后感到就像是睡了一觉一样，之后基本恢复正常，可以像往常一样工作生活。5 年前结婚，结婚前后的两三年时间里基本没有发作，后又无明显诱因出现多次睡眠发作，曾在家乡当地某医院心理专科就诊，被诊断为"发作性睡病"给予专注达治疗 2 周，自诉效果可，近期症状再次反复发作，3 天前又出现视力与听力下降等睡眠发作的征兆，遂家属陪同下来诊。患者自诉平时经常多思多虑，开心愉快的感觉较少，近期常常担心自己的工作及未来的生活，否认不良嗜好，否认毒品接触。首诊精神检查：神志清，面谈合作，接触欠主动，对答切题、中肯，言语不多，表情淡漠，对面谈稍显漠然，未引出明显幻觉妄想，情绪稍低落，情感稍显淡漠，未引出自杀观念。定向力、自知力尚可。初步诊断考虑 Kleine-Levin 综合征。

（八）睡前感觉不适

睡前感觉不适包括两大类：一类是睡前持续出现的其他躯体不适，这主要与相关躯体疾病有关，觉醒时已经出现并持续反复直至睡前而影响个体的睡眠，例如咳嗽、鼻塞、头晕、疼痛等，在此不再详细讨论。另一类是仅在睡前才出现的身体感觉不适，其他时间则一般不会出现，所以对睡眠的影响比较大，而对睡眠以外的其他生活工作却没有什么直接影响，相对与睡眠关联度较大，这才是我们所说的睡前感觉不适，这是我们讨论的重点。睡前会有肢体不适、皮肤感觉不适、视觉和听觉等各种感觉不适，例如耳鸣、幻听、幻视等，这些都是睡前感觉不适的常见症状表现。

不宁腿综合征（restless legs syndrome，RLS）是一种临床上比较常见但不被大部分人所知的疾病。主要临床表现为在夜间睡眠时或处于安静状态下，肢体出现的极度不适感，迫使患者不停活动，活动后不适感可减轻或消失，当返回床上休息状态时症状又再次出现，因而严重干扰患者的睡眠，导致入睡困难、睡眠中觉醒次数增多等，一般双下肢最为常见，有时上肢也会出现症状，症状与体征分离，这种不适感常常被患者描述为爬行感、麻刺感、抓痒感、烧灼感、酸痛感或肌肉紧绷感等。

周期性肢体运动障碍（periodic limb movement disorder，PLMD）是指在睡眠中出现的周期性的、反复发作的、刻板的肢体运动所导致的睡眠障碍。这种症状常发生在下肢，所以也称为"周期性腿动"。周期性肢体运动障碍与不宁腿综合征同时存在，有 RLS 的多数也会伴有 PLMD。这也从一个侧面反映出不宁腿综合征更为严重。可能的原因是肢体静止状态下的肌肉紧张或局部压迫导致缺血而引起的一种自动反应，在肢体活动后会缓解相应的紧张或压迫而改善局部缺血状态，从而减轻不适感。

一位女性患者告诉我，她睡前总是感到双脚脚掌发热发烫，无论冬夏，但其他时间却没有明显不适，这种感觉让她非常难受，不得不冷水洗脚或冰敷或暴露来缓解，但是如果太冷还是会让她难受，于是经常反反复复倍感烦扰，如此症状 20 多年来一直影响着自己的睡眠。

（九）睡意缺乏

通常情况下在我们忙碌了一天之后，即便是没有忙碌但觉醒了较长时间后，会出现睡意，也就是一种困倦疲乏感，大脑变得逐渐有些不清晰，这种困倦感通常是睡眠的生理信号，这有点类似于长时间未进食前的"饥饿感"。在临睡前或者缺乏睡眠后一般都会出现睡意，这其实是躯体需要休息的信号。但有一些情况却并非如此。有些人在持续觉醒超过一定时间本该出现睡意的时候却并没有睡意，或者在长时间缺乏睡眠后本该出现困倦感但却并没有困倦感，如同有用之不竭的能量一样，这种不寻常的状况提示可能存在身心透支的状况，需要及时调整治疗。睡意缺乏的情况在躁狂状态、甲状腺功能亢进、服用兴奋剂药物后等情况下容易出现，这种情况长时间呈现会使机体进入过度透支的恶性循环，很容易造成各种身心疾病的迁延或恶化。

在觉醒期间无工作或工作劳动强度不大时，可能睡前的睡意并不明显，甚至有些人感觉不到，但这并不是说自身不需要睡眠，定时作息还是非常必要而且有益的。就如同三餐饭前有人并不感觉饥饿但仍然需要适量吃一些一样。所以睡意或困倦不是睡眠的必要因素，但的确能够促进睡前放松，而身心放松才是睡眠的必要因素。

（十）睡前思虑过多

睡前原本需要思维活动逐渐减少直至停止，前台意识暂停，后台意识减少，如果睡前思虑较多难以停下，大脑就会长时间处于警觉兴奋状态而难以入睡。所以睡眠思虑过多也是比较常见的表现之一。

（十一）浅　　睡

浅睡也就是睡眠表浅难以深入，个体的主观体验是睡不熟，醒后感到睡眠很浅，其间对周围环境或自己翻身等一些动静似乎大概知晓，些许动静就容易造成醒转，或者感觉自己的睡眠处于似睡非睡、半睡半醒的一种状态，头脑似乎没有完全停止运转，多梦有时也会让人感觉浅睡。浅睡时虽然睡眠难以深入，但仍然是在睡眠，而且睡眠是持续的，只是这种浅睡使得个体很容易被环境刺激干扰而觉醒，这与易醒不完全一样。有时浅睡伴随着丰富的思绪，难以停止，有时脑内的思绪与梦的感受相互混淆，难以分清。当内心想睡但又想醒、不想睡却很困或者心理牵挂着一件事情时，睡眠难以进入深睡眠，所以浅睡也是睡眠期警觉性增高的表现。浅睡是失眠障碍的常见症状表现之一，也常常与易醒相伴存在。

（十二）睡眠过深

熟睡几乎是每一个人的期望，所以睡眠过深如同入睡过快一样在大多数人看来应该并非问题。睡眠过深对于睡眠并无明显弊处，但可能会使睡眠期间的翻身等自然动作减少而造成觉醒后身体不适。睡眠过深会造成个体难以被唤醒，因而对于睡眠环境刺激（例如战乱、治安问题、自然灾害、火电等生活意外灾害、闹钟等）不能及时察觉，个体对危险的应对能力下降，并对个体的既定觉醒活动产生消极影响。通常而言，在合适的睡眠环境中，睡眠时可能遭遇的危险几率和程度相对很小，所以几乎可以忽略。很多人会因为担心睡眠过深而睡过头造成工作延误反而警觉增高导致睡眠变浅。造成睡眠过深的因素很多，目前最为常见的因素就是摄入物以及过度疲劳对睡眠的进一步加深。例如酒精和具有镇静作用的药物都可能加深个体原本的睡眠，造成睡眠过深，一定程度上更加降低了个体警觉性，从而在遇到某些危险时不能独自应对，对于独居独处者就会增加一定的危险性。例如女性醉酒熟睡后被性侵的新闻就时常见诸报端。

（十三）睡眠期间的口腔运动障碍

睡眠磨牙顾名思义，就是睡眠期间出现的节奏性或重复性的磨牙动作，一般都是因为磨牙声而被他人发现的，被人描述为咬裂、碾磨等声音。睡眠相关性磨牙通常以睡眠时咀嚼肌节律性运动引起磨牙为主要表现，可能引起牙齿面磨损、头痛、颌面痛和颞下颌关节功能紊乱等，儿童期多发，随着年龄增长发病率下降。发病原因不明，可能有心理因素、躯体疾病、摄入物等。曾有民间谚语说"夜里磨牙，肚里虫爬"，但在临床实践中并没有发现足够的客观证据支持。

除了睡眠磨牙，还有一种情况是睡眠期间的牙关紧闭，一般人在睡眠期间牙齿口腔是自然闭合，无须用力，但个体有时会在睡眠期间用力咬合牙齿而造成牙关紧闭，这种症状由于没有声响一般很少能够被人发现，通常是个体晨起后感到口腔颌面关节酸软疼痛后才逐渐发觉的。

（十四）睡眠遗尿症

遗尿本意为"遗失的小便"。通常来说，人的小便属于主动有控制的排尿，而非主动地、无意地排尿则被形象地称为"遗尿"。婴幼儿阶段由于自身身体发育以及学习训练等各种因素的影响，一般首先学会控制排大便，再后来才学会控制排小便。小便控制的发展一般是从觉醒到睡眠，最后学会的才是夜间睡眠期的小便控制。因此夜间睡眠期的小便也是此类问题中最常见的。遗尿俗称"尿床"，我们所说的遗尿通常指的都是睡眠期间的遗尿。一般在五六岁之后，多数幼儿都基本可以学会如何控制大小便。学龄期儿童以及成年人都完全可以有控制地排便排尿。遗尿症是指生理发育超过了能够正常控制膀胱功能的年龄（五六岁）后，但睡眠期间反复出现的无意识排尿。可能的原因包括遗传、发育水平、行为习惯养成、心理、躯体疾病或素质因素等。

（十五）打　　鼾

打鼾俗称"打呼噜"或"打鼻鼾"，以往常常被大众误认为是深睡的标志，在影视作品中如果一个人想要佯装熟睡，躺下闭眼打鼾总是经典的表演姿态，这种认识非常普遍，但其实存在着一定的观念认知偏差。在我们呼吸进入气道的气流在通过呼吸道表面时，会产生一定的呼吸声，通常而言一般人无论清醒还是熟睡，呼吸声都是比较轻的，如非靠近仔细倾听一般不容易听到，所以睡眠期间正常人的呼吸应该是均匀平顺微声的。而当上气道因各种原因出现某种程度的塌陷时气道变得不够通畅，呼吸气流通过上呼吸道结构时，软组织发生振动，所发出的声音就会比较响亮，这就称为打鼾。打鼾常见于仰卧位睡姿。打鼾对于睡眠者本人而言意味着上呼吸道发生了狭窄，呼吸不畅，通常被认为是睡眠呼吸障碍疾病的起始阶段，鼾声可大可小、时有时无，有时鼾声能够吵醒自己，影响睡眠伴侣甚至干扰邻里，因这种噪音而被吵醒是非常恼人的。所以无论对人对己打鼾都是一种明显的睡眠干扰因素。

睡眠呼吸暂停是睡眠期间呼吸暂停，通气中断，被睡眠伴侣观察到呼吸停止或屏气。睡眠呼吸暂停综合征在临床上可分为中枢性、阻塞性和混合性三种，其中以阻塞性为常见。阻塞性睡眠呼吸暂停综合征（obstructive sleep apnea-hypopnea syndrome，OSAHS）是一种睡眠时上气道反复塌陷、阻塞引起睡眠呼吸暂停和低通气，进而导致频繁发生低氧血症、高碳酸血症、胸腔内压力显著波动以及睡眠结构紊乱、交感神经活动增加，长期可导致多系统器官功能受损。诱发和加重因素包括疾病、睡眠体位、体重、吸烟、饮酒、镇静类药物等。临床上的常见主诉症状包括睡眠时打鼾、憋气，伴有日间思睡、注意力不集中、情绪障碍等。睡眠呼吸暂停综合征的不良影响很多，可能增加高血压、心脏病、脑卒中、2型糖尿病等的患病危险。

（十六）睡眠多汗

睡眠多汗也是临床中比较常见的一种睡眠障碍症状表现之一。个体在入睡后会出现多汗，依程度不同表现各异，轻者仅仅是身体局部出汗，重者全身出汗，再甚者会表现为大汗淋漓，造成被褥睡衣尽湿，因此不适而醒转。此种睡眠多汗一般与室温、体温或被褥厚薄等无关，与其睡眠伴侣相比多汗非常明显。

（十七）多梦与梦魇

梦是人类睡眠中很常见也很正常的一种意识现象。但如果个体能够察觉回忆的梦境过于频密或过于鲜活生动也会明显影响睡眠质量而使个体主观感受睡眠质量下降，甚至会出现整晚都没睡或浅睡的感觉，进而可能影响次日的精神状态。临床中患者经常描述为只要睡觉必定会做梦或每晚睡眠都是从入睡梦到睡醒，因此感觉自己的大脑从未休息。

梦魇是指睡眠中被噩梦突然惊醒，对梦境中的恐怖内容能够清晰回忆并心有余悸。噩梦是被强烈的焦虑或恐惧所占据的梦境体验，视恐怖程度不同，有的噩梦会中断睡眠，而有的噩梦并不会中断睡眠。

大多数人都可以将梦境与现实区分开来。但有些人却难以做到这一点，他们会将梦境与现实相混淆，将梦境当成是现实发生过的事实，从而引起认知偏差继而造成言行紊乱或人际关系紧张。

36岁女性，24岁结婚，长期从事保险方面的工作，丈夫工作繁忙，应酬多，生活富足安逸，有一个儿子现在读小学六年级，约8年前开始出现多梦的现象，几乎每晚都会做梦，而且经常不止一个梦，就连午睡也会做梦，梦境多为日常生活的琐碎事情，很少噩梦，经常类似比赛跑步一样的梦境，梦中的自己从来都是第一，一般在晚上10—11点入睡，入睡稍慢，入睡后可一觉睡到闹铃叫醒，半夜很少会醒，也不会说梦话或梦游，曾看过医生，被告知这是正常的，后来一直未就诊。今天陪亲戚看病路过看到医院有心理科，遂顺便来诊咨询。追溯病史，患者诉说自己性格外向开朗，追求完美，平时脑海中经常浮现各种各样的想法，千奇百怪，多么无厘头的都有，自己知道没必要想却不能控制，平时主要从事办公室工作，近一年来开始有晚饭后打麻将的习惯，打完麻将后还经常吃夜宵，平时缺乏运动，无烟酒等不良嗜好，既往体健，否认特殊病史。

（十八）梦　呓

也就是说梦话，临床常表现为睡眠中不自主地讲话、唱歌或发出嘟囔声，有时是只言片语，有时是连贯的成句话，有时则是成段的述说。说梦话时通常构音欠清晰，有的人梦话说得很清楚，有的人说梦话很难被听清楚或听懂，还有的人只是在睡眠中惊叫呼喊而已，很难断定其是否在说话。梦呓非常常见，尤其多见于儿童。偶尔出现的说梦话不足为奇，也不需要太过重视。梦话一般与梦境有关，频繁出现说梦话通常提示患者的身心问题，不但会影响自身的睡眠质量且对睡眠伴侣的睡眠造成干扰，需要及时找相关专科医生咨询治疗。

（十九）夜　惊

夜惊是以极度恐惧和惊恐为特征，伴有强烈的语言、运动形式和自主神经系统的高度兴奋。表现为突然在睡眠中觉醒，惊叫或下床，出现尖叫、哭喊，表情极度恐惧，伴随有心跳加快、呼吸急促、瞳孔扩大等表现，安静后可重新进入正常睡眠，醒后多不能回忆。多见于儿童。

（二十）夜　啼

"天惶惶，地惶惶，我家有个夜哭郎，过往君子念三遍，一觉睡到大天亮。"据说把写有这些字句的字条贴在门口，家中的宝宝就可以安睡到天亮了，这当然只是民间迷信传说，但也由此可见婴幼儿的夜啼问题自古有之。夜啼也即睡眠过程中的哭闹，5岁以下儿童多见，几乎所有幼儿都曾经出现过，随着年龄增长症状会逐渐减轻直至消失。发作开始时幼儿会有一些躯体动作或呻吟，进而会在床上剧烈翻滚，可能会呼唤父母但却不认识父母或"视而不见"，有时会自言自语，不能回答问题，眼睛可睁可闭，多表现为无法安慰地哭闹，一般发作几分钟至十几分钟不等，过后幼儿对发生的过程没有记忆。夜啼的发作过程患儿的睡眠仍在持续，事实上患儿在夜啼时也并没有醒来，但很多父母误以为患儿醒来胡闹，其实是错误的。夜啼属于一种睡眠障碍，睡眠过程中觉醒不全，有人称为"意识不清的唤醒"。

（二十一）睡行症

睡行症过去叫作"梦游症"，表现为睡眠期间出现的一系列动作行为，例如行走、寻找摸索、玩耍、扫地等，多数表现为无特定目的的行为，多数情况下可以躲避基本的障碍物，有时也会有一定的危险性，次日个体多数不能回忆。病因不明，可能的病因包括睡眠剥夺、疲劳、情绪紧张、躯体疾病、药物、遗传、心理精神疾病等。由于出现在慢波睡眠，所以个体很少有记忆，也因此而被大多数专家学者认为与梦境无关，但通过前篇对于梦的详细论述，可以意识到这种认识可能并不恰当，因此笔者仍然认为睡行症是在梦境支配下出现的。所以过去睡行症的另一个名称"梦游症"并无不当之处，"梦游症"至今仍在老百姓当中频繁使用。

中年女性，已婚，性格内向，人际交往少，小学文化程度，6年前开始间断反复出现行为异常，主要表现为半夜"醒后"出现各种异常行为，如自行走到阳台上无端对空谩骂、自己抓挠自己的面部导致面部多处抓痕、自行滚落床下匍匐前进、用头撞地撞墙等，其间难以唤醒，一般次日患者没有记忆，白天精神行为基本正常，起初一两个月一次，后逐渐发展到一个月几次，最后一次撞墙隐约记得，但自己也不知道为什么会那样，家庭关系尚可。丈夫担心意外而带其来诊。

（二十二）快动眼睡眠相关行为障碍

顾名思义就是在快动眼睡眠时相出现的一系列行为障碍，临床表现复杂，包括例如挥手、投掷、拳打脚踢、抬腿、拉扯、跳跃、打斗、爬行、撕咬、撞头、翻滚、呼喊、坠床等，通常以一两种动作为主，睡眠期的上述动作可能对睡眠伴侣造成不同程度的干扰或伤害，依程度不同因此醒转，如未醒转一般次日个体没有记忆。快动眼睡眠相关行为障碍一般都与鲜活、恐怖、暴力的梦境有关。常见于中老年人群。快动眼睡眠相关行为障碍与睡行症的不同之处仅在于前者的行为动作通常在床上，而后者会有下床后的一连串行为活动。笔者认为两种都与梦境有关，在本质上并无不同。

（二十三）睡眠中的性行为

个体会在睡眠期间不自觉地出现手淫、爱抚甚至性交等性行为，但个体并未醒转，醒后患者也不能回忆。睡眠中的性行为容易影响睡眠伴侣，尤其是非配偶的睡眠伴侣，造成尴尬或伤害。

29岁男性，工厂工人，已婚已育，近一年半以来被妻子发现一种现象，患者几乎每晚睡觉时半夜都会发出一些类似吸吮的声音，吵醒妻子后被发现其在用双手抚触自己的阴茎像是在手淫，妻子呼唤患者时其也会简单答应，但唤醒后问其为什么干什么时患者表现得全然不知，但妻子误以为患者撒谎而倍感不悦，同时对于丈夫宁愿手淫都不愿和自己性生活深感气愤。患者比妻子小 2 岁，结婚前妻子曾有一男友，两人同居的日子里男友很少会和自己有性生活，自己深感羞辱。和现任丈夫恋爱时丈夫很少会主动碰触自己的身体，当时妻子以为是对方尊重自己，结婚后发现丈夫依然很少主动提出性要求，后来才发现丈夫有勃起不坚、早泄等问题。于是尝试各种方法帮助调理，现已有改善，但患者却反映，每次性生活时妻子总是纹丝不动，完全靠自己一个人的力量完成，非常疲倦，夫妻性生活逐渐减少，产生性压抑。

（二十四）睡感缺乏

自身的睡眠感受与他人观察到的睡眠状态并不一定相吻合。有时我们看到身边的人睡得很好时间也很长，但当他醒来后会告诉我们一个令人惊讶的结果"我根本没有睡过，失眠了一整晚"。也有时我们看到身边的人整个夜晚辗转反侧似乎没有睡觉，但他醒来后反而会告诉我们"昨晚我睡得很好！"。睡眠的感受其实是一种既往感受的回忆性表达。大多数人在睡醒后会清晰地感觉到自己睡眠的深浅好坏，而有的人明明睡着了而且睡的时间挺长，甚至脑电波监测仪器都可以证明其的确进入了睡眠，但醒后却说自己根本没有睡。

睡眠的深度、连续性及维持时间等方面的明显不足也容易使人产生睡感缺乏的感受。打盹的时间很短，但此时睡眠的深度足够使你的肌肉短暂性松弛，所以我们会有睡眠的感受，浅睡状态虽然深度不够，但时间足够，因而还是有睡着的感受。临床中经常有失眠症患者信誓旦旦地说"我几天甚至几个月以来严重失眠，一分钟都没有睡过"，但其实只是睡眠时间被碎片化后我们大脑才感受不到睡眠的存在而已。

（二十五）睡眠瘫痪

睡眠瘫痪也称为睡眠麻痹，通常是指在即将入睡或睡眠觉醒时不能活动的感觉，这时虽然有知觉，能够感知周围环境，但是身体却不能活动，就好像是被看不到的某种东西压着一样，所以民间也称为"鬼压身"或"鬼压床"。睡眠瘫痪发作时患者通常意识基本清晰，能够充分意识到自己的处境，但躯体尤其是骨骼肌仍处于完全放松抑制状态，从而出现想动却无法动的状况，因此感到十分紧张恐怖，有不详预感或恐惧感，有时伴有各种幻觉，一般持续几分钟，之后可自行缓解或在他人触碰、移动、吵闹等刺激下缓解。根据程度不同表现有所差异，大多数都会感到四肢、躯干和头颈无法动弹，有的还会感到任何手指等微小动作都不能完成，同时也可能无法睁眼、闭眼、讲话、发声或呼救，虽然存在正常的呼吸运动，但患者常感到有窘迫感或窒息感。

一位因失眠 2 年的患者来诊咨询。患者告诉医生，近 2 年来先后多次出现相似的一种情况，在自己睡觉时会感到有人站在自己的床边，自己很想睁眼很想起身，但自己却完全不能动弹，眼睛也无法睁开，嗓子好像被黏滞一样无法发声，这种感觉非常糟糕，使自己异常恐惧。有时自己已经醒转并能够睁眼，但感觉那人站在自己的床头，自己却无法扭头看到，仍然像瘫痪了一样，全身无法动弹，持续的那几分钟就像是时间停滞了一样，之后会自动缓解。后来患者企图通过用被子蒙头睡觉来避免自己出现床边有人的感觉，并变成了一种习惯，可类似的状况仍间断出现。

（二十六）觉醒期思睡或困倦

觉醒期是我们工作活动的主要时间，当睡眠障碍时个体经常会出现不同程度的困倦或思睡，如频繁叹气、反应迟钝、反复打哈欠、头脑昏沉、乏力、精神差等。

关于睡眠障碍的各种临床表现纷繁复杂，在此难以完全罗列和描述，经验所限仍有部分症状我们未曾知晓或接触。或者某些感觉难以用某个名词概括。例如曾有一位患者向笔者描述，自己早晨醒来感觉到自己的心跳非常缓慢，自己身体里的血液也流速缓慢，似乎自己的躯体即将停止运作，但自己是可以动的，实际的心率也不慢，也不觉得特别恐慌，但这种躯体缓慢的感觉仍然让自己觉得不舒服。

笔者仅仅在这里对睡眠障碍的常见临床表现做个梳理，未来有待于进一步完善。

二、睡眠障碍症状表现的归纳分类

睡眠障碍的相关症状表现有时会单一孤立地出现，例如临床中有单纯的入睡困难或单纯的多梦，而其他症状都没有。但更多的时候睡眠障碍是以多重症状为表现的，两种或多种睡眠症状伴随同时或先后出现，表现更加复杂多样。前文我们罗列的症状表现中有些是个体自己能够察觉到的，而有些症状个体自己无法察觉而是被他人察觉到的，我们尝试将所有的睡眠障碍症状表现做出归纳总结梳理，使对症状的理解更加条理清晰。大致归纳总结起来有如下几个方面。

1. 与时间相关的睡眠障碍症状表现

例如，与入睡时间相关的入睡困难、入睡过快，与睡眠时长有关的睡眠时间偏长、偏短，与睡眠维持时间相关的易醒、早醒，与睡眠时段和节律有关的睡眠觉醒节律紊乱等。此类症状均可以用时间来描述。

2. 睡前出现的相关症状表现

例如，睡意缺乏，睡前思虑过多，不宁腿综合征等睡前感觉不适等。

3. 睡眠期间出现的相关症状表现

包括多梦、夜惊、夜啼、梦呓、睡眠磨牙、睡眠遗尿、打鼾、睡眠呼吸暂停、睡眠多汗、梦游症、睡眠期间性行为、睡眠过深、浅睡以及其他睡眠期间的动作行为障碍等。

4. 睡醒后出现的相关症状表现

包括睡感缺乏、觉醒期困倦思睡、睡眠瘫痪等。

第二节　睡眠障碍的不良影响

睡眠的重要性众所周知，前面我们讨论了睡眠障碍的不同临床症状表现，睡眠障碍可能造成的不良后果就可想而知了。

睡眠最为重要的功能之一就是节省保存能量，恢复体力和精力。所以在缺乏睡眠或睡眠质量下降时最容易最早出现的反应就是困倦乏力了，失眠后我们会精力不足，无精打采，头脑昏沉，注意力下降，反应迟钝，体力上常感疲倦乏力，肌肉力量明显下降，感觉身体沉重，容易打哈欠，有时眼皮沉重发困，眼神无光等。长期失眠会注意力难以集中，容易出错和出现意外，记忆力下降，判断力下降，工作效率下降，工作难以胜任，在一些危险操作类的工种岗位极易发生意外，安全事故、交通事故发生率上升。

不同程度的睡眠障碍会同时直接影响个体的情绪状态，情绪容易焦虑、抑郁、忧虑、恐惧、暴躁、易怒等，产生思维感觉失调，容易诱发各种心理精神疾病，遇事缺乏耐心，容易产生各种人际摩擦或纠纷，继而影响我们的工作、学习、交际等各种社会功能，严重干扰社会生活。

　　睡眠时人体的大部分组织器官的功能水平都明显降低或者暂停，可以同时使这部分组织器官得到休息，而睡眠缺乏或睡眠质量下降时就意味着身体的组织器官不能充分休息，生理功能长时间处于工作状态，长期失眠的患者容易引起多方面的生理功能异常或各种躯体疾病。例如，消化系统容易出现食欲不振、消化不良、腹泻、便秘；循环系统容易出现心慌、胸闷、心律失常、血压升高，诱发心血管疾病；内分泌系统则容易出现激素分泌节律紊乱，诱发甲状腺功能紊乱、糖尿病、月经紊乱或体重增加等各种代谢性疾病；神经系统容易出现头晕、头痛、乏力、肢体震颤、肢体肌肉疼痛或躯体游走性疼痛；呼吸系统容易出现呼吸不畅，甚至诱发哮喘；感官系统则容易出现感觉功能减低或过度敏感，眼花耳鸣，感知觉障碍，出现错觉甚至幻觉；皮肤也容易变得缺乏光泽，出现瘙痒、皮疹、脱屑、皮炎、过敏等症状不适；失眠还容易造成眼圈发黑，亦即"熊猫眼"，毛发容易脱失、少白头甚至斑秃等。长期失眠还会导致免疫系统功能紊乱或减退，身体抵抗力下降，身体更容易受到微生物侵袭罹患感染性疾病，增加各种免疫性疾病的发病风险。失眠还会影响机体的再生自愈功能，使机体的再生修复功能出现紊乱或下降，在躯体疾病治疗时疗效不佳，躯体修复痊愈时间可能延长，延缓疾病康复进度。已有躯体疾病患者的睡眠障碍很容易使病情迁延或恶化，可能造成额外医疗负担，也会使病情进展加速。长期失眠还会增加猝死发生的风险。失眠也容易造成精神心理疾病迁延或恶化，影响康复和预后。

　　睡眠的重要功能之一是促进身体发育，所以如果婴幼儿、儿童、青少年一旦长时间缺乏足够的睡眠，就会直接影响身体发育，可能出现譬如身高矮小、体重偏低、毛发枯黄、皮肤干涩、食欲减退、消化吸收不良、营养缺乏、智能发育不良等一系列发育障碍，更为糟糕的是睡眠障碍的持续存在会形成不良习惯，反过来影响情绪、学习和生活，其消极影响可能是长期甚至是终生的。

　　睡眠不良不但影响当事者的个体身心健康及行为活动，也会干扰身边的人。同住在一起的人也会因此而睡眠受到干扰从而增加罹患失眠的风险。睡眠期间出现的一些障碍表现对于自身以及周围人的生活会产生不同程度的影响。例如打鼾、磨牙、梦呓等造成的声音不但影响自身的睡眠还会干扰睡眠伴侣的睡眠，睡眠中出现的各种言语动作行为都可能对睡眠伴侣造成干扰、惊吓甚至威胁，如此等等，不胜枚举，这些都不但影响彼此的睡眠，还可能进一步影响彼此的人际关系而为人际冲突埋下隐患。部分人群会采取分居分房的方式来降低自身失眠对家人以及家人对自身的负面影响，但长此以往的结果是进一步干扰彼此的日常情感关系，也会客观上减少夫妻性生活的频率，从而对夫妻关系造成不良隐患。关心照顾失眠者的人也会因此而担忧顾虑，间接影响身边人的身心健康及行为活动。因此睡眠不良的影响面是比较广的，影响的人也是比较多的，影响持续的时间也视睡眠障碍的时间长短而有所不同。因此并非自我感觉良好即可，需要看自身睡眠状况对自己的影响，主观客观的影响，对他人的影响，还需要注意相互适应的因素。

当睡眠出现障碍时也并非一定会对患者的日间生活造成不良影响。例如睡眠不足出现日间疲倦是非常正常非常容易理解的，而睡眠不足时日间没有任何疲倦精神依旧如常这就变得难以理解了。这种情况也在临床中经常出现，可能的原因很多。但需要引起重视的是这种情况其实更加令人担心。睡眠减少或质量变差但对觉醒并无影响，日间精神反而完全正常，这其实意味着身心是在透支自身以便维持良好的精神状态，但这种状态难以维持太久，最后的结果可能是非常糟糕的，也或者本身就是一些特殊疾病的症状表现。

前文论述的都是有关睡眠质量下降造成的不良后果。其实睡眠的质量需要保持一个度，睡眠的质量如果过分"好"的话，其实也会造成一些不良后果。过多的睡眠会相对减少觉醒的时间，影响个体的必要活动，影响其工作及交际，过深的睡眠则会使个体对于睡眠期间的明显刺激缺乏反应性，对意外状况的应对能力降低。小时候家长经常说孩子睡觉时像死猪一样，就算被偷走了都醒不过来，虽然是玩笑的话，却也有一定道理。照顾婴儿的母亲过度深沉的睡眠会威胁到婴儿的生存安全，过度深睡也可能会使个体遭受不同危险，曾有新闻报道女性睡眠期间被人性侵醒后才发觉异样。

睡眠与觉醒是人类的两大时相，睡得多醒得就少，睡得少可能就醒得多，在睡眠时间保证的情况下睡得晚醒得也会晚，睡得早醒得也会早。所以睡眠时间太长或太短、睡眠时段的前移或后延都容易造成觉醒的相对障碍，对工作生活产生消极影响，造成适应不良。

睡眠障碍导致的众多不良后果当中，有些是很快出现并表现出来的，例如困倦、注意力下降等，但更多的是缓慢出现并表现的。因此缓慢出现的不良后果往往会归因不清或归因为其他问题，这时常会让患者低估睡眠障碍治疗的必要性和迫切性，临床中经常可以见到长期失眠而不就诊的患者。所以我们需要正确理解睡眠障碍可能产生的不良后果，不必过分担心，偶然出现的失眠不必大惊小怪，也不应该过分忽视，长时间或频繁出现的失眠需要及时就诊治疗。

所以，睡眠对于我们每个人健康的重要性不言而喻，大多数人都能够重视自身的睡眠问题。可仍然有部分人会牺牲睡眠来做一些其他的事情，例如娱乐、应酬、学习、工作等，偶尔为之尚可，频繁或长期如此绝不可取，长此以往最终一定是得不偿失。睡眠障碍的不良影响是全方位的，包括健康、工作、生活、人际关系等各个方面，一旦出现睡眠障碍，需要及时科学的调整，当自我难以调整时则需要及时进一步求助专科医生协助治疗。

第三节　睡眠障碍的相关检查

在临床当中，患者以睡眠问题为主诉来诊时，作为首诊医生需要进一步详细对患者进行相关检查，以便得出适当的诊断和治疗方案。临床检查的项目非常繁杂，下面我们尝试对可能的检查项目做一次梳理，以便大家更加明确清晰检查的意义、必要性、重要性，做出适当的选择。

一、病史采集

在很多人看来，病史采集不应该列为一种检查。但笔者认为检查既有检视之意，也有调查之意，也就是说既知晓表里状态也了解来龙去脉。所以笔者认为病史采集是最基本的检查，也是后面所有检查的基础。病史采集的重要性不言而喻，所谓知己知彼，百战不殆。临床诊疗中经常有误诊漏诊或疗效差，其中就有病史采集不详遗漏重要信息的原因。例如一位主诉入睡困难的患者或许是刚刚改变了睡眠作息习惯，如果医生不知道这个信息的话，就可能将其当作普通失眠症治疗了，治疗效果当然就不好了。

病史采集的对象主要是患者本人，但在很多时候也需要从知情人那里获取足够的信息来协助判断，这里的知情人包括患者的家人、朋友、同事、睡眠伴侣、邻居甚至是医护人员等。生活中大部分病患就诊都是因为自己感到不适或意识到自己的健康问题或隐患而来诊的，但仍然有许多患者是在他人提醒建议下来诊的，这部分患者平时未能觉察出自身的身心异常，或者不认为自己的问题需要就诊或者表达障碍等，由于种种原因造成的被动就医其实非常常见。这在精神心理专科也比较常见。一些精神疾病患者否认自己有病而不愿就医，还有一些患者避重就轻，回避主要敏感问题，更有部分患者虽然主观上没有抗拒，但病情导致的表达障碍造成病史采集的困难，这些都需要知情人进一步提供必要或足够的信息以供医生判断参考。需要提醒的是在向知情人采集病史时有时可能需要患者做适当回避，因为知情人某些客观或主观的反馈信息可能使患者反感或抗拒，共同面谈时容易造成争执或矛盾。如何选择决断需要接诊医生视具体情况灵活运用。

病史采集是医生接诊患者的首要任务。病史采集的基本目的在于对个体的身心健康或疾患状况做基本的了解评估。主要围绕着患者的主诉症状详细展开，了解患者就诊的主要诉求、主要症状、相关的可能诱因、伴随症状、各种症状的发展变化、症状的持续时间或发作频率、就诊经历、做过的各种化验检查、接受的具体治疗建议、接受的药物治疗方案、患者或家属的效果评价、既往基础状态、基本的情绪和身体状态、睡眠、精神、饮食、大小便、体重等的状态及变化等。

上面讲的是一些病史采集的基本内容。具体到睡眠问题，结合前面所述的影响睡眠五因素，下面我们再详细谈谈睡眠障碍相关的病史采集。

首先，需要了解患者睡眠问题的主要症状表现、发生频率或持续时间、所产生的影响（包括对自己和对他人的不良影响）、伴随症状、症状的发展变化、曾经采取的干预治疗措施及相应的效果、自身对睡眠问题及相关干预措施的观念态度评价等。

其次，需要着重围绕睡眠影响五因素详细展开病史调查。

（一）躯　　体

在躯体一环的病史询问中，主要了解健康相关的大致情况，包括自身既往的基本身体健康状况、既往病史、有无体检习惯，体检曾经发现的问题、系统回顾、家族史、现有躯体疾患的病情及治疗方案等。家族史的了解可以间接地推断相关疾患的遗传学倾向，虽然即使是知晓仍然无法干预，但至少可以对预后做出简要评估。

（二）环　　境

居所环境状况，睡眠期间卧室的声音、光线、气味等状况，自身是否有躯体不适症状，例如咳喘、疼痛、瘙痒等。相比于外周环境，目前主要身体不适症状可能对睡眠的干扰更大。环境的影响因素由于对睡眠的影响显而易见，所以大多数人都深知这一点而会提前预防干预，大部分睡眠问题患者其实都已经做过简单的排查，而且影响的源头也容易被重视而及时得到干预。有少部分患者由于习惯的因素而可能忽视某些环境因素的影响，例如有些人从小习惯于开灯睡觉而逐渐忽视了相关环境因素对睡眠的干扰，这方面也需要足够重视，做常规问诊排查。

（三）心　　理

对于睡眠相关问题的态度、观念、认知，近期生活事件，主要心理压力，性格特征，处事风格，人际关系尤其是家庭人际关系或与睡眠伴侣的人际关系等。还有对于治疗相关的担心，包括对于药物不良反应和药物治疗的观念认知。在这一因素中，新近的生活事件或心理刺激往往会被个人意识到，而潜在的基础性的性格特征、高警觉心理倾向等容易被忽视，这在就诊中也是病史收集的一个难点。

（四）摄　入　物

包括饮食的偏好、习惯、是否偏食，烟草、药物、毒品接触史，槟榔等其他精神活性物质接触史，饮水、饮茶、酒精饮料等习惯偏好，中草药接触史，疾病治疗用药情况等。在摄入物因素当中，烟酒茶是最常见的，但也是最容易被忽视的，可能也是习惯适应所致，具有药理活性的摄入物是了解排查的重点。有部分人养成习惯后感到饮酒喝茶时睡眠才更好，否则反而失眠，因此误以为此类摄入物对睡眠是有益的，但是睡眠方面的获益不能以损害身体为代价。

（五）行为习惯

睡眠习惯方面包括作息习惯、睡眠时段、睡眠时长、睡眠姿势、睡眠穿着、睡前睡时睡醒习惯、睡眠伴侣等，这些方面都需要详细了解，这有助于我们发现患者的潜在问题源头。

睡眠时段可以用以下公式表示：上床入睡时间点—睡醒起床时间点，以 24 小时制的时间来表示，适用于没有倒班的白班工作者或夜班工作者。例如一个人习惯于每天晚上 11 点睡到上午 7 点，那么其睡眠时段就可以记为 23—7；另一个人习惯于每天上午 10 点睡到下午 4 点，那么其睡眠时段就可以记为 10—16。

夜班问题会干扰睡眠已经成为不争的事实。在当代社会倒班现象非常普遍，夜间娱乐场所的工作人员、安全保障人员、医生护士等人群都会有形式不同的夜班。参考医学上对于女性月经的公式书面表述方法，我们也可以采用一个公式来表示夜班的频率。

倒班周期 = 夜班天数 + 白班天数

夜班天数（睡眠时段）/ 白班天数（睡眠时段）× 持续时间（年）

倒班周期即整个夜班白班的轮转周期的总天数，夜班天数是指倒班周期内夜班的天数。持续时间是指此种工作状况所持续的时间，通常以年来计算。例如一个人每 7 天值 2 个夜班，夜班的睡眠时段为 9—14 点，白班的睡眠时段为 23—7 点，这种工作状况持续了 5 年，可以用 2（9—14）/5（23—7）×5 来表示。另一个人每 30 天值 15 个夜班，夜班睡眠时间段为 8—15 点，白班睡眠时间段为 21—6 点，此种工作状况持续 3 年，可以用 15（8—15）/15（21—6）×3 来表示。倒班对于睡眠的影响也是相对的，不同的人受到的影响程度也是不同的。对于睡眠时段或倒班状况的记录可以反映个体睡眠障碍出现前后的变化幅度或睡眠习惯的现况。

习惯这个影响睡眠的角度也是容易被忽视的，很多人都是不良结果已经产生时才意识到甚至都还意识不到到底什么让自己的睡眠越来越混乱，这就需要医生详细系统地梳理了解。

在病史采集这个环节，无论医生还是就诊者都需要足够的耐心。医生需要系统化的思维习惯去耐心掌控整个面谈过程，以便于时间更为高效。而作为就诊者最为重要的是坦诚客观真实地回答或表述自己的状况，医生了解得越清楚全面，治疗方案制定得才能越合理有效。就诊者对于医生应该有足够的信任。信任程度会直接影响病史采集，病史信息暴露的不足或偏差会干扰医生的判断从而进一步影响治疗方案制定和治疗效果。

除了信任感之外，还有一些因素同样影响病史采集。首先，患者的表达习惯或能力，有些患者在同一个问题上重复过多或不能直接进入主题，造成就诊时间的浪费，影响医患沟通。还有就是记忆力的问题，患者对某些细节难以回忆造成相关病史空白或模糊，这在临床中可以患者文字记录的形式来作为弥补。睡眠日记就是临床中常用的完善病史的手段之一。其次，患者的语言表达有时是失真的，作为医生需要做一定的甄别。一位中年女性来诊时明确说自己失眠20来天，完全没有睡意，倍感烦恼，可详细深入询问后得知其实她的睡眠一直以来都不好，长期入睡都比较慢，多梦，浅睡，易醒，只是醒来还能再睡，近20天来的失眠严格讲是失眠加重而并非出现失眠。医生在收集病史时如果没有深入了解就偏信患者会造成对患者病情的误判。

一位32岁已婚男性来诊，诉自己近两个月来睡眠差，容易醒，在妻子建议下陪同来诊。

病史采集对象：患者本人及其妻子

现病史：询问得知，患者至少近五六年以来一直睡眠质量欠佳，主要表现为多梦，几乎每晚都做梦，经常被妻子或他人反映自己夜眠打鼾及说梦话，但打鼾间断，大多数比较少，无呼吸暂停。说梦话一周有一两次。但入睡及睡眠时间均无明显异常，日间精神状况良好。近两个月来睡眠变差，入睡困难，睡着后一般一两个小时就会醒，醒后再难入睡，直至天亮，倍感心烦，但次日精神依然好，并无乏力困倦等身体不适症状。一直未就诊治疗。曾在他人建议下尝试通过喝热牛奶、泡热水脚等方式，但基本没有什么效果。

患者既往体健，曾检查出乙肝"小三阳"，近期肝功能检查未见明显异常。无不良嗜好，不吸烟不饮酒，不喝茶，普通饮食。已婚10年，有两个孩子，一个孩子在家乡由爷爷奶奶照顾，另一个和父母一起生活。自诉父亲也经常有打鼾现象，儿子现在夜眠时也有打鼾症状。

睡眠影响因素分析：

躯体：有乙肝病史，肝功能正常。

环境：患者租住房屋地处主干街道旁边，夜晚稍显嘈杂。家中卧室夫妻及孩子三人同睡，冰箱放在卧室内，夜晚有一定的噪声。夜晚有滴水储水的习惯，所以夜晚睡觉时总有滴水声。夜晚妻子经常要帮孩子盖被子。

心理： 妻子对患者管理非常严格，对于其金钱及交际非常在意，尤其是异性接触，患者感到自己不被信任，曾有一次因为自己的异性交往妻子将患者的衣服剪烂，因此自己越来越小心，社交受限，长期积压，在面对妻子时心情难以放松，近期患者脾气越来越暴躁，前几天刚刚新买了一台洗衣机因夫妻争执而一气之下砸毁丢弃。近期自己开始承包装修工程，受到业主及监理的多种压力，因此多思多虑。

习惯： 自己做装修工作，无夜班倒班。患者自诉近年来一般凌晨零点后才睡觉，睡前多数会和同性朋友打麻将（小赌），妻子也一同玩，孩子也只得等着自己到夜里12点后才睡。自己近半年来睡前习惯在手机上看电视剧，经常一两个小时连续看，因此入睡时间逐渐推迟，而醒的时间却逐渐提前。半夜醒后会继续躺到天亮再起床。

摄入物： 否认烟酒毒茶等接触，目前身体健康，无服药。

二、体格检查

体格检查是医生运用自己的感官或借助于传统或简便的检查工具（例如体温计、血压计、听诊器、叩诊锤、检眼镜、电筒等），来客观地了解和评估被检者身体状况的一系列最基本的检查方法。基本检查法包括视诊、触诊、叩诊、听诊和嗅诊。视诊是医生用视觉观察被检者全身或局部情况；触诊是医生用手指或手掌在身体一些部位进行触摸或按压进行检查；叩诊是通过手指叩击身体某些部位产生音响来检查；听诊是借助听诊器探听体内脏器运动时发出的声音。通过这些检查可以发现全身的或局部的异常或病态现象，结合症状及有关疾病的系统知识和医学理论，常可做出初步诊断。

体格检查的目的是结合病史进一步了解躯体健康状况或躯体疾患状况。

三、实验室检查

血液检查包括血常规、肝功能、肾功能、血糖、血脂、甲状腺功能、血药浓度测定、病原学检测、免疫学检测、基础激素水平、激素昼夜分泌模式、激素刺激分泌反应试验等。

脑脊液实验室检查可以帮助诊断一些神经精神障碍。

尿粪检查主要是指大小便常规检测，从排出物的角度了解推断躯体内在状态。可以发现包括感染性、损伤性、失调性等因素的存在与否或严重程度。

分泌物检查包括阴道分泌物、前列腺液、精液以及一些部位的渗出液等。

遗传基因检测。目前在这方面干预手段有限，因而更多的意义在于知晓后能够有进一步的适应性举措或判断预后。

实验室检查侧重于排查生化或病原学指标，侧重于提示躯体功能的理化异常或病原学指标，其目的在于对病史与体格检查基础上进一步的生化客观数据或证据的采集，以便更好地了解评估身体健康疾患状况。

四、影像学检查

放射学检查包括 X 线成像、计算机体层摄影（CT）。[1]1895 年德国物理学家伦琴发现了 X 射线。X 线是一种波长极短但能量很大的电磁波，其具有一定的穿透能力。其穿透物质的能力与射线光子的能量有关，也与物质密度有关，物质密度越大对 X 光吸收越多，透过的越少，也就是越不容易穿透，物质密度小的吸收也小，透过的越多，即越不容易穿透，在医学上利用 X 线的穿透特性及差别吸收的这种性质可以把密度不同的骨骼肌肉脂肪等软组织区分开来，形成具有黑白对比、层次差异的 X 线图像，这就是 X 线成像。[2]

计算机体层摄影（CT）同样也是利用 X 射线原理来成像。颅脑 CT 时使 X 线集中在一起从不同角度穿过大脑，可以获得大脑不同切面的图像。因为大脑组织可以吸收 X 线能量，当 X 线穿过组织时会逐渐减弱，能量吸收的程度根据组织的放射密度而不同，经由计算机处理，大脑内不同 X 线的减弱程度被转化为两维灰色图像，骨质处射线最为密集，为白色，气体中的射线密度最小，为黑色，大脑组织、脑脊液和水的射线吸收各不相同。CT 在神经精神领域应用广泛。

磁共振成像（MRI）的基本原理是：将人体置于特殊的磁场中，用无线电射频脉冲激发人体内的氢原子核，引起氢原子核共振，并吸收能量，在停止射频脉冲后氢原子按特定频率发出射电信号，并将吸收的能量释放出来，被体外的接收器记录，经电子计算机处理获得图像。磁共振成像彻底摆脱了电离辐射对人体的损害，又有

[1] 陈炽贤. 实用放射学 [M]. 北京：人民卫生出版社，1998：49-51.

[2] 白人驹，张雪林. 医学影像诊断学 [M]. 3 版. 北京：人民卫生出版社，2010：2-3.

参数多、信息量大、可多方位成像、对软组织有较高分辨力等突出的特点，所以被广泛应用于包括神经科学在内的临床各个专业。[1]

超声学检查。声波是属于声音的类别之一，属于机械波，人耳能够听到的声波频率范围为16Hz—20kHz，低于16Hz的声波称为次声波，高于20kHz的就称为超声波，超声波方向性好，穿透能力强，在水中传播距离远。在人体内传播过程中，遇到密度不同的组织器官会有反射折射和吸收现象产生，根据示波屏上显示的回波的距离、强弱、多少以及衰减是否明显，可以显示体内某些组织脏器的影像或功能活动，能够鉴别出组织器官是否含有液体或气体抑或是实质性组织，这就是应用于医学上的超声波检查。超声波检查在医学上应用广泛，而且安全系数高，所以也作为孕妇的一种常规排查手段。[2]

内窥镜检查是经过各种管道进入人体，以观察人体内部状况的医学检查方法。包括消化道内镜检查、纤维支气管镜检查、内镜下逆行胰胆管造影术、喉镜、腹腔镜、鼻内镜、膀胱镜等。内窥镜检查对于人体内部组织器官的观察更为直接。

核医学检查是采用核技术（如放射性同位素、由加速器产生的射线束以及放射性同位素产生的核辐射等）来了解身体解剖结构或功能状态的一种检测技术。[3]

正电子发射计算机断层扫描（PET）可以测定大脑中的葡萄糖含量。在这项技术中，放射性示踪剂进入神经细胞然后衰退，由此可以发射正电子，并于组织中的电子撞击，每次撞击都会产生两个更高能量的光子，PET成像便来自于这些一对对光子的自动发射。PET可以利用放射性示踪剂通过计算平均糖代谢率提供了关于大脑葡萄糖代谢的直接信息。PET也可以应用于研究脑区域血流量、神经受体成像和神经递质动力学。

影像学检查的目的侧重于排查躯体解剖学异常。其目的也是在于对病史与体格检查基础上进一步地解剖数据或证据采集，以便更好地了解评估身体健康疾患状况。

五、电生理检查

心电图（electrocardiogram，ECG）是利用心电图机从体表记录心脏每一心动周期所产生的电活动变化的曲线图形。心电图是测量和诊断异常心脏节律的最好方法，

---

[1] 欧阳钦. 临床诊断学 [M]. 北京：人民卫生出版社，2005：440.

[2] 周永昌，郭万学. 超声医学 [M]. 北京：科学技术文献出版社，2003：16-17.

[3] 谭天秩. 临床核医学 [M]. 北京：人民卫生出版社，1993：102-103.

可以诊断心电传导组织受损或电解质紊乱等各种情况下的心脏节律异常。

肌电图（electromyography，EMG）是应用电子学仪器记录肌肉静止或收缩时的电活动，及应用电刺激检查神经肌肉兴奋及传导功能的方法。通过肌电图可以了解周围神经、神经元、神经肌肉接头及肌肉本身的功能状态。[1]

脑电图（electroencephalogram，EEG）是在安静无外界刺激时，将引导电极置于头皮上进行描记得到的大脑持续性节律性电位变化。目前通过各种诱发方法如声、光、过度换气、药物诱发等可发现一般情况下不能发现的异常脑电活动变化。

多导睡眠图（polysomnography，PSG）：1957年德门特（Dement）和克莱特曼（Kleitman）创建了多导睡眠图，并发现睡眠是由两种不同的周期性时相做组成，进一步验证了卢米斯（Loomis）、哈维（Harvey）、霍巴特（Hobart）等人提出的周期性睡眠模式假说，使人们加深了对于睡眠的认识，有力地促进了睡眠医学的发展。多导睡眠图是一种可以在整夜睡眠过程中根据需要连续并同步地监测与记录多项生理参数的电生理检查方法。监测的基本参数包括脑电图、眼电图（electrooculogram，EOG）、肌电图三项基础信号，还可以根据需要添加监测包括心电图、呼吸描记、血压、血氧饱和度、脉搏、阴茎勃起等在内的多种生理参数。多导睡眠图可以为睡眠障碍的诊断、分类、鉴别诊断提供客观依据，也可以为选择治疗方法及评价治疗效果提供重要参考信息，目前已经被视为一种诊断多种睡眠障碍的金标准。多导睡眠图的分析指标很多，包括总记录时间、总睡眠时间、睡眠潜伏期、觉醒比、觉醒次数与时间、睡眠效率、睡眠维持率、唤醒反应、各期睡眠比例、REM睡眠潜伏期、REM睡眠活动度、REM睡眠强度密度、REM睡眠百分比、REM睡眠次数等。多导睡眠图通常在标准设置的睡眠实验室检查，睡眠实验室的基本要求是简单、安静、温湿度适宜、空气流通、避光隔音、尽可能接近家居环境，使受检者能够感到舒适放松。多导睡眠图及睡眠视频录像提供了诸多有用的信息，这些信息难以通过自己回忆或他人观察获得，所以多导睡眠图就像是一双极其敏锐的眼睛一样可以观测患者的睡眠状况，但也有其一定的局限性。由于改变和限制了个体的睡眠环境，导致睡眠习惯变化，还连接了诸多线缆，因此这必然会影响个体的睡眠，身体及心理都难以放松，因此PSG用于睡眠障碍临床诊疗评估存在首夜效应，一夜PSG难以反映真实状况，

---

[1] 史玉泉，周孝达. 实用神经病学 [M]. 3 版. 上海：上海科学技术出版社，2004：119-133.

监测所得到的结果其实并不能真实反映个体平时的睡眠状态，故其结果仅仅作为一种参考而已。[1] 基于方便的需要也有了便携式睡眠监测仪，但各有优缺点，不能一概而论。临床上需要结合患者的具体情况和检查目的再做评判与选择。[2]

在脑电图的基础上，根据不同检查目的还有以下各种客观性的检查方法，包括多次睡眠潜伏期试验（multiplesleep latency test，MSLT）、清醒维持试验（maintenance of wakefulness test，MWT）、精神运动警觉性作业（psychomotor vigilance task，PVT）等，在此不再一一详述，具体可参阅其他相关专业书籍。

电生理检查侧重于在电生理的角度提示躯体的功能水平或相对变化。

六、精神检查

精神检查即精神状况检查，是指检查者通过与被检者的交谈和直接观察来全面了解其精神活动各个方面情况的检查方法。交谈侧重被检者自身的所见所闻所感，观察侧重检查者的所见所闻所感，两种检查方法通常相互交织、不可分割，同样重要，但对处于不同状态的被检者当然会有所侧重。精神检查有以下几大方面：首先是一般情况，例如被检者的年龄外貌是否相符、衣着是否适时、仪表是否整洁、主动来诊还是被动来诊，陪同来诊还是独自来诊、接触的主动性、合作程度、对周围环境的态度、意识清晰度如何、时间地点人物自我等定向力如何；其次是认知活动，例如感知觉状况，是否存在错觉幻觉等，思维状况，通过其表述或回答可以体现出是否存在思维形式、内容、逻辑等障碍，注意力、记忆力如何，智力如何，自知力如何，如是否意识到自己的这些变化、是否承认这些变化是异常的、是否愿意接受帮助去调整改变、是否愿意配合治疗等；再次是情感活动，通过表情、言谈的语气语调、行为举止、姿势变化等外在表现，了解其内心体验及对环境人物的情绪态度，也可以通过其主动的情感表达来了解，并做相应比较；最后是意志行为，如其本能活动是否亢进或减退，意志行为是否减退或增强，是否存在精神运动性兴奋、抑制、冲动或怪异行为动作等。在整个面谈期间需要观察其面谈的主动表述如何，行为动作如何，表情姿势如何，对外界的刺激反应如何等。精神检查延伸出的检查就包括心理测量等。

[1] 赵忠新. 临床睡眠障碍学 [M]. 上海：第二军医大学出版社，2003：453-458.

[2] 杨志寅. 诊断学大辞典 [M]. 2 版. 北京：华夏出版社，2004：745-1094.

精神检查是心理评估的主要技术之一，其目的在于结合病史进一步了解评估心理健康现况或心理疾患现况。

七、心理测量

心理测量是心理评估的重要技术之一。心理评估是依据心理学理论和方法对人的心理品质及水平所做出的鉴定。心理测量则是借助标准化的测量工具将人的心理现象或行为进行量化。心理测量的必备条件包括心理测量的对象、测量工具及测量结果。心理量表就是心理测量的工具，它是按照一定规则编制的标准化的测量工具，用以在标准情境中对评估对象的行为样本进行测量。心理测量指的是过程，心理量表指的是工具，在临床工作当中笔者经常会用"心理测验"一词来替代，心理测验既可以指测量过程，也可以指测量工具。精神卫生领域常用的心理测验包括智力测验、人格测验、神经心理学测验、心理健康评定量表等。其中韦氏智力量表（WAIS、WISC、WPPSI）是目前较常用的智力测验，明尼苏达多相人格调查表（MMPI）是目前较常用的人格测验。心理健康评定量表种类很多，例如康奈尔医学指数（CMI）、90项症状自评清单（SCL-90）、汉密尔顿抑郁量表（HAMD）、抑郁自评量表（SDS）、汉密尔顿焦虑量表（HAMA）、焦虑自评量表（SAS）、简易智力状态检查（MMSE）、简明精神病量表（BPRS）、生活事件量表（LES）等。

针对睡眠的相关心理问卷目前常用的包括匹兹堡睡眠质量指数（Pittsburgh Sleep Quality Index，PSQI）、阿森斯失眠量表（Athens Insomnia Scale，AIS）、爱泼沃斯嗜睡量表（Epworth Sleepiness Scale，ESS）、斯坦福嗜睡量表（Stanford Sleepiness Scale，SSS）、清晨型与夜晚型量表（Morning and Evening Questionnaire，MEQ）以及各种关于睡眠信念、态度、睡眠卫生知识、习惯等各种量表。很多睡眠相关量表或问卷都是由每个诊疗中心自行设计的，例如匹兹堡睡眠质量指数由匹兹堡大学医学中心精神科睡眠与生物节律研究中心于1993年编制，专门用于评定被检者近一个月的主观睡眠质量。由于缺乏通用标准，每个量表的测试均有其侧重倾向性，并不能完全反映被试者的睡眠状况。

目前互联网的高速发展使得我们获取某些信息变得非常容易简单，很多人可以在网络上获取上述相关心理测验来进行自测。这其实是非常不严肃的。做相关心理测试需要标准的测试环境与测试指导语，心理测验还分为自评量表与他评量表，量表测试结果的解读也需要相关专业知识，最好不要盲目自行测试或自我理解。对于自评量表在测试前需要详细阅读并理解指导语，自我做一些简易的筛查式或娱乐式的心理测验倒是完全可以，但注意不要偏信或误解相关结果，避免以测试结果作为诊断看待。任何测验都存在误差及其局限性。

还有一些趣味性的心理测验，一般都是提供一个生活情景让你在有限的选项中做出选择，都没有严格的推理或验证，准确性较低，对于其对应的结果提示不必太认真，可供娱乐消遣而已。

心理测验侧重于个体心理层面的功能水平或相对变化，是在心理方面基于病史与精神检查之上的进一步客观量化的数据采集。

八、其他检查评估方式

临床或生活观察也是一种对患者检查评估的重要方式。临床观察者主要是医护人员，而生活观察者则可以是患者平时可以接触到的所有人，尤其包括患者家属、同学、同事、邻居、朋友等。观察者在观察时间内看到患者具体症状的外在表现形式，这弥补了患者自身提供信息可能造成的信息损失或描述偏差，使患者的症状外在表现生动地展现在观察者面前，更有利于临床医生做出更为准确的临床判断。但临床或生活观察往往不能完全由一两个人完成，而且费时费力，这是其最大的局限性。

睡眠日记一般由医疗机构设计相对固定的文本格式，在医生指导下交由患者每天自行记录自己的睡眠相关的一些活动细节，以便弥补患者的遗忘或记忆偏差，为医生提供更加客观全面而详实的具有针对性的临床资料。

音视频记录是在观察时间内将个体的行为动作声音摄录下来，再以音视频播放的形式提供给需要者观看用以评估判断。音视频记录就像是行车记录仪或遍布大街小巷的视频监控一样，这可以弥补上述临床观察的不足，重复提供给可能的需求者观看，以便更好更全面更客观地提供材料，更容易消除少数观察者的主观偏差。临床中一些患者家属会将睡眠障碍等患者的具体表现拍摄成视频拿给医生观看，这非常直观，也消除了描述者的信息遗漏或主观偏差。

体动记录仪的基本原理是基于睡眠期间很少有肢体活动而清醒时活动增多的基本现象，通过体动记录仪来监测受试者的肢体活动程度，从而间接推断受试者的睡眠状况。一般多数将体动记录仪佩戴在非利侧手的手腕上或脚上。现在很多智能手表也都被宣传具有睡眠监测的功能，其原理与体动记录仪相似，由其基本原理不难看出，如果受试者佩戴体动记录仪后安静不动，就会被视为睡眠，所以其监测结果的准确性可靠性是相对偏低的，单独使用会造成一定误差，一般需要配合睡眠日记或其他评估方式同时使用。

随着医学技术的飞速发展，各种类型的检查纷繁复杂，层出不穷，在此难以一一列举，但其基本的着眼点并不会有太大的变化，我们需要不断地学习也需要不断地探索。

九、检查的选择与局限性

前文我们简单梳理了临床常见的检查方法。每一种检查方法都有其必要性和针对性，同时也存在局限性。所以不能够将某一项目的检查结果过于机械绝对地作为某种疾患的诊断标准。系统化的思维方式更需要提倡与鼓励。从经济角度来考量，加之患者个体的主观意愿，并非每一位患者前来就诊时都可以完成上述所有检查，在临床实践中这也是很不现实的，具体的检查选择需要临床医生根据患者的具体情况做出一定的选择。

上述的检查之中，病史采集是最为基础的检查。之后的体格检查、实验室检查、影像学检查、电生理检查都属于客观检查，需要一定程度上借助检查仪器实现，容易实现标准化，临床的一致性较高。而精神检查、心理测量则都偏向于主观检查，标准化程度低，且干扰因素较多，尤其与检查者与被检查者的主观性关联较大，所以一致性相对其他客观检查偏低。虽然如此，但主观检查与客观检查同等重要，都需要同等重视，不应偏颇。

前面的病史采集是基于时间轴的信息收集，重点在于过程，这可以使我们知晓病情症状的发展变化趋势以及可能的因果联系。后面的检查包括体格检查、精神检查、实验室检查、影像学检查、电生理检查、心理测验等，都是现况检查，是基于时间横断面的信息收集，重点在于结果，这可以使我们知晓目前情况下个体病情发展变化至今的最终状况。认识任何问题我们都需要全方位多角度的动态观察，这样才能看清事物的全貌，所以病史与检查对于睡眠问题的认识及诊疗都至关重要，不可偏颇。由于各个医疗机构的基础硬件条件的差异，并非每个医疗机构都具备上述所有的检查手段，这使得检查受到客观医疗条件的一定限制。而病史采集则完全不受客观条件制约，仅仅需要接诊医生具备专业素养以及足够的时间与耐心即可，所以从这一点来看病史采集更加需要重视与强化，更加需要培养医生的系统化思维，避免坐井观天导致的诊疗偏差。

对于睡眠问题而言，某些检查相对地可以优先考虑。例如脑的影像学检查、脑的电生理检查（如多导睡眠图）、基本生理生化的血液检查、精神检查、某些心理测验等。而对于包括睡眠问题在内的任何疾患，病史采集都是重要且首要的。但现实却是大都数人包括医生甚至患者都更加重视客观检查结果，当然原因是非常复杂的，所以在此需要着重强调病史采集的重要性。检查的具体选择仍然需要接诊医生根据具体情况具体选择，再做综合评判。

睡眠相关的检查项目繁多，几乎涵盖医学检查的方方面面，在此只是做一个简单而系统的梳理，并没有逐个深入详细论述，相关检查具体的适应症、检查前准备、检查方法、注意事项、观察指标、结果评价等，请各位读者参考其他相关专业书籍。

知己知彼，百战不殆。知彼其实就相当于了解患者的相关具体情况，本章所讨论的包括病史采集在内的各种化验检查的主要目的也就在于了解患者了解病情，掌握足够的信息。

第四节　睡眠障碍的医学诊断分类 [1]

如何确认睡眠障碍，就首先需要选取参照标准。对应不同的参照标准，会得出不同的判断结论。根据参照物的不同，主要有以下几种参照标准。其一是常模标准，即拿个体现在的睡眠觉醒状况与其他具有可比性的人群的一般情况做比较；其二是自身参照标准，即拿个体现在的睡眠觉醒状况与其既往状况做比较；其三是专业标准，即拿个体现在的睡眠觉醒状况与医学专业的既有诊断标准做比较。参照标准选取不当可能会产生一定的判断误差，例如有些人利用睡眠手环等一些检查所提示的结果来判定自己的睡眠问题，有的人仅仅通过与睡眠伴侣的对比来判定自己睡眠问题，这或许都会过于片面而造成判断的偏差。单一或局部的参照

[1]　American Academy of Sleep Medicine. International classification of sleep disorders. 3rd ed. Darien，IL：American Academy of Sleep Medicine，2014.

标准可能是不足的。所以在病史采集时不但要收集其现在睡眠问题相关信息，还包括其参照标准的相关信息，例如睡眠伴侣的、自身既往的、自身要求期望的等。

过去我们一直以"睡眠障碍"一词来概括所有睡眠问题。人类的基本意识水平有两种，其一是觉醒，其二就是睡眠，两者共同涵盖了几乎所有的人类生存时间，也就是睡得多就醒得少，睡得少就醒得多，睡眠影响觉醒，而觉醒也会影响睡眠。所以目前很多专家学者逐渐认为将"睡眠障碍"改为"睡眠觉醒障碍"更为适当，而这也逐渐成为业界学者的共识。但在本书中我们还是以睡眠障碍来称呼。其实在业界曾经对于睡眠问题是否为独立疾病存在着一些争论。有学者认为睡眠问题只是一种症状表现而已，并不能够看作是独立的疾病，而目前大部分人都认同睡眠问题是一类独立的疾病。

对睡眠障碍做一个分类，就需要寻找分类的区分点。而这个区分点也是多种多样，就像是我们看问题的角度一样。最为常见的是根据病因和症状表现来诊断分类。以病因来分类最为根本，也利于指导治疗，但相对比较困难；以临床表现来分类最容易，但会缺乏条理表现相对混乱，不利于导向治疗。

根据本书第二章所述，我们知道睡眠的影响因素非常复杂，大致有五大类。噪声、光线等外周环境刺激所造成的睡眠问题原因显而易见，减少或消除环境刺激后睡眠自然改善，我们通常会认定是外周环境问题而非自身问题，所以环境刺激造成的外源性睡眠问题通常不被医学诊断，大多数人都会自行处理。所以根据病因学分类原则，可以大致将睡眠觉醒障碍分为躯体所致、心理所致、摄入物所致和行为习惯所致睡眠障碍四大类，相应的，我们可以称为器质性睡眠障碍、心因性睡眠障碍、药源性睡眠障碍和习惯性睡眠障碍。其中器质性睡眠障碍主要指以躯体病因为主的睡眠问题，例如常见的甲状腺功能亢进导致的失眠、睡眠呼吸暂停综合征等。心因性睡眠障碍则更为常见，主要指以心理病因为主的睡眠问题。[1]药源性睡眠障碍主要指以摄入物病因为主的睡眠问题，包括兴奋类饮料、酒精、毒品、药物导致的睡眠障碍等。习惯性睡眠障碍主要指以行为习惯病因为主的睡眠问题，包括睡眠觉醒节律障碍、时差或倒班导致的睡眠障碍等。基于病因的诊断分类很显然是有重要临床意义的，这可以使我们直接了解问题的病因并有助于

---

[1] 季建林. 医学心理学 [M]. 4 版. 上海：复旦大学出版社，2005：188-190.

我们从病因上寻找针对性的治疗方法。但事实上我们发现，大部分睡眠问题的病因都是复杂的，绝非单一的，大多数是多因素协同导致的，所以很多睡眠问题很难明确归于某一种病因或者很难被排除于某一种病因之外，所以病因学分类在临床实践当中存在一定的困难。因此临床实践当中主要结合病因学和症状学来进行诊断分类。[1]

睡眠觉醒障碍的医学分类涉及疾病分类，有关疾病分类的系统很多，包括《疾病和有关健康问题的国际统计分类》（ICD-10）、《精神疾病诊断与统计手册》（DSM-V）、《中国精神障碍分类与诊断标准》（CCMD-3）、《睡眠障碍国际分类》（ICSD-3）等。ICD-10 是涵盖所有疾病的分类系统，DSM 和 CCMD 是对精神疾病的分类系统，而 ICSD 是仅针对睡眠障碍的分类系统。对于睡眠障碍而言，ICSD 诊断分类系统可能更为全面详尽。

例如 ICSD-3 将睡眠觉醒障碍分为以下八个大类：①失眠；②睡眠相关呼吸障碍；③中枢性睡眠增多；④昼夜节律睡眠觉醒障碍；⑤异态睡眠；⑥睡眠相关运动障碍；⑦独立症候群，正常变异及尚未明确的问题；⑧其他睡眠障碍。其中 ICSD-3 将失眠障碍分为慢性失眠障碍、短期失眠障碍和其他失眠障碍。相比 ICSD-2 取消了原发性和继发性的失眠分类，也取消了心理生理性失眠、反常失眠、适应性睡眠障碍、不足的睡眠卫生、特发性失眠、儿童行为性失眠等分类亚型。[2]

例如失眠障碍是以频繁而持续的入睡困难或睡眠维持困难并导致睡眠满意度不足为特征的睡眠障碍。ICSD-3 中对于慢性失眠障碍的诊断标准如下：标准 A-F 必须满足。

A. 患者、患者父母、照顾者观察到患者出现以下一种或者多种症状：①入睡困难；②睡眠维持困难；③比期望的起床时间更早醒来；④在适当的时间不肯上床睡觉；⑤难以在没有父母或者照顾者的干预下入睡。

B. 患者、患者父母、照顾者观察到患者因为夜间睡眠困难而出现以下一种或者多种症状：①疲劳或缺乏精力；②注意力、专注力或者记忆力下降；③在社交、家庭、

---

[1] 劳伦 B 阿洛伊，约翰 H 雷斯金德，玛格丽特 J 玛诺斯. 变态心理学 [M]. 9 版 . 上海：上海社会科学院出版社，2005：4-8.

[2] American Academy of Sleep Medicine. International classification of sleep disorders. 3rd ed. Darien，IL：American Academy of Sleep Medicine，2014.

职业或学业等功能损害；④情绪易烦躁或易激动；⑤白天嗜睡；⑥行为问题，比如：多动、冲动或攻击性；⑦驱动力、精力或动力缺乏；⑧易犯错或易出事故；⑨对自己的睡眠质量感到忧虑。

C.这些睡眠和觉醒的异常不能完全被不合适的睡觉机会（比如：充足的睡眠时间）或者不合适的睡眠环境（比如：黑暗、安静、安全、舒适的环境）所解释。

D.这些睡眠困难和相关的白天症状至少每周出现 3 次。

E.这些睡眠困难和相关的白天症状持续至少 3 个月。

F.这些睡眠和觉醒困难不能被其他的睡眠障碍更好地解释。[1]

一位年近 40 的已婚男性来诊诉说了自己的失眠历史。14 年前夫妻两地分居，妻子在外地工作，自己则在家乡，开始总是担心妻子出轨、被骚扰、意外等，逐渐出现失眠，主要表现为入睡困难。后两人因此而经常争吵，夫妻关系逐渐变差，睡眠也越来越差，睡眠变浅，多梦，因为睡不好，白天精神差，困倦疲乏，但无论白天还是黑夜都难以入睡，曾在当地医院就诊开过安眠类药物，还用过中药，疗效差，后自己以为失眠没得治，放弃治疗。6 年后夫妻协议离婚，孩子跟妻子生活，离婚后没过多久，自己只身来到广东工作，事业上逐渐有了起色，5 年前还再婚又有了自己的孩子，但自己的睡眠一直是自己的烦恼，近期自己感到越来越难以承受，黑眼圈越来越明显，于是自己下定决心来诊。否认特殊病史，不吸烟，偶尔饮酒，性格敏感，遇事容易上心，心里没事时还能半睡半醒，一旦有事情几乎彻夜难眠，只能勉强闭目养神，工作稳定，没有夜班，一般加班最晚到晚上 11 点，通常习惯 12 点左右上床睡觉，当然通常很难睡着，自己也只是辗转反侧翻来覆去，失眠以来体重增加 20 余斤。

昼夜节律睡眠觉醒障碍是指因为昼夜时间维持和诱导系统变化或内源性昼夜节律与外部环境不同步所引起的各种睡眠觉醒障碍。其中睡眠时相延迟障碍最常见，表现为不能在期望的时间入睡和觉醒，显著的晚睡晚起，通常推迟 2 小时以上。

一位 20 岁女生因为睡眠问题而在同学建议下自己来诊。目前在某大学读三年级。她告诉医生：自己近两年来睡眠总是很晚，夜晚很精神，没有困意睡意，一般凌晨 4 点左右才会有困意，这时上床也可以很快入睡，而且可以一觉睡到上午 10 点之后，醒后起床一天的精神都挺好，让她心烦的是再次睡觉又要等到第二天凌晨 4 点，这

---

[1] 张斌.中国失眠障碍诊断和治疗指南 [M].北京：人民卫生出版社，2016：26-27.

对自己的学校学习生活造成很大影响。这样的睡眠使得自己与同学的作息总是不能同步，而且自己夜晚 4 点前坐着看书或做一些其他事情，虽然尽量安静但仍对同学稍有干扰，当然会出现一些小摩擦，虽然表面有说有笑，但相处欠融洽，缺乏深交。当笔者问起过去的睡眠状况时，她说其实自己在高中时就因为学习而经常到半夜 12 点多才睡觉，到了大一，虽然学习没那么紧张了，但睡眠依然不能恢复，反而推迟到凌晨 1 点甚至 2 点，越来越迟，自己知道应该早点睡觉，但自己完全没有困意，所以根本无法入睡。她告诉笔者其实她的父母都是晚睡型的人，一般都要凌晨一两点才睡，这也让她觉得自己的睡眠问题似乎不是什么大问题，就像是遗传一样，以至于至今都从未意识到问题的严重性，直到同学朋友提醒自己才来诊。

　　诊断如同标签一样，是专业人士对不同疾病病理症状表现的概括命名，其主要意义在于方便交流沟通和治疗，所以诊断分类有其重要性和必要性。当疾病问题符合医学设定的标准时，便可以做出医学诊断。在精神医学和睡眠医学领域，基于明确诊断之上的治疗可能是过于机械的，没有明确诊断就无从治疗的观念是不恰当的，过度重视诊断或纠结于如何诊断可能是不必要的。医学诊断相同的不同患者却可能存在不同的具体病因病程，干预治疗也就有所差别。诊断是人为设定的，疾病与健康其实并没有明确的界限。笔者认为，无论疾病还是症状都属于健康问题，治疗绝不是从诊断才开始的，所以重点在于如何解决这些健康问题。鉴于治疗的目的，更需要关注睡眠障碍的症状表现及相应的病因分析及干预措施。

第五节　睡眠障碍的诊疗思路

　　前面我们先后论讨论了睡眠问题的症状表现、不良影响、相关检查和诊断分类，接下来就需要针对每个独特患者的睡眠问题做出个体化诊疗方案。

　　我们对于睡眠问题的诊疗思路应该大致有以下四个步骤：现况评估—病因分析—现况与病因干预—再循环。

一、现况评估

睡眠现况评估就是完整全面地采集个体睡眠问题的各方面信息，并据此做出总体的病情评估。在这个环节我们从时间横断面来了解个体的睡眠现况，即"知其然"，全面掌握个体所存在的各种症状表现以及对个体所造成的不良影响程度，最终得出初步的诊断印象。

个体睡眠现况的信息采集包括以下几点：①个体睡眠问题的主要症状表现；②个体睡眠问题持续的时间或出现的频率；③个体睡眠问题对个体的影响、影响程度及个体的相关观念认知；④个体睡眠问题出现之前的基础睡眠状况；⑤必要时做睡眠脑电监测、睡眠心理问卷等检查，做出客观的睡眠评估。睡眠问题的现况评估当然是睡眠问题诊疗的首要基础。

二、病因分析

因为我们目前对于很多领域的认识还有很多空白，对于睡眠现象的理解并未完全清晰，的确还有一些睡眠问题的具体病因仍不明确，仍在探索当中。但其实大部分睡眠问题通过详细分析认真梳理都可以找到主要病因，或者至少可以归咎于某一大类因素。

睡眠影响因素包括躯体、感觉、心理、习惯和摄入物五大因素，在这个环节，我们就需要在睡眠现况评估的基础上做进一步的病因分析，从五个方面逐一梳理影响睡眠的主要因素，尝试分析是什么因素导致了睡眠障碍，在时间轴上进一步了解情况，即"知其所以然"。

躯体因素分析。了解个体的既往健康状况，既往病史，现在的健康状况，并需要进一步做必要的化验检查以明确躯体的基本状况，尤其是需要排查容易影响睡眠的躯体疾病。

环境因素分析。感觉来源于环境刺激，这里的环境包括外环境和内环境两个方面。外环境刺激包括所处环境的光线、声音、气味、温度、湿度、通风、躯体干扰、床褥、卧室空间等。内环境刺激主要指的是个体感受到的源自内部的各种躯体不适，例如发热、鼻塞、咳嗽、疼痛、哮喘、腹胀、胸闷、心悸、麻木、眩晕等。

心理因素分析。心理分析相对复杂一些。包括个体的近期及目前的情绪状态、感知状态、思维状态等，还有个体长期的、短期的、暂时的或潜在的压力、矛盾、表达习惯等，也包括个体的工作、家庭或社会人际关系、卧室的安全隐私状况、工作家庭经济状况、与健康或睡眠相关的观念认知等，最后还包括个体的性格特征及既往主要经历。从中我们可以分析出心理的基础因素、诱发因素，以此从不同角度来切入干预。

行为习惯因素分析。包括睡眠时长、睡眠时段和节律、睡眠地点、睡前活动、睡眠姿势、睡眠衣着、睡醒习惯、睡眠伴侣等。

摄入物因素分析。包括个体的饮食习惯、烟酒茶咖啡等的摄入习惯、毒品接触史、长期或近期服用的药物等。

经过上述五因素的详细了解与分析，基本上我们可以找到睡眠问题的主要影响因素或排除某些影响因素。所谓的病因没有单一的绝对的，而是一环套一环的多层状况，没有最根本的病因，只有更深层次的病因。例如入睡困难的原因可能是焦虑，而焦虑的原因可能是生活事件，生活事件的原因又可能与性格有关，性格又可能与成长教育有关，依此类推，难有终点。所以对于病因的分析也无须机械刻意，适可而止。

三、现况干预与病因干预

现况干预即在症状学角度的干预治疗。针对患者睡眠问题的具体症状表现，做适当的对症处理，减轻或消除睡眠问题所造成的各种不良影响。例如，通过助眠药物改善患者的入睡困难或睡眠维持困难，减少失眠的不良影响。

病因干预即病因学角度的干预治疗。根据病因分析结果，针对所存在的不良影响因素，相应的对因处理，"有则改之，无则加勉"，适当给予个性化的干预治疗。例如，针对入睡困难的具体原因给予心理治疗或行为治疗来减轻或消除病因，避免恶性循环。

症状学和病因学的干预同等重要。症状学干预的优势在于可以相对快速地改善患者的症状困扰，而如果单纯的病因学治疗则效果相对迟缓。有一些睡眠问题的病因难以明确或者虽然病因明确但干预困难，这时的症状学干预就更显重要。所以可以说对症治疗在近期优势明显，而对因治疗在远期优势明显，两者相辅相成才能使患者更好地康复痊愈。

四、再循环

在采取了相应的对症或对因干预治疗后，还需要定期对个体的睡眠状况和干预效果再评估，了解病情改善的程度，了解病因的干预执行情况。这里需要综合患者及其睡眠伴侣的评估、主诊医生的评估及睡眠脑电监测等客观评估，以便评估更加全面和客观，避免偏差。然后再进一步对前期的干预治疗措施及时做出必要的评估和调整。如此反复，不断地调整以期达到相对理想的干预效果。通过这种评估、分析、干预的再循环使治疗逐渐趋于理想。

第六节　睡眠障碍的就诊问题

我们先来举一个很普通的失眠个案：一位 40 多岁的女性走进心理咨询室门口时已经有 2 年多的病史了。她向笔者谈起了自己失眠的前因后果。很多年前自己有一个还算幸福的家庭，只有一个遗憾就是一直没能生育，于是自己的婚姻在 3 年前终于走到了尽头。自己心有不甘，自己明明没有做错任何事情却只是因为没能生育而离婚，内心失落，情绪抑郁，经常胡思乱想，突然有一天左耳突发耳鸣，起初自己也不以为是什么大事，可后来自己的睡眠越来越差，本以为是耳鸣惹的祸，但就诊后医生的结论让自己有些失望，医生说是神经性耳鸣，没什么好治疗的，自己慢慢习惯吧。自己还想到或许是心情的原因吧，于是自己离开了曾让自己伤心的城市来到另一个陌生地域独自工作生活，自己的心情也逐渐走出低谷，投入了新的工作和生活，可睡眠仍然糟糕，很难入睡，即使睡着了也很快容易醒，而且睡眠浅，多梦，失眠之后的第二天的精神可想而知很不好了，自己越来越担心失眠影响工作，于是也越来越担心自己失眠，自然地也越来越关注自己的睡眠。于是自己很快意识到需要看医生及时调整，来到医院看什么科呢，自己首先想到的就是神经科，当然也如愿地看到了医生，只是看得有些快，自己只是简单说了自己失眠，医生没有进一步询问也不由自己进一步解释便开了安眠药（阿普唑仑），这一吃就是近一年半，起初效果挺好，但不吃就睡不着，后来慢慢地同等剂量下睡眠却逐渐不如从前，反而越来越差，药物加量或换药也效果欠佳。临近天黑自己就不由得开始担心夜晚的睡眠，为了保证自己的睡眠，自己起初会提前上床睡觉，但发觉没有什么用处，于是又恢复平时的习惯上床时间，但又很容易醒，醒后自己还是会强迫自己卧床闭眼勉强自己睡觉，但都是徒劳。慢慢地自己发觉睡前的心脏跳动尤其明显，让自己感到心慌心悸，可看了医生做了心电图却没有问题。大部分时候害怕自己睡不着，可奇怪的是还有时害怕自己睡着，怕的是睡着了就在睡梦中死去，于是反而有时强打精神不睡觉。失眠也让自己变得敏感，夜晚空调室外机的滴水声都让自己听起来很大声而心烦不已。于是才在神经科、心脏科等医生一致建议下来看心理医生。这类的个案在临床中其实非常常见。从医生的角度来看，现况评估可能不全面，而病因分析则基本省略，干预治疗也仅限于对症处理，除了"别想那么多，放松点"的安慰之外只有阿普唑仑的处方，缺乏诊疗再循环，没有评估治疗效果，也没有调整治疗方案，最终的治疗效果当然就不好了。从患者的角度来看，遇到睡眠问题应该在什么科就诊呢？就诊后效果不好该怎么办呢？

很多患者遇到睡眠问题时可能会想到要看医生，可到底应该看什么科的医生呢？现在很多医院并没有睡眠专科，有的话各大医院的睡眠科却分布在各处，有的下设在心理科，有的下设在神经科、呼吸科、耳鼻喉科、中医科、治未病科等，有的独立成科，而坐诊的医生专业背景也各有不同。没有睡眠专科的话，睡眠问题到底应该在哪个专科就诊似乎就更显混乱了。现实中，大多数患者在遇到睡眠相关问题就诊时可能会选择神经科、脑科、心理科、精神科、心身医学科、中医科、睡眠科、呼吸科、五官头颈专科、营养科或内科等。

与睡眠关系最为密切的客观检查多导睡眠图也可能挂靠在医院不同的专科进行，例如神经科、耳鼻喉科、呼吸科、睡眠专科、心理精神科等。不同的专科检查的侧重当然各有不同，例如耳鼻喉专科或呼吸科就侧重于解读呼吸相关参数，心理睡眠科侧重于解读睡眠结构相关参数，久而久之容易对某些信息产生习惯性关注或忽视。

如前篇所述，睡眠的影响因素是多方面的，因此睡眠问题的干预治疗也是一个系统工程，需要多角度多学科立体干预。从睡眠的复杂影响因素不难看出，把睡眠障碍严格地划归到某一个医学专科的诊疗范围是不恰当的。睡眠专科的单独设立越来越显得非常必要，其作为一个诊疗统合机构可将各个相关医学专科的资源整合起来，使患者方便就医利于诊疗。

所以目前临床现实都还不够完善，更加需要对睡眠问题的相关患者做出就诊指引。器质性睡眠障碍一般需要分散在相关各个专科就诊治疗，例如睡眠呼吸暂停综合征需要在五官科或头颈外科就诊。其余包括心因性、习惯性、药源性等在内的睡眠障碍则可以选择精神心理专科作为首诊科室，例如失眠障碍、物质成瘾所致的睡眠障碍、睡眠节律障碍等患者都可以在心理精神科就诊治疗。首诊医生在接触到睡眠障碍患者后都需要全面评估患者，既要了解患者的整体情况，也要了解自己的专业范围和专长，做到"知己知彼"，必要时及时转诊，更好地为患者服务。

第七节　睡眠障碍的治疗

前面我们讨论了睡眠障碍的诊疗思路，包括评估现况、分析病因、干预治疗以及再循环。那么如何干预治疗呢？我们先来看看日常生活中人们在遇到失眠困扰时会怎么做呢？

可能看书、看电视、看手机直到自己的眼皮发困；

可能听舒缓放松的音乐；

可能数绵羊；

可能会去运动把自己搞得筋疲力尽；

可能会热水泡脚；

可能会去喝热牛奶；

可能用喝酒来帮助自己睡觉；

可能自己依经验或广告去药店买药；

可能求助于亲朋好友；

可能会去看医生；

…………

但经过前篇所述，大家应该对于健康睡眠有了一些新的认识，相信会有所帮助。我们的睡眠问题什么时候才需要处理或治疗呢？不严重的话是否就不需要治疗？抑或是只要出现睡眠问题就严肃谨慎对待？上述两种态度都有些极端，或许都不可取。

若想要避免睡眠问题持续或进一步恶化，就需要正确应对任何形式任何程度的睡眠问题。过度重视或过度轻视都可能使睡眠问题持续或恶化，有时对于偶发的睡眠问题，"忽视"也是一种适当的干预，就如同我们皮肤上的微小伤口一样，不去处理也会痊愈，"重视"反而多余。其实面对不同的睡眠障碍患者，都需要干预调整，只是干预的方法、形式和程度等各有不同而已。

睡眠障碍的干预治疗根本在于梳理存在的问题找到并着力解决相关病因，以便促成睡眠的恢复改善。由于睡眠问题出现的原因是多方面的，所以睡眠问题的干预角度也是有多方面的，结合睡眠的五大影响因素，相应地，也可以从心理、躯体、行为、环境及摄入物五个角度来进行干预。从干预方式来看，包括药物治疗、手术治疗、物理治疗、心理治疗、行为治疗、器械辅助等。其中摄入物角度的药物治疗是医学干预中最常见最基本的方式。由于心理是行为的基础，行为是心理的导向目标，所以心理治疗与行为治疗并没有本质的不同，这也是睡眠问题最常用的干预方式。手术治疗在睡眠障碍中应用有限，主要在器质性睡眠障碍当中应用，例如阻塞性睡眠呼吸暂停综合征的手术治疗。

为了论述的方便，为了和影响因素相对应，在本章我们以干预角度来分别论述，在每个干预角度中会有不同的干预方式。而每一种干预方式可能在不同干预角度都会涉及。例如，药物治疗在躯体角度来改善恢复躯体状况，缓解不适，也可以在心理角度来敢于调节感知、情绪、思维等病理状态，改善恢复心理状况，还可以直接改善睡眠。每个部分之间并无明确的界限，所以没有必要机械分割或过于绝对化地理解。

下面我们分别来讨论关于睡眠问题不同干预角度的各种干预措施。

一、躯体角度的干预

躯体解剖结构与生理功能的基本健全是生存之根本，当然也是睡眠的基础。良好的睡眠需要有一个相对健康的身体作为基础保障，躯体解剖结构与生理生化机制会不同程度的直接或间接地影响睡眠。在讨论分析睡眠问题时我们也需要首先确定躯体的基础状态是否良好，以避免诊疗的一开始的方向性错误。所以定期体检或是在遇到睡眠问题时进一步详细地躯体检查是有必要的，一旦发现某些躯体疾患无论其对于睡眠影响有多大都需要进行积极治疗，对睡眠影响较大的躯体疾病更加需要积极治疗。在临床工作中我们时常习惯于通过患者的整体表现来间接推断患者的生理状态，或主观判定某种病理状态对睡眠的影响程度大小，但也不尽然都判断无误，所以系统地或针对性地进一步检查治疗是有必要的。例如曾经有一位中年男性患者因午睡时总感到心慌、心跳、心烦不安而来诊治疗，系统检查后发现其血压稍偏高，血糖明显偏高，遂建议相关专科系统规范治疗，但患者并未及时就诊而是尝试各种偏方。笔者给其处方的抗焦虑等药物治疗后虽有改善，但始终效果勉强。直到几个月后患者开始规范系统治疗血压血糖后，患者午睡时的心慌、心跳、心烦不安等不适明显缓解，午睡改善。类似的案例能够让我们意识到某些躯体病理状况的影响力比我们想象得要大，需要足够重视。

躯体角度的干预就是从躯体结构及运转机制的角度来改善和恢复干扰睡眠的躯体病理基础。简而言之，躯体角度的干预目标是消除治愈躯体疾患、恢复并维持躯体正常生理状态避免疾病恶化，尽可能地缓解躯体不适改善生活质量。

躯体角度的干预方面还可以细分为以下几个角度：第一，组织解剖学角度。例如外伤或肿瘤等，主要采取包括手术治疗、物理治疗或药物治疗等在内的综合治疗，例如肿瘤切除、放化疗或肺炎抗感染治疗等。第二，生理生化学角度。例如血压血糖等方面的异常，主要采取药物治疗的方式，例如降压、降糖、护肝、调整激素水平等治疗。第三，体内微生物菌群的失衡或微生物寄生虫的入侵，身体遭受感染后需要清除感染源或恢复菌群原本的平衡。主要以药物治疗为主。第四，遗传学的角度。但遗传角度目前还很难有效干预，目前对于遗传性疾病大多束手无策，仍需要相关领域的专业人士进一步研究。第五，症状学角度，也就是躯体病理状态下出现的各种躯体不适症状。大多数躯体疾病都会出现不同程度的躯体不适症状，这会使人感到不同程度的难受或痛苦，躯体症状通过感觉系统影响我们的工作生活，更加容易干扰我们的睡眠，这就需要及时对症处理缓解躯体不适，一般以药物治疗为主。

睡眠呼吸暂停综合征是一种常见的主要与躯体相关的睡眠障碍。一百多年前著名文学家查尔·狄更斯的小说《匹克威克外传》中描述的主人公匹克威克（Pickwick）就是有肥胖、习惯性响亮鼾声和白天嗜睡的睡眠呼吸暂停患者。1965 年加斯陶特等人通过多导睡眠图证实了呼吸暂停和低通气的存在，并对睡眠呼吸暂停综合征做了系统报道描述。睡眠呼吸暂停综合征可分为阻塞性（口鼻无气流，但胸腹式呼吸运动仍存在）、中枢性（口鼻无气流，胸腹式呼吸运动也不存在）和混合性（在一次呼吸暂停过程中，阻塞性和中枢性混合出现）三种，以阻塞性最为常见。治疗上包括减肥、调整睡姿（避免仰卧位）、避免睡前饮酒和镇静剂，经鼻持续正压气道通气、吸氧、牙齿矫正或舌托以及手术治疗等。

甲状腺功能亢进的病因非常复杂，存在包括遗传、免疫、环境、心理等多种因素。甲亢在各年龄组均可发病，以 20—40 岁为多，女性更多发。甲亢一般缓慢起病，也可在精神创伤后急性起病，症状多少因人而异，全身各系统受累情况与病程有关。甲亢患者身体内的甲状腺素水平增高，表现为高代谢综合征，症状包括心率加快、肠蠕动增加、多汗、消瘦、血糖增加、多食、腹泻、焦虑易怒，体征包括甲状腺肿大、突眼、肢体震颤、腱反射活跃等。甲亢多属慢性病程，未经治疗一般不能自愈，早期积极治疗预后良好。甲亢相关的睡眠障碍十分常见，可表现为睡眠需求减少、入睡困难、频繁自醒、睡眠不深、睡眠期间多汗、多梦等，上述睡眠障碍导致患者的个体感受很差，生活质量下降，也影响疾病康复，干扰治疗效果，因而适当的对症助眠治疗是需要被重视的，当然甲亢的躯体治疗是最根本的。通常而言，当患者的甲状腺素水平恢复正常后，其睡眠也自然会在一定程度上有所改善。甲亢的治疗主要包括药物治疗、放射性核素疗法和手术治疗。

以上以睡眠呼吸暂停综合征和甲状腺功能亢进为例简单说明了躯体角度的干预及干预方式等，临床类似案例不胜枚举，在此仅作抛砖引玉。躯体角度的干预是从睡眠的躯体机制层面来入手治疗的。如果个体存在治疗的必要，一般都需要在临床各个专科就诊进行。例如睡眠呼吸暂停综合征就需要在耳鼻喉科或呼吸科就诊治疗，甲状腺疾病就需要在内分泌科或头颈外科就诊治疗。躯体只是影响睡眠的一个方面，即使我们在这个方面已经做好了也未必会直接改善睡眠，但需要强调的是躯体是基础，即便如此我们还是需要防微杜渐，这是对待任何问题的正确态度，哪怕仅仅只是做好了一点点，也是对睡眠有帮助的。

二、环境角度的干预

前面的章节我们已经详细讨论过环境刺激这个睡眠的影响因素。环境刺激会形成感觉而影响个体影响睡眠，所以环境干预的主要目标就是减少环境刺激。下面我们从外部环境刺激和内部环境刺激两个部分来分别论述。

（一）外部环境的干预

我们所处的外部环境以房屋为界，房屋之外的环境可以简单理解为大环境，例如房屋所在的地段、治安、噪声、空气等。我们个体对于这部分环境的干预有些无能为力或者说比较难干预。因此我们在选择住所时就需要考虑房屋所处的大环境状况。由于现实中更换居所的不便，相比于租住，购买房屋时更加需要考虑到所处环境对睡眠的干扰因素。曾有一位青年男性倾尽所有积蓄付了首期买房，住进去方才发现环境的吵闹，夜晚倍感烦恼，睡眠大受影响，但后悔似乎有些晚了。房屋的墙体隔音效果也需要考虑，墙体隔音效果差时房屋外的动静就很容易传入屋内而干扰生活，对睡眠的不确定干扰自然会增加。

房屋内的环境可以简单理解为小环境。我们对于房屋内的小环境一般比较容易自行干预。

1. 卧室的要求

卧室是我们主要用来睡眠休息的私密空间。卧室的位置也可能对睡眠造成一定的影响。尽量避免选择临街的房子。如果卧室靠近街道，一方面可能容易受到车流等噪音的影响，另一方面，还可能受到路灯、霓虹灯、夜间景观灯等光线影响，房屋或卧室也需要尽量远离垃圾屋或夜间餐饮娱乐场所，避免噪声异味的干扰。即使房子临街，只要卧室不临街，也依然可以将声光干扰降至最低。卧室最好能处于房屋内的最深处，位置越靠里既能够保持私密性，也能最大可能避免被其他家庭成员干扰。

卧室内如果有卫生间是最好不过的。因为偶尔的夜间大小便可以近距离解决，从而避免身心完全觉醒，更有利于再次入睡。卧室最好有窗户，这样的房间不会让人感到压抑，而且容易通风采光，更利于心情与睡眠。卧室需要保持整洁，这样给人的感觉是舒服的，而脏乱的环境给人的感觉大多都是负面消极的。

环境干预就是需要将睡眠环境中的声音、光线、气味、温度、湿度等因素控制好，适当适时选择隔音措施、遮光窗帘、空调或暖气、除湿或加湿器、定时开门窗通风等，尽可能营造一个良好舒适的睡眠环境。在上述这些方面未必能够完全兼顾，而是需要平衡取舍。

基于光线对于睡眠的影响，尽可能在黑暗的环境下睡觉是必要且有益的。所以建议睡前拉闭窗帘、关灯，关闭电子设备显示屏甚至指示灯，尽可能做到完全黑暗；如果在日间睡觉，更应该关门关窗拉闭窗帘；如果与睡眠伴侣的作息时间不同而无法在睡眠时关闭灯光，可考虑使用眼罩；基于夜间睡醒后活动的需要，可考虑安装小夜灯，低亮度为宜；对孩子而言，需要从小培养关灯睡觉的良好习惯。

基于声音对于睡眠的不良影响，尽可能在安静环境下睡觉是必要且有益的。一般而言，规律呈现的低分贝的背景音如电扇、空调对于睡眠的干扰并不大。准备睡觉时不要再说话聊天，集体宿舍睡眠时在不能控制他人的言语声响时可以借助舒适的耳塞来隔音；建议睡前关闭卧室内所有发声电子设备，将手机调成震动、静音或关机，避免电话信息等干扰；从预防噪声的角度而言，关闭门窗有助于减少和降低卧室外噪音的干扰，铺设地毯可以减少夜间室内行走的脚步声，如果没有铺设地毯的条件，也可以尽量使用软性鞋底的室内拖鞋来尽可能减少脚步声，从而减少对其他人员的睡眠干扰。

气味对于睡眠也有一定的影响。所以建议睡前漱口刷牙，去除口腔食物残渣，减少味觉刺激，也同时更好地保持牙齿和口腔卫生。睡前可以进行一定时间的开窗开门通风，更好地保持室内空气清新。

室内温度一般在 20—26 摄氏度最为舒适，根据季节不同适时通过各种设备调节室内温度，这都有利于睡眠。需要提醒的是电扇或空调应该避免持续对着身体吹，这样同样会引起不适不利于睡眠。不同季节不同地域的湿度变化也会影响个体的睡眠。适当地使用除湿或加湿器可以改变湿度，增加舒适性而有利于睡眠。

睡眠伴侣之间的相互干扰也是非常常见的。夫妻或亲子之间相互的身体碰触以及打鼾、说梦话等发声都会干扰彼此的睡眠，所以有人同睡时需要选择足够大的床以便减少彼此干扰的几率。入睡时也尽量不要相拥而睡，以免睡着后的姿势变动影响彼此。集体宿舍生活时，相互间应该尽量保持相对一致的作息规律，万不得已也应尽量减少对他人睡眠的干扰，这也有利于和谐彼此的人际关系。

2. 寝具的选择

基于外部感觉对睡眠的影响，对于寝具的选择对于睡眠也有着至关重要的影响。床、床垫、被子、枕头都各有各的要求。

床不能太低也同样不能太高，太低存在卫生沾染的隐患，太高存在坠落受伤的隐患。床头不要对门窗，卧室内尽量不要摆放镜子。床的面积应当适中，太小会使人产生局促感而难以完全放松，不利于睡眠。卧床需要足够稳固，在床上翻身等一般的姿势变换不应该发出明显声响。床垫的主要作用在于对身体的支持并保持舒适性。床垫的选择需要软硬适度，过硬的床垫容易使身体受力部位产生疼痛等不适感，过软的床垫无法对个体的身体尤其是脊柱起到支撑作用，尤其对于身体未完全发育的未成年人而言更加需要重视，儿童的睡床更加需要避免偏软的床垫，以免影响儿童的骨骼发育。床褥的选择很重要，现代生活大家都意识到生活品质的重要性，大多数人都知道纯棉制品的各种优势。纯棉材质的床褥体感最为舒适，而且透气吸汗，根据气温选择厚薄适中的被子会让人睡眠时温度觉感受最好。枕头的主要作用在于使人睡眠时同样保持颈椎的生理弯曲，保持舒适性，枕头的选择同样需要软硬高低适度，这需要因人而异。

蚊帐的主要作用是隔离蚊虫，避免睡眠期间被蚊虫叮咬或攀爬，使人在睡眠时更加安心。夏天蚊虫较多，笔者记得小时候午睡时经常被苍蝇攀爬引起瘙痒非常讨厌，夜晚睡觉又时常被蚊子叮咬引起痛痒更让人厌烦。所以蚊帐对于睡眠的作用是积极的，但是否需要还应根据自己的具体环境按需选择。

关于睡眠的环境干预众所周知，一般人都会自行解决处理，无须就医。需要提醒的是对于睡眠环境的控制需要有一定的度。无论如何睡眠环境都不可能时时达到绝对的理想状态，所以对于睡眠环境必须要有一定的宽容度，当环境中有某些干扰因素时，我们也无须太过关注，这样才能使我们的睡眠不完全受制于环境。有人说自己在睡觉是需要非常安静，稍有声响就会醒来，这其实意味着个体自身的过度敏感，是警觉性偏高的表现，这需要进一步的心理干预。

（二）内部环境的干预

内部环境即躯体内部状况，内部环境刺激即躯体内部环境变化所引发的躯体不适或症状。基于论述的方便，可以简单地将内部环境刺激分为生理性和病理性两种，但其实两种之间有时非常难以区分，并不存在明确的界限。内部感觉与外部感觉的一个不同之处在于外部感觉相对容易被自身适应，而内部不适感觉则不容易适应，因而内部感觉的处理更需要及时。

生理性不适通常与自身生理需求未及时满足有关，例如饥饿感、口渴、便意等。

这部分身体不适可以通过基本的需要满足可缓解，这通常比较容易排除类似睡眠干扰。

身体内部环境的病理性失衡同样会以各种身体不适的感觉信号表现出来，病理性不适相比生理性的不适更加频繁更加严重，而且难以自我调整，是机体失调的表现，通常需要相关的专业医学干预来排除解决。例如鼻塞、疼痛、瘙痒、咳嗽、气喘、呼吸困难、发冷发热感、多汗、心悸、胸闷、腹胀等，这通常都是疾病的表现，需要及时相关专科系统诊治，寻找病因，适当通过止咳、止痛、平喘等对症治疗可以缓解相关不适，从而减少减轻其对睡眠的干扰。

从意识信息的角度而言，环境干预的目标是在睡前逐渐减少环境刺激，减少感觉，减少意识的信息输入。

三、心理角度的干预

睡眠问题需要心理干预不但是因为睡眠问题大多数都与个体的心理因素有关，而且与治疗相关的认知观念也会影响睡眠干预的整体效果，同时也是行为角度干预的基础。所以心理干预也是睡眠问题的干预中最为重要的一环。

首要的就是端正关于健康与疾病的基本观念习惯。很多普通民众常常以自己是否有身体不适或体表异常为标准来判断身体健康与否，但这其实常常会出现误差。有些人出现不舒服看医生时一检查就已经发现是癌症晚期了，而有些人周身不适却各项检查未见异常，这样的例子屡屡发生，甚至有人拿"很久没有去过医院看医生了"来标榜自己的健康身体。我们必须要清楚，当我们没有发觉身体不适或者没有发觉体表异常时未必就健康，当我们周身不适时也未必就有躯体疾病，从不看医生并不意味着身体好，去看医生也并不意味着身体差。即使自己没有不舒服，定期的身体检查也显得有必要，健康体检的观念仍需不断倡导。症状或体征是疾病的信号，但这些信号有时会发错，有时会过早发出或过迟发出，属于何种情况需要专业医生的综合判断，无须过于悲观或盲目乐观。症状或体征只是疾病的表面现象，当出现某些症状持续对个体造成困扰时就可能会被认为进入疾病状态，无论症状还是疾病，如果没有好转自愈的迹象就需要及时就诊在专科医生指导下系统评估综合治疗。如果没有症状或体征出现，也需要遵从医生的建议做必要的进一步检查以便排查或早期发现潜在躯体疾病及早干预治疗。在网络信息发达的今天，很多人遇到身体不适甚至是养生保健都会首先借助于网络信息来判断，殊不知信息获取虽然容易但信息的正确分辨与理解却并不容易，于是有人按照错误的信息指引或依自己的理解去调整或就诊，很容易延误病情而增加治疗难度。所以正确的健康观念、良好的健康习惯是非常重要的。

其次，需要调整的是关于睡眠的基本观念认知。一位胃炎患者因为恐惧自己的疾病"糜烂性胃炎"而寝食难安，这就需要修正其对于胃炎的不良认知，表面上看似乎与睡眠关联不大，但观念的影响力可见一斑。所以对于睡眠同样要有正确的观念，对于睡眠的重要性要有客观适当的理解，对睡眠需有适当的重视程度，类似于"睡觉是在浪费时间"的过度忽视或"睡不够就会短命猝死"的过度重视都是有害的。对于失眠等睡眠问题需要有适当的宽容度。一两天的失眠就感到大祸临头，绝对不允许自己失眠是过于严苛的；而即使长期失眠也不积极系统治疗更为常见，这样又是在纵容自己的睡眠问题，久而久之不但状况会恶化还会继发各种问题，使睡眠问题的处理更加困难。

睡眠与觉醒是相互促进的。良好的睡眠会促成良好的觉醒，而良好的觉醒也会促成良好的睡眠。觉醒时的行为活动会满足个体的各种不同需要，需要满足的越均衡全面个体警觉水平就越容易降低，当然就有利于睡眠。所以首先需要尽可能在觉醒期及时解决自身的各种需要，避免问题积累而难以处理，就像是学生时代老师时常告诫我们"当天布置的作业当天完成"一样，从个体应对能力而言，这样可以逐渐提高自身的问题应对能力。从人的需要角度而言，最为根本的是通过面对问题解决问题来满足需求，避免习惯性地回避问题而使问题累积。但其实无论如何我们现实生活中的问题都不可能完全解决，需要也不可能完全满足，如果无法达成目标则要适应当前环境，及时调整个体预期。睡前需要暂时停下所有的工作，调整营造良好的情绪状态，放下所有的担心顾虑，暂停所有思绪留待睡醒后在做处理。对工作、生活、健康、人际关系等各种问题保持必要适度的宽容可以让人放松，当然有助于良好的睡眠。从意识程序的角度而言，心理干预的主要目标是在睡前尽可能暂停所有高级意识程序，尽可能搁置暂缓所有未满足的需要，留待睡醒后再做处理；从意识信息的角度而言，心理干预的目标是在睡前逐渐减少表达，减少和暂停大脑对所有感觉和记忆信息的加工处理，减少信息输出。足够的觉醒还能够相对容易诱发困倦感而有利于睡眠，所以觉醒期需要保持适当的活动，避免过于安静休闲或长时间休息，这对于赋闲在家无工作家务的人士而言尤其需要注意。

根据时间、地点、对象等及时转换个体的社会角色，这样可以使前一个角色的任务或压力暂停，转换个体关注点。例如笔者下班后就需要将心理医生的职场角色外衣脱下，暂停所有工作问题，及时转变角色，面对妻子转入丈夫角色、面对孩子转入父亲角色等，避免把工作或其他压力或负面情绪带回家，在睡前尽可能将所有社会角色褪去成为单纯的自己，这样容易使人放松而利于睡眠。

关注现在，投入当下，解决此时此刻的问题，顺其自然，为所当为，敢作敢当，这是一种最基本的生活态度。过去的无法改变，对于过去的一切我们应该承担与接纳。未来的还没有来，对于未来的消极想象预判容易使问题复杂化而造成更严重的焦虑感，对于睡眠是明显有害的。所以睡前应该投入当下的睡眠，需要控制想象力，这样有助于降低焦虑而利于睡眠。

需要的满足与否会继发产生各种情绪。一些需要未能及时满足会继发负面情绪，当被个体关注时就会被主观放大，一旦在睡前仍然无法调整，就会对个体睡眠产生较大消极影响。人际关系对情绪的影响是显而易见的，尤其是卧室人际关系对个体睡眠的影响更大。焦虑是干扰睡眠的最常见负性情绪之一，个体在现实生活中出现的各种压力性事件都会使患者出现焦虑，如果个体在睡前仍不能调整就容易造成失眠。

对睡眠问题的过度焦虑是影响睡眠的重要常见因素之一。很多失眠患者在出现失眠后开始对于睡眠问题过度关注，总是担心自己在再次失眠或长期失眠，担心自己的失眠造成严重后果，对于自身睡眠的焦虑反而造成睡前大脑兴奋，出现越担心自己失眠反而越失眠的情况，从而使失眠进入恶性循环。初始单一的睡眠需要衍生出对睡眠的需要和对失眠的刻意回避两种意识程序，反而导致警觉增高干扰睡眠。曾有一位患者原本睡眠很好，在听闻一位失眠朋友诉苦后突然开始担心自己的睡眠会否变得糟糕，于是自此开始睡眠真的越来越差，最终不得不来看医生求助。这种对睡眠问题的预期性焦虑时常成为睡眠问题慢性化的罪魁祸首。所以对于睡眠的适当期望、对睡眠问题的适当宽容度是非常重要的。长期的失眠容易使个体对与自身睡眠相关的事物也产生条件反射性的焦虑，所以有时会出现换个环境失眠就会消失的情况。

性格对于睡眠的影响是基础性的。性格的调整是一个长期的、积少成多、量变到质变的一个缓慢过程。在这个调整过程中他人的作用有限，更需要个体的主动调整，否则会非常困难。例如个体性格上有敏感、多疑、偏执、要求完美、过度谨慎、自卑、眼高手低、不善表达等特征，容易造成个体基础性焦虑水平偏高，使患者易感性增高，睡眠障碍相对就容易多发。性格的调整是相对比较困难的，所以性格养成尤其需要被重视，需要在家庭教育中有意识地积极培养。

在觉醒期的大部分时间里，个体的负面情绪占主导时意味着情绪失调的倾向，如果持续足够长的时间超过了医学或常识所认定的界限，那么通常就可以认为这已经成为一种病理性的情绪会被做出精神心理类疾病的医学诊断。精神心理疾病一般以感知、思维、情感、行为等异常为主要表现，并不存在相应的或明显的躯体异常。在目前的医学技术条件下难以发现明确的生理生化或解剖异常。但通过动物研究逐渐推测出精神心理疾患的躯体微观病理假说，相关药物的临床应用也逐渐验证了相关假说，所以药物治疗也逐渐成为精神心理疾患治疗的主要方式之一。精神类药物通常是用来治疗精神心理疾病的手段之一，主要包括抗精神病药物、抗抑郁药物、抗焦虑药物、心境稳定剂、镇静催眠类药物、兴奋类药物等，通过适当的药物干预可以更快更好地缓解精神心理疾患的症状，改善感知、思维、情绪、行为等方面的异常。心理治疗也是治疗精神心理疾病的重要手段之一，心理治疗根据流派可分为精神分析、行为治疗、认知治疗、人本主义等，内容繁杂，在此不再赘述。精神心理疾病继发或伴发的睡眠问题非常常见，如果想要解决睡眠问题，那么对于精神心理疾病的干预就显得非常关键，并应该成为干预的重点。心理治疗一般都需要在精神心理专科进行，心理因素或心理疾病导致的睡眠问题都需要在精神心理专科就诊治疗。

心理角度的干预焦点在于修正健康睡眠相关的观念态度，使患者在睡前尽可能放松，减轻或消除焦虑等负面情绪，及时排解日常压力避免积累成疾，这才能有助于睡眠。大多数人在遇到睡眠问题时都会尝试自行调整，但方式未必正确，也未必能起到预期的效果。如果在经过主动调整后仍不能改善睡眠，这就需要前往临床专科进一步咨询医生寻求更加专业的干预治疗了！

四、行为习惯角度的干预

行为习惯是影响睡眠的主要因素之一，不良的行为习惯可能会导致诸多睡眠问题。行为属于心理的外显表达。所以行为干预是顺应心理干预而来的进一步调整，即"想得好，做得也要好"，减少、消除和避免不良行为对睡眠的影响，预防或改善睡眠的各种不良习惯，这要从个体的日常行为入手进行调整。

良好而规律的睡眠作息是非常重要的。相对固定的睡眠时段有助于建立适合自身的生物钟。一般对于正常白班的工作人群而言，夜晚上床睡觉的时间不宜超过凌晨零点，无论上床入睡早晚，睡醒起床时间应该相对固定，也就是说无论睡眠多少始终保持固定的起床时间。对于倒班工作者而言，应该根据自己的倒班规律制定适合自己的作息规律。午睡通常并非必需，因习惯因人而异，对于午睡人士而言午睡有助于改善午后的精神状态，午睡的时间应该有所控制，不必睡到自然醒，通常建议控制在半小时至1小时以内为宜。

通常而言，相对于作息习惯提前入睡通常是比较困难的，而相对于作息习惯延后入睡则相对容易很多，原因可能在于延后入睡相对容易造成困倦感而促进睡眠。所以对于失眠人群而言，提前上床通常是有害而且无效的，一般可以保持往常的作息规律，或者适当推迟到当感觉困倦时再躺上床可能更有帮助。对于睡眠觉醒时相延迟障碍患者而言，如果需要治疗调整至理想睡眠节律的话，通常的策略也是逐步推迟上床入睡时间，直到睡眠觉醒时间与需要的社会作息时间一致，这样做要比提前入睡成功率更高。这种调整方法的缺点在于要求患者在治疗期内没有社会责任的束缚，对睡眠环境的光线声音等要求较高。

每个人所需要的睡眠时长各有不同，并且同一个体的不同年龄段需求差异也很大。相对而言，由于未成年人有身体发育的任务，故其睡眠需求更多，年龄越小，睡眠需求越多，睡眠时长更加需要重视和保证，通常而言不应该低于8小时。一般成年人睡眠需要量一般为七八个小时，有一定的个体差异，一般不应该习惯性地为了工作学习娱乐等活动而刻意压缩睡眠或延长睡眠，偶尔的熬夜晚睡在所难免，无论睡眠时间长短，日间无须刻意补眠，尽量按时起床，及时恢复既往作息习惯，避免打乱作息节律。

失眠障碍的客观结果之一是睡眠时长减少及其所继发的负面情绪。睡眠减少对于个体的影响根本上到底是什么呢？基于睡眠的基本功能而言，睡眠减少的基本影响应该是能量消耗相对增加，干扰能量保存，例如我们在本该睡觉时却去通宵打牌，次日当然精神欠佳，原因在于活动时相比睡眠能量消耗增加，身心得不到足够休息，但相比较同样没有睡觉的失眠症患者而言感觉可要好得多。原因是什么呢？笔者认为，失眠状态下的能量消耗相对于睡眠增加而且缺乏目标性，能量使用效率很低，负性情绪较多（想睡而睡不着），失眠所继发的焦虑情绪还可能使个体的能量消耗更多，而因打牌而未睡觉的人能量消耗有目标性，能量使用效率较高，正性情绪较多（不想睡而没有睡），所以失眠者显得相对更糟糕。失眠与焦虑等负面情绪相互促进容易形成恶性循环而使失眠持续或加重。如何减少失眠症患者的负性情绪就显得非常重要，尽可能减少这种负面情绪以及负面情绪的体验机会，对于睡眠是大有帮助的。

通常而言，大多数人的睡眠地点都是卧室中的睡床。相对固定的睡眠地点有助于建立积极的条件反射而利于睡眠，随机偶然的睡眠地点可能使个体睡眠受到一定的干扰影响。而对于长期失眠的人群而言，相对固定的睡眠地点反而会与失眠建立消极的条件反射而不利于睡眠，随机偶然的睡眠地点则反而可能使睡眠改善。睡眠医学中有一个关于睡眠效率的概念，睡眠效率等于睡眠时长与卧床时长的百分比。睡眠时长越接近卧床时长，睡眠效率越高，个体的睡眠感受就越好，越容易建立积极的条件反射。而卧床时长相比睡眠时长越长，也就意味着失眠时长（卧床但未睡眠的时间）越长，个体的睡眠效率就越低，睡眠感受就越差（失眠时伴随的消极焦虑情绪），这样就越容易建立消极的条件反射。很多长期失眠的患者睡眠效率很低，甚至有些人会增加卧床时长企图以增加睡眠时长，实际的效果通常都是糟糕的，结果是反而形成一种消极的条件反射对睡眠有害。所以在出现失眠时适当地压缩卧床时间（不是延长卧床时间）其实是对睡眠有利的。所以反复睡不着或还没有打算睡觉时尽量避免持续卧床。由此衍生出的睡眠限制疗法就是要患者将卧床时间压缩至他们的平均总睡眠时间，具体的方法是首先临床医生帮助患者确定固定觉醒起床时间，接着计算平均总睡眠时间，这个时间也就是需要控制的卧床时间，最后就是推迟上床入睡时间，以保证卧床时间约等于平均总睡眠时间，避免在此时间段以外的其他时间睡觉。

一般床是我们固定的睡眠地点，卧室和床的主要功能是用于人的睡眠和性生活，尽可能不要在卧室和床上做与睡眠和性生活无关的其他事情，这样做的目的同样也是提高睡眠效率。养成良好的睡前习惯，避免、减少和消除不必要的睡前活动，这里说的睡前活动主要是进入卧室上床之后，例如睡前床上玩手机、看书、看电视、听音乐或收音机等。虽然睡前上述活动偶尔为之并无大碍，但是睡前上述活动的行为频率如果越来越多，就会不知不觉地变成大多数发生的习惯行为，其对于睡眠的负面干扰也就会越来越大，这种习惯持续的时间越长就相对越难改变。对于孩子而言，从小养成在安静黑暗的环境下入睡是有必要且有益的，睡前故事对于远期的睡眠而言并非有益。所以建议在卧室尤其是上床后避免做除睡眠与性活动以外的其他事情，这是刺激控制疗法的主要操作指令之一，其他指令还包括感觉困倦时才上床、睡醒后难以入睡就离开床和卧室、再次有睡意时才再上床、保持固定的起床时间等，其目的也在于重建床与睡眠的积极条件反射。

睡眠障碍患者通常存在心理上的警觉和一定的负面情绪，这些警觉和负面情绪以及日间的习惯都可能会导致个体的躯体肌肉处于不同程度的紧张状态，这当然不利于睡眠。这时可以通过各种放松训练来缓解躯体紧张从而改善睡眠。放松的方法很多，其中包括渐进式肌肉放松法、腹式呼吸、自我训练法、意象训练、神经生物反馈训练、音乐疗法、催眠疗法、冥想、瑜伽、太极、气功、按摩等。放松方法多种多样，各有侧重，没有好坏之分，殊途同归，只要在正确专业指导下学习训练即可，也没有必要全部都去学习，能学会其中一两种方法就可以了。

渐进式肌肉放松法能减轻骨骼肌的紧张，其最基本的动作是：紧张你的肌肉，注意这种紧张感3—5秒，然后放松10—15秒，并体验放松肌肉的感觉，放松的过程可按身体部位依次进行，足部、腿部、臀部、腹部、腰背部、胸部、颈肩部、手臂、头部以及全身。

腹式呼吸能诱导一种更慢更深，从力学上讲是由腹部而非胸部启动的呼吸，相对于生气紧张时以胸式呼吸为主，这种腹式呼吸与放松有关，需要首先区分胸式呼吸与腹式呼吸的区别，并加强练习并能够做到自由转换，同时呼吸训练时还需要将自身的意念集中在自身的呼吸上。

神经生物反馈训练是通过现代电子仪器将患者体内的包括脑电、肌电、心率、皮温、呼吸、血压等物理信号变化描记下来，并同时处理转化为声音或视觉等直观的反馈信号，患者根据不断显现的反馈信号学习调节自己的生理功能，使生理状态或功能恢复或保持在一个合适的水平，从而得到放松，达到自我放松训练，防治疾病的目的。在生物反馈治疗中最常用的方法是肌电反馈疗法。肌肉的运动是有规律的，当连续冲动时肌肉收缩，当冲动减少时肌肉放松，伴随着肌肉收缩放松产生的电活动成为肌电。通过反复的体验和学习，就能够掌握调节肌肉紧张程度的方法，也就掌握了肌肉放松的方法了。

音乐疗法也是常用的一种放松治疗方法。特别选取的一些轻柔舒缓的音乐可以降低患者的交感神经兴奋性，在一定程度上缓解焦虑情绪，有助于个体放松而促使人更容易入睡。也因为音乐等听觉刺激可以使人将注意力转移至音乐上同时打断并减轻了自身原本存在的警觉与焦虑。所以日常生活中也有人通过听音乐或其他内容帮助入睡，也是基于这个原理，这样做等同于用一种小干扰替换了大干扰而更利于睡眠。这样的现象其实说明个体不能自行放松，需要进一步的心理调整及放松练习。

本来睡眠是自然而然、水到渠成的事情，睡眠的能力尽人皆有，但很多失眠障碍患者因为存在对于失眠的恐惧与对睡眠的过度关注，睡眠状态的些许波动都会使患者感到大事不好，因睡眠而产生的焦虑反而促发失眠，于是便产生"越害怕失眠就越容易失眠"的恶性循环。在心理角度的干预一节中，我们讨论过重建正确睡眠观念和认知的重要性。还有一种与之相配合的行为疗法对于部分睡眠问题效果良好，一般称为矛盾意向法，也叫矛盾意念法或逆向治疗法，通过患者在正常睡眠时间进行相反的意念行为控制，即努力使自己保持清醒避免入睡的方法。这种主动的睡眠剥夺可以打断患者对于睡眠问题的焦虑，转移对刻意迫切入睡的错误关注，从而降低入睡时的担忧和焦虑，降低警觉，克服对失眠的恐惧。客观上产生的效果反而容易产生困倦感导致入睡更快，使睡眠变得自然而然。这样操作之下一般都会入睡，但通常仍然需要在适当固定的时间唤醒以便保持既往的睡眠觉醒节律，避免睡眠时相延迟的出现。

养成良好的睡时习惯。例如，卧室环境整洁、睡前洗澡、保持身体干洁、采取自然舒服的睡眠姿势等。睡眠姿势无分好坏，不应该刻意维持固定姿势等。个体是否裸睡，这需要视个人喜好、具体睡眠环境而定。

养成良好的睡醒习惯。例如，相对固定起床时间，尽量设定闹钟做起床提醒，夜间醒时避免看时间，觉醒后避免长时间卧床，睡醒后避免长时间赖床。

针对睡眠问题的行为治疗，主要目标在于纠正不良睡眠习惯，减轻负面情绪，改善睡眠觉醒节律。目前在各种睡眠医学专著中经常提到的刺激控制疗法、睡眠限制疗法、光疗等，其实都是基于睡眠习惯针对失眠患者所提出的操作性指引。相关详细的操作指引请参考其他专业书籍或咨询专科医生。

在人的一生当中，习惯的影响力是深远的。在医学上，预防永远胜于治疗，预防是未雨绸缪，治疗是亡羊补牢，虽然并不能完全做到预防，但至少不应该明知故犯。这里仍然需要强调的是"防微杜渐""勿以恶小而为之"。临床中时常遇到初中高中甚至成年后仍不敢独自睡觉或关灯睡觉的人，其实都是习惯使然。未成年阶段是养成习惯的关键时期，幼儿期和儿童阶段更为重要。孩子们的习惯养成有赖于父母或养育者的教育指导，于是有必要再次专门对父母们提出一些建议，例如相对固定的作息时间，良好的睡眠环境（黑暗、安静、整洁等），睡前在床上避免做任何无关活动，包括睡前故事、看电视、看书、看手机、听音乐等，适时地让孩子独立睡眠，如此种种为孩子未来的睡眠打下良好的习惯基础。

五、摄入物角度的干预

摄入物会对睡眠产生不同的影响，或者是干扰，或者是促进，这取决于摄入物的种类、摄入量、生理药理机制、摄入目的和时机等多个方面。

（一）摄入物干扰的排除

1. 基础性摄入物

最基本的摄入物包括普通的食物、水、空气等，这部分是人体的正常所需，构成或维持人体的基本功能状态，这部分摄入物没有明显的药理活性，所以其对睡眠的影响是非常小的，大多数时候其影响几乎可以被忽略。但基于对睡眠的影响，在以下一些方面还是需要注意的。如果对睡眠造成影响的话，主要来自于摄入量所造成的生理反应。在食物方面，睡前需要注意避免进食过饱，避免可能造成的饱胀不适感而影响入睡；睡前避免进食不易消化的食物，因为睡眠期间胃肠道也会进入一种相对的休息状态，进食不易消化的食物会加重胃肠负担。睡前避免过多饮水，这样可以规避其所可能产生的尿频或夜尿问题，避免睡眠的连续性被夜尿打断。当然，饥渴感对睡眠也有消极影响，但不可矫枉过正。

保健品是保健食品的简称，属于食品的一个种类，有的地方也叫膳食补充剂，其不以治疗疾病为目的。当今社会营养缺乏的情况已经大为减少，所以因为营养缺乏导致的睡眠问题其实很少见。在目前的市场上很多保健品都被冠以改善睡眠等各种治疗功效，大多都被夸大宣传，实际的效果其实非常有限，但价格虚高，性价比极低。在这方面读者需要客观看待，避免偏听偏信，延误病情。

2. 调节性摄入物

还有一部分摄入物并非人体所必需，但在当今社会中却应用广泛，其通常具有一定的生物活性或药理作用，但没有规定的使用剂量，可以称之为"调节性摄入物"，对于睡眠的影响也会相对凸显。其中兴奋类的饮料品种多样，其中包括茶、咖啡、可乐、巧克力及能量功能饮料等，其中的主要活性成分咖啡因对人体的神经系统具有兴奋作用。基于其药理作用，夜晚睡前饮用会干扰睡眠，而日间饮用则会改善觉醒。酒精会对神经系统产生一定的抑制作用，酒精类饮料同样也很多，偶尔适量饮酒并无明显危害，但长期饮酒或习惯性饮酒危害就会凸显，无论对于工作、生活或健康等各个方面。由于酒精的神经系统抑制作用理论上对于睡眠有促进作用，现实生活中有些人用酒来助眠，但实际上效果并不好，而且弊大于利。

但由于人体的良好适应性，在人体长期接触后会逐渐产生适应性耐受，而使得所谓的不良影响看起来比较微弱，甚至有部分人还感到了积极的作用。可总体考量还是弊大于利。所以大体上的原则笔者认为调节性摄入物是可以进食，但不应成为习惯。基于其对睡眠的影响，需要适时规避。

3. 中　药

中医药的发展是具有中国特色的，祖先们在漫长的实践当中逐渐发现了某些天然动植物或矿物所具有的某种药理活性，继而逐渐地用于疾患的治疗。但由于中草药与食物没有明显的界限，一直有药食同源的说法，因此大众对中药有了"纯天然无毒副作用"的不当认知，譬如人们常食的大蒜、生姜、葱、韭菜、辣椒、南瓜等，也都是一味中药，各具药理。但实际上纯天然与无不良反应并无因果关系，例如鸦片就来源于罂粟植物。中草药仍然具有不同程度的不良反应，不应该忽视中草药的不良反应。关于中草药对睡眠的具体影响本人缺乏足够的临床经验，但非常建议患者在中医药专业人士指导下使用。

4. 化学药物

临床使用的药物种类繁多，每种药物化学结构、作用机理各异，各有其规定的适应症、禁忌证、用法、用量等。临床医生会根据患者的具体病情选用不同的药物来达到治疗目的。通常而言，非精神类药物对于睡眠的影响是有限的，并且由于其对躯体疾病的治疗作用，对于睡眠的远期影响大多是积极的。如果服用某种药物后出现睡眠问题，尽量避免道听途说，避免自行减药、停药或调药，首先需要咨询您的主诊医生，医生会根据您的具体情况权衡利弊做相应的具体调整。

前面我们讨论过，在躯体角度的干预当中，很多躯体疾病需要药物治疗，在心理角度干预当中，大多数心理精神疾病都需要药物治疗，这部分的药物合理使用对于睡眠会间接产生促进作用。对于睡眠的治疗绝不应该仅仅是针对睡眠本身的治疗，这是远远不够的。

毒品的严重危害性毋庸置疑，对于睡眠和精神活动的干扰也是明确而严重的。所以我们每个人都应该远离毒品，从自己做起。

（二）睡眠的药物治疗

当睡眠问题发展到一定阶段和程度，睡眠问题会继发不同程度的焦虑情绪，而这种焦虑情绪又会干扰睡眠，这样会形成恶性循环，往往通过单一的非药物方式难以得到改善，那么药物治疗就是必要选择了。人在觉醒时中枢神经系统处于兴奋状态，在睡眠时则处于抑制状态，良好的睡眠是为了觉醒，而良好的觉醒也利于睡眠。在出现睡眠觉醒障碍时，基本药物治疗主要包括对中枢神经系统的抑制和兴奋两大目标，相应的药物也就分为抑制和兴奋两大类。

1. 中枢抑制类药物

失眠会继发负面情绪，而负面情绪又容易导致失眠，两者很容易形成恶性循环。所以解决失眠问题需要双管齐下，尤其对于长期慢性失眠对症处理是必要的。所有的助眠药物都有不同程度的中枢神经系统抑制作用，助眠药物可以帮助患者改善睡眠，打破焦虑与失眠的恶性循环，促进良性循环的建立，重建正常睡眠觉醒节律，避免失眠对身心健康的进一步危害。

助眠药物根据化学结构及作用机理大致可以分为以下几类：

苯二氮䓬类药物的代表是地西泮（也就是俗称的"安定"），此类药物临床中最为常用，用于帮助睡眠的常用药物例如阿普唑仑、艾司唑仑、奥沙西泮、氯硝西泮等，作用特点是助眠效果明显，治疗剂量范围相对大，根据使用的剂量不同，可能会出现肌松、抗焦虑、镇静、催眠、抗惊厥、抗癫痫等药理作用。一般均有不同程度的宿醉作用，可能会影响服药次日晨起时的精神状态。苯二氮䓬类药物是一种 GABA 受体激动剂，作用于 γ-氨基丁酸$_A$（γ-GABA$_A$）苯二氮䓬类受体复合物的不同部位发挥作用。在神经解剖学上，视前区是苯二氮䓬类受体激动剂诱导睡眠的作用位点或区域。药代动力学方面，口服比肌注吸收更可靠更完全，大部分亲脂，能快速进入中枢神经系统，中枢神经系统中的浓度反映了血浆中游离药物的浓度。此类药物对 REM 睡眠轻微抑制。整体而言，催眠药的副作用相对较少，并且微弱，但与酒同服毒性可能很大。

巴比妥类，代表药物苯巴比妥，此类药物在目前临床中已经很少用于睡眠障碍了，主要原因是其副作用较大，并且干扰肝药酶，影响其他类药物的代谢。

新型催眠药，代表药物唑吡坦，此类药物的特点是起效快速，半衰期短，宿醉作用小，一般不影响次日的工作生活，但治疗剂量范围较窄。同类的还有佐匹克隆、右佐匹克隆、扎来普隆。

夜晚褪黑素的分泌与睡眠密切相关，褪黑素作用于下丘脑的视交叉上核，激活褪黑素受体，从而调节睡眠觉醒周期。研究显示褪黑素可以在一定程度上缩短睡眠潜伏期，增加总睡眠时间，改善睡眠质量，调节睡眠觉醒节律紊乱。

还有一些最新研究的新药也在国外开始临床应用。褪黑素受体激动剂雷美替胺已经被美国 FDA 批准用于失眠的药物治疗，对于入睡困难及昼夜节律失调等均有效果。食欲素是一种小分子多肽，是由下丘脑外侧区合成分泌具有调节人体食欲觉醒的信号分子，食欲素受体拮抗剂 Suvorexant 已经被美国 FDA 于 2014 年批准用于失眠症的治疗，它可以缩短入睡潜伏期，减少入睡后觉醒时间，增加总的睡眠时间。

临床中具有中枢抑制作用的药物很多，或许并非其主要的药理作用，但临床中也时常利用这种中枢抑制作用来改善睡眠，其中包括抗组胺药物、解热镇痛药物、抗癫痫药物、抗精神病药物、抗抑郁药物、镇痛药物等。此类药物中最容易被普通民众滥用的莫过于感冒药和抗过敏药了，经常有患者告诉我就诊前失眠时最喜欢用扑尔敏和感冒药了，还有些患者会通过饮酒来帮助自己睡眠，一醉方休，但相对而言利小弊大。其中，临床经常作为经验性用药来帮助睡眠的药物有抗组胺药物苯海拉明，抗抑郁药物米氮平、曲唑酮、氟伏沙明、多塞平、阿米替林等，抗精神病药物奥氮平、喹硫平、氯氮平等，其他还有水合氯醛、甲丙氨脂等。此部分药物种类繁多，作用复杂，在此不再进一步详细论述。

表 6-1　常用苯二氮䓬类药物

药物名称	半衰期（hr）	达峰时间（hr）	常用剂量（mg）
地西泮	20—70	0.5—2	5—10
劳拉西泮	12	2	2—4
氯硝西泮	26—49	1—2	2—6
阿普唑仑	12—15	1—2	0.4—0.8
艾司唑仑	10—24	3	1—2
三唑仑	1.5—5.5	0.25—0.5	0.25—0.5
咪哒唑仑	1.5—2.5	0.5—1.5	7.5—15
奥沙西泮	5—15	2—4	15—30
氟西泮	30—100	0.5—1	15—30

注：表内数据主要来源于药物说明书。

表 6-2　常用新型催眠药

药物名称	半衰期（hr）	常用剂量（mg）	常见不良反应
唑吡坦	2.5	5-10	幻觉头痛等
佐匹克隆	5	3.75—7.5	口苦等
右佐匹克隆	6—9	1—3	口干眩晕等
扎来普隆	1	5—20	眩晕等

注：表内数据主要来源于药物说明书。

2. 中枢兴奋类药物

中枢兴奋类药物具有兴奋大脑皮层、促进觉醒的药理作用，临床中主要用于觉醒期过度思睡、困倦的患者，例如，发作性睡病等。日常生活中应用最为广泛的就是咖啡因了，咖啡因是很多饮料的主要活性成分，包括茶、咖啡、可乐、可可等，很多人经常通过饮用兴奋类饮料来改善觉醒状态。需要注意的是习惯性服用兴奋类饮料是不必要的或者是有害的。还有莫达非尼、哌甲酯等药物均具有明显的兴奋作用，可用于发作性睡病、注意缺陷多动障碍等。

3. 不宁腿综合征的治疗用药

左旋多巴、普拉克索、加巴喷丁等药物均可用于不宁腿综合征的治疗，可明显改善患者的主观和客观症状，进而改善患者的睡眠质量。

4. 药物治疗的注意事项

无论使用中枢抑制类药物改善睡眠还是使用中枢兴奋类药物改善觉醒都只是治标，属于是一种对症治疗，虽然是有必要而且重要的，但由于大多数的睡眠障碍都存在较为明显的其他诱发干扰因素，所以不推荐单纯服用安眠药来治疗。建议标本兼治，需要结合不同患者的具体情况针对性选择性的配合认知行为干预、躯体治疗、抗抑郁、抗焦虑、抗躁狂或抗精神病类药物治疗，并且应该以病因干预为治疗重心。

在睡眠障碍的药物治疗方面，药物需要根据包括治疗效果、不良反应等在内的各种具体用药反馈不断调整，药物的具体选择与用法需要在专科医师专业指导下规范使用，具体用法、用量、服用时间、药物调整等应该谨遵医嘱，切忌不可自行服用或自行加药减药停药。药物治疗的注意事项有很多，需要强调以下几点：首先，大部分助眠药物都有不同程度的宿醉作用，所以对于日间尤其是晨起的警觉性有一定影响，会出现困倦乏力等不适，需要避免驾驶、高空作业等危险性操作，或者应该更加谨慎操作或选择；其次，助眠药物因为存在中枢神经系统抑制作用，因而对于鼾症或睡眠呼吸暂停综合征等患者可能会加重其病情，还可能存在一定的呼吸抑制作用，所以在呼吸系统疾病患者服用时需要特别注意；最后，另外在用药物期间应该避免摄入其他具有精神活性作用的摄入物，例如烟草、酒精类饮料等。具体的服药注意事项需要详细咨询您就诊的专科医生。

（三）药物治疗相关的错误观念及认知偏差

药物治疗的必要性和药物治疗的不良反应是最常见的认知偏差焦点所在。药物治疗的专业性比较强，所以关于药物治疗的一些问题通常是经由医生评估与决断的。但是当今社会信息获取非常方便，简单的网络搜索可以轻易获取各种信息，于是患者时常会借由各种信息渠道首先来自我判断病情及了解关于治疗的一些信息。在网络上既可以轻易获取关于疾病与治疗的专业信息，也可以获取部分路人、患者或医生的经验分享，还会面临以专业为幌子的广告诱导。患者往往对于这些来源各异纷繁复杂的信息难以分辨，难以正确理解，还更容易相信从亲朋好友那里获取的不成熟见解，从而容易被误导最终可能延误病情。现在医生为患者看病时不但要灌输正确知识还要同时修正不良认知，相对于灌输正确知识其实改错显得更加困难。

目前状况下相比而言，民众相对容易相信和接受药物对于躯体疾病治疗的必要性、重要性，而容易质疑和否认药物对于精神疾病治疗的必要性、重要性。例如民众容易接受高血压病的长期药物治疗，而对焦虑症的药物治疗则相对不容易接受；疼痛与失眠同样折磨着病患，但镇痛药相比于安眠药却更容易被患者接受。很多患者会质疑或低估药物治疗对于心理精神疾病包括睡眠问题的必要性，一直秉承着"心病还需心药医"的理念。对于心理精神疾病的认识不足、病耻感和各种偏见都容易造成上述这种现象。我们因为腹痛或血压高去看病，会认为自己看病理所当然，正大光明，不会羞于启齿，而如果因为心理问题去看病，那经常会出现羞于启齿、讳疾忌医的情况。常见的原因包括将心理问题与思想品德的混淆、心理问题与意志坚强懦弱混淆等。不少人认为病情严重才需要用药，只有严重精神疾病才需要药物治疗。但其实很多医生都清楚，当个体尝试非药物手段都难以使自己的病情向好发展时，药物治疗就已经有必要了。如何选择需要权衡利弊，两害相权取其轻。当今社会对于心理健康的认识与关注度虽然相比过去已经有了长足的进步，但仍显不足。

对于药物不良反应的担心产生的焦虑感很容易让患者倾向于低估药物治疗的必要性同时又高估用药风险。很多患者盲目放大药物的不良反应，尤其是对于化学药物。基于长期对于中草药的"纯天然、安全、无副作用或副作用少"印象，对中药喜闻乐见，而对西药则谈虎色变。也因为上述的这些不当观念，很多心理疾病的患者时常已经熬了很长时间，有些失眠患者煎熬了长达数十年。事实上药物治疗首先应该考虑的是疗效，其次才是在疗效的基础上如何选择不良反应更小的药物，而很多患者却相反，首先关注的是不良反应其次才是疗效，于是出现了宁可常年服用保健品也不愿服用一天药物的怪相，忘记了自己最初的目的。曾有一位多汗的患者反复检查总是查不出任何躯体问题，数十年长期服用中药，虽然自己坦诚对病情并没有什么改善，但竟然乐此不疲地每天熬药服用十余年，再次住院笔者前去会诊时谈及用西药治疗时患者却显得非常紧张害怕。

还有部分患者对于药物说明书的理解存在偏差。例如某抗抑郁药物的说明书中写道：常见的不良反应包括有胆固醇水平升高、食欲减退、体重增加、嗜睡、失眠、兴奋、异常梦境、眩晕、震颤、头痛、情绪不稳定、视力模糊、高血压、心动过速、打哈欠、便秘、腹泻、呕吐、口干、出汗、瘙痒、虚弱无力、关节痛、耳鸣等，而患者将此"常见"通俗的理解就会产生此药不良反应很大的印象，而事实上，说明书中已经明确写明"常见"的定义是发生率大于 1/100 小于 1/10，很显然，这与大多数人对于"常见"的通俗理解的含义是有明显差异的。其实医学上有很多用词有时与大众理解的中文通俗含义存在巨大差异，因此缺乏系统专业医学知识的普通民众对于医学文书当中的描述可能会出现一定的理解偏差而产生误解或偏见，很难对于一些医学文本有准确的理解，断章取义或曲解误解会阻碍干扰进一步的诊疗，建议及时咨询专业医生。医患关系不良很容易使这种现象增加，曾经有一位患者因为情绪抑郁来就诊，最后当笔者准备开药时患者反复询问到底要开哪种药物，笔者说了药名后患者立刻便在手机上搜索了关于药物的信息，这种状况其实在门诊并不少见。

在众多不良反应当中，患者最担心的就是药物依赖成瘾问题，而这在助眠药物当中更为突出。在笔者的门诊中经常不得不重复地解释着同样一个问题，那就是药物依赖。曾经遇到过一个老年男性住院患者，因反复失眠半年，加重伴双下肢浮肿 2月余入院，检查发现前列腺癌，近 2 个月失眠加重，几乎整日整夜无法入眠，但一直怕吃安眠药而未就诊治疗，笔者会诊后考虑其失眠严重影响躯体康复，建议使用一些调节情绪和睡眠的药物来改善状况，患者闻听此言断然拒绝，自己说宁愿去死也不会服用安眠药，无论怎样解释劝导都无济于事，令笔者倍感无奈，2 个月后复查，肿瘤已经全身骨转移最终不治。很多民众对于药物依赖的恐惧可见一斑。

什么是药物依赖？很多民众简单地将药物依赖理解为"吃药就可以，不吃就不行"或者"起初吃药可以，后来越吃剂量越大"，其实都是不科学的。在卫生部规划教材《药理学》中这样描述：依赖性是长期应用某种药物后，机体对这种药物产生了生理性的或是精神性的依赖和需求。生理依赖性也称躯体依赖性，即停药后患者产生身体戒断症状，精神依赖性即停药后患者只表现主观不适，无客观症状和体征。对吗啡药物产生依赖性者在停药后可发生精神和躯体一系列特有的症状。药物滥用尤其是兴奋药或麻醉药的滥用，是引起药物依赖性并具有社会意义的重要问题。患者在长期反复用药后突然停药可发生停药症状，如高血压患者长期应用肾上腺受体阻断药后，如果突然停药，血压及心率可反跳性升高，患者症状加重。因此长期用药的患者停药时必须逐渐减量至停药，可避免停药综合征的发生。[1]

我们讨论依赖性的首要问题：需要厘清个体对药物的需要是起初就有的还是长期用药后产生的。如果起初不需要，长期用药后产生了需要和依赖，那么这可以明确理解为药物依赖，毒品、烟草、酒精等是最明显的例子。而如果起初就有治疗需要，长期用药仍然需要难以停药，这就不应该理解为药物依赖了，例如一个失眠患者开始药物治疗后睡眠改善，长期治疗后仍难以停药，如果将此看作药物依赖可能是不恰当的。药物依赖在客观上表现为个体长期持续用药的倾向，这很容易与必要的药物维持治疗相混淆。药物维持治疗其实在临床中非常常见，器官移植手术后需要长期服用抗排斥药物抑制排斥反应，高血压患者需要长期服用降压药来维持自身的血压正常，糖尿病患者需要长期使用降糖药物来维持血糖正常。所以同样的，包括抑郁症、焦虑症、强迫症、精神分裂症、慢性失眠等的很多精神疾病也需要长期的药物维持治疗。所以必要的药物维持治疗其实非常常见，不应该将必要的药物维持治疗误认为是药物依赖。

其次，需要厘清的问题是停药出现躯体或心理症状就是药物依赖吗？停药是否会出现身心症状，存在多种影响因素。其中首先就是停药的时机，何时停药非常重要，当疾病在根本上痊愈后停药后通常不会有身心不适，而如果疾病还没有根本痊愈，而只是在药物控制下症状缓解或稳定生理功能，却有些人认为自己的病已经治好，这时停药的时机并不适宜，这时停药则很容易再出现原本的身心症状。例如失眠后以助眠药物治疗后改善但停药后再出现失眠，这种情况冠之以药物依赖就有失偏颇了。其次就是停药的方法，很多药物长期应用后由于身体的适应机制，导致骤然停药容易出现停药反应或戒断症状，故并不能骤然停药，而是需要缓慢减药，多数长期应用的药物尤其是精神药物都需要注意。但很多民众并不清楚这一点，而突然停药，造成出现各种停药反应。停药反应或戒断症状都会随着时间推移而逐渐减轻，无须过于担心。最后是停药后出现的症状，停药后如果出现的症状都是起初用药前就已经存在的症状，例如失眠后用药治疗，停药后再次出现失眠，这就不能理解为停药反应了。通常停药反应都相比用药前的症状更多更重。所以关于药物治疗的一系列问题，都需要在医生的指导下进行，而停药更加需要遵从医生指导去减药停药。

---

[1] 杨宝峰. 药理学 [M]. 8 版. 北京：人民卫生出版社，2013：36-37.

　　精神麻醉类药物是国家管控比较严格的药物种类，时常被民众将之与毒品相混淆。毒品是一个社会学概念，根据《中华人民共和国刑法》第357条规定，毒品是指鸦片、海洛因、甲基苯丙胺、吗啡、大麻、可卡因以及国家规定管制的其他能够使人形成瘾癖的麻醉药品和精神药品。由此可见毒品基本都属于精神麻醉类药物，两者并不存在科学上的严格区分，还有部分重叠。两者主要不同还在于制售获取的合法性、使用的规范性、使用的针对性和必要性。毒品的危害性众所周知，其依赖性成瘾性最为众人所知，殊不知其所形成的依赖性成瘾性的罪魁祸首其实是药物滥用，而普通民众则容易将两者混淆而让正规的精神麻醉药品"躺枪"。所以如何合理规范的使用药物是非常关键和重要的，而这需要相关专科医生的临床指导。

　　笔者经常问患者一个问题"如果真的药物依赖后，你最担心长期服药产生什么问题？"，很多患者竟然答不出来。担心药物依赖的患者可能起初就对药物治疗有排斥心理，而且存在过高的快速治愈的期待。另外最终担心的可能还是药物对于身体的损害。大多数人对于药物都有一种观念，"是药三分毒"，认为药物会对身体产生不良反应，服药时间越长药物对人体的不良反应也越大，这也是很多人不敢长时间药物治疗的最终原因。因为害怕"三分毒"而宁愿放弃"七分效"，因小失大，得不偿失。的确几乎所有的药物都有不良反应，但药物都是经过大量科学临床试验的，其安全性经过了大量论证，药物不良反应大多都可以监测。事实上任何摄入物一旦过度都可能对身体产生损害，但药物标签属性越强，人们对药物不良反应的顾虑也就越强，于是食疗最让人放心，中药治疗次之，化学药物治疗最让人担心。这其实是一件非常值得我们深思和忧虑的一个问题，孰轻孰重显而易见，几片药就可以改善生活质量，但却因为错误观念而拒绝药物治疗，付出长期痛苦煎熬、生活质量低下的代价。医生对于专科药物通常比较熟悉，开具药物前也会评估患者的身体状况后才慎重决定，医生也非常关注药物的不良反应，服药期间也可以或需要定期化验监测，患者的过分担忧大多是不必要的。

　　另外，患者还会担心长期服药后效果下降会越吃越多，其实患者担心的是药物耐受性问题。在第八版卫生部规划教材《药理学》中这样描述：耐受性为机体在连续多次用药后对药物的反应性降低，增加剂量可恢复反应，停药后耐受性可消失。易引起耐受性的药物有巴比妥类、亚硝酸类、麻黄碱、肼屈嗪等。耐药性是指病原体或肿瘤细胞对反复应用的化学治疗药物的敏感性降低，也称抗药性。[1] 临床中患者往往容易不了解或忽视药物增加的原因而过度担忧药物增加的后果。药物增加分为药物剂量增加、药物品种增加等多种情况。医生通常会根据病情需要来做药物的加减，一般而言，精神疾病治疗初期及病情变化时的药物增加是常见的，而在治疗后期或病情稳定时治疗药物一般是维持或缓慢减少的。在笔者的临床实践当中发现大多数精神药物都没有明显耐受性，临床中很多患者长期服用固定药物固定剂量都可以维持同等效果。所以患者对于治疗药物越吃越多的顾虑也是不必要的。

在此还需要强调药物治疗的规范性问题。不规范、不合理、不遵医嘱地使用药物容易造成客观上病情迁延难以治愈而使治疗时间延长或治疗难度增加。临床中会经常遇到一些滥用药物的患者，例如有失眠者自购每晚服用十几片的唑吡坦都无效才来医院就诊、一些疼痛患者自行购买长期服用某止痛散每天七八包却从未规范诊治。所以，药物治疗需要在专科医生的指导下使用。

综上所述，种种原因造成了人们对于药物尤其是精神药物的一些误解和偏见，不但普通民众有，专业医护人员也有，更遗憾的是部分精神专科医生也有，这是非常遗憾的。其实相比较临床上的药物依赖，生活中出现的对酒精、毒品、烟草等物质的依赖更为常见，后果更严重，但却并没有引起足够重视。

六、综合系统治疗

前面我们根据睡眠的五大影响因素分别从五个角度来分析了睡眠障碍的干预措施。从中不难看出，所有的干预角度和方式都是相互渗透互为因果的，很难孤立。所以综合系统治疗的理念就需要强调而且需要强化。由于参与治疗的人士专业背景的差异，所以每个人都可能基于自身专业而有所侧重，心理学家可能会认为心理行为干预是最好的，而医生可能会认为药物治疗不可或缺，甚至还有可能对其他治疗方式有所偏见。在临床工作中，笔者经常听到患者谈起某心理咨询师对其安眠药依赖性的严重警告，这让笔者深感不安。在此提醒强调的是，基于不同的专业领域，主观评价自身专业领域以外的问题可能是不恰当不客观的，如何强调某一种干预方式之重要性都不为过，但要避免坐井观天造成的视角狭窄引起观念认知偏差。治疗

---

[1]　杨宝峰. 药理学 [M]. 8 版. 北京：人民卫生出版社，2013：36.

者需要基于患者具体病情和客观干预效果来制定调整干预方案，始终以患者为中心，以患者康复为目标。其实，对于大多数疾病而言，都可以在躯体、感觉、心理、行为习惯、摄入物五个方面大致找到相应的致病因素。但在过去和现在的临床治疗中总是会出现对某些方面的忽视，每个专科都在尽心在自己专科角度治疗而可能忽视了其他方面，倡导转变医学模式的多年来这种现象仍然屡见不鲜，不容乐观，但可喜的是所呈现出来的变化方向是积极的。

首先，综合治疗需要的是从全方位的角度立体干预。基于个体睡眠障碍的差异性，每个人的睡眠问题病因各不相同，包括躯体、环境、心理、行为习惯和药物等多方面因素，临床干预通常需要有具体的针对性。有些人"五毒俱全"，这当然需要多管齐下同步实施，而更多的人仅仅以其中一个或几个因素为主，故治疗时也只需针对性。前提就需要专科医生客观全面的系统评估后做出适当的干预方案。

其次，综合治疗需要标本兼治，标是问题的表象，本是问题的源头。标与本是相对的，本是没有尽头的，盲目追求疾病的根治是不现实的。例如对于睡眠问题而言，睡眠问题症状表现就是标，睡眠问题的病因就是本；对于睡眠问题的心理因素而言，药物干预为标，心理治疗为本；而对于药物干预而言，助眠药物为标，调整情绪思维的药物则为本。仅治本疗效太慢，仅治标则难以取得治疗进展，标本兼治方为最佳。

最后，综合治疗需要结合不同治疗方式的优缺点、互补性来适时选择，不应该忽视或排斥某种治疗方式。临床上对于睡眠觉醒障碍的治疗方式有很多，包括药物治疗、心理治疗、行为治疗、手术治疗、物理治疗等。例如，在心理因素的角度，轻者单纯的心理治疗就可以解决问题了，而重者则需要药物治疗；在躯体因素的角度，也并非药物和手术就能解决问题的，常常也需要心理行为干预。所以不同的治疗方式也相辅相成，相互间并无排斥，应用的目的都在于更快更好地治愈患者的症状或疾病。临床中有时听到患者在讲述自己过去的就诊经历中有心理治疗者将停药作为心理行为治疗的前提，这其实是不必要甚至是有害的，无益于患者的病情康复。不同的治疗方式如何选择搭配，这就需要专科医生根据具体情况来适时按需选择了。

本章中谈及的一些治疗干预方式其实都没有展开深入论述，尤其是药物治疗方面，仅仅是蜻蜓点水，主要目的在于让读者对于睡眠问题的干预治疗有系统化考量。具体相关药物的使用方法或相关治疗的操作指引建议可参考相关专业书籍或直接咨询您的主诊医生。

　　所有的治疗都是一种事后的补救，补救措施往往是不完美的，所以保健与预防就显得尤为重要。但有时我们往往会忽略轻微不良行为或情绪产生的消极结果，或者夸大自身对于轻微不良行为或情绪的调节能力，在此是特别需要做出提醒的。虽然预防疾病并不能完全做到，但至少可以减低风险因素降低疾病发生的概率。借用《三国志》中刘备临终前劝勉其子刘禅的一句话来做一总结："勿以恶小而为之，勿以善小而不为"，防微杜渐是非常重要的。

后　记

　　一百多年前出版的弗洛伊德名著《梦的解析》至今仍然畅销不衰，足见其影响力之深远。所以关于本书的书名我想了很多，最终决定以《睡眠解析》来命名，以此向精神分析的先驱弗洛伊德致敬。

　　写作的最初原本只是想要从心理的角度来分析了解睡眠，但后来随着思考的深入，理论架构越来越趋于完整和系统，并且由于睡眠与意识的密切关系，使得在写作过程中不得不思考关于意识的各种问题，以至于有了本书中关于意识的一些看法。其实不清楚的问题有很多，看清楚某种事物其实非常困难，所以在某些方面也只能点到即止。

　　在本书中我们所提到的睡眠的主体都是生命，而且都是动物，绝大部分指的是主体为人的睡眠。通过本书的论述，我想大家应该能够意识到睡眠问题的重要性以及睡眠觉醒障碍规范诊疗的重要性，很多人在理智上很清楚这一点，但实际的做法却背道而驰，于是我们看到有学生为了学习考试牺牲睡眠，有人为了工作赚钱减少睡眠，有人为了看小说玩游戏而不经意剥夺睡眠，最终的结果可想而知，所以睡眠问题应该引起所有人的重视。如果说普通老百姓不知道不了解还能理解的话，那么我们的很多医务工作者的认知就更让人担心了。我曾经听一位实习生在一次吃饭的时候说起某带教老师提出安眠药依赖性很强、千万别吃的警告，这让人倍感忧心。有更多的医生知晓睡眠的重要性，但仅仅知道开具安眠药，并没有给予患者其他的建设性指导。仍有不少医院管理者也依旧习惯性地对于心理精神科抛去不以为然的目光，很多医学从业者仍然停留在生物医学层面，几乎所有人都在重视躯体健康，但对于心理健康以及睡眠问题并没有足够重视。即使专门研究睡眠的专业人士还是过度看重躯体因素而将此作为研究治疗的重点，心理行为方面却被忽视。很多人都知晓电脑的软件与硬件同等重要，也有很多人知道躯体和心理同等重要，但在国内的大多数医疗机构里，几乎清一色的重躯体轻心理，其实可以说心理精神专科是与其他所有躯体专科同等重要的。这些年相关领域的发展已经让我们看到了积极的变化，这是值得高兴令人鼓舞的。希望这能够引起政府以及管理者的足够重视。

由于本人临床经验及专业学识所限，书中难免有所纰漏。敬请各位读者批评指正，在此深表感谢。

参考书目

1. David G Myers. 心理学 [M]. 9 版 . 北京：人民邮电出版社，2013.

2. Meir H Kryger 等 . 睡眠医学理论与实践 [M]. 4 版 . 北京：人民卫生出版社，2010.

3. 赵忠新 . 临床睡眠障碍学 [M]. 上海：第二军医大学出版社，2003.

4. Michael L Perlis 等 . 失眠的认知行为治疗 —— 逐次访谈指南 [M]. 北京：人民卫生出版社，2012.

5. 赵忠新 . 睡眠医学 [M]. 北京：人民卫生出版社，2016.

6. 彭聃龄 . 普通心理学 [M]. 北京：北京师范大学出版社，2004.

7. 卡拉特 . 生物心理学 [M]. 北京：人民邮电出版社，2011.

8. 弗洛伊德 . 梦的解析 [M]. 2 版 . 北京：国际文化出版公司，1998.

9. 张斌 . 中国失眠障碍诊断和治疗指南 [M]. 北京：人民卫生出版社，2016.